浙江文化艺术发展基金资助项目

"十三五"国家重点出版物出版规划项目

中国手外科全书

丛书主编 劳 杰 徐建光 田光磊
徐文东 田 文 高伟阳

手外科全书

肌腱卷

主编 邵新中

浙江科学技术出版社

图书在版编目（CIP）数据

手外科全书. 肌腱卷 / 邵新中主编. — 杭州：浙江科学
技术出版社，2021. 11
　　（中国手外科全书 / 劳杰等主编）
　　ISBN 978-7-5341-9938-7

　　Ⅰ. ①手… Ⅱ. ①邵… Ⅲ. ①手-外科学 ②手-肌
腱-外科学 Ⅳ. ①R658.2

中国版本图书馆 CIP 数据核字（2021）第 256092 号

丛 书 名　中国手外科全书
书　　名　手外科全书：肌腱卷
丛书主编　劳　杰　徐建光　田光磊　徐文东　田　文　高伟阳
主　　编　邵新中

出版发行　浙江科学技术出版社
　　　　　杭州市体育场路 347 号　邮政编码：310006
　　　　　办公室电话：0571-85176593
　　　　　销售部电话：0571-85062597
　　　　　网　　址：www.zkpress.com
　　　　　E-mail：zkpress@zkpress.com

排　　版　杭州兴邦电子印务有限公司
印　　刷　浙江新华印刷技术有限公司

开　　本　889×1194　1/16　　　　印　张　17
字　　数　420 000
版　　次　2021 年 11 月第 1 版　　　印　次　2021 年 11 月第 1 次印刷
书　　号　ISBN 978-7-5341-9938-7　　定　价　260.00 元

责任编辑　王　群　刘丽丽　　　**责任美编**　金　晖
责任校对　赵　艳　　　　　　　**责任印务**　田　文

"中国手外科全书"编委会

丛书顾问

顾玉东

丛书主编

劳 杰　徐建光　田光磊　徐文东　田 文　高伟阳

丛书编委（按姓氏笔画排序）

于亚东　王 健　王艳生　方有生　付中国　丛 锐
庄永青　关德宏　许玉本　芮永军　李 军　李宗哲
沙 轲　沈云东　张友乐　张哲敏　陈山林　陈振兵
邵新中　范存义　赵 飞　赵 新　赵世伟　侯书健
宫 旭　宫可同　徐 杰　徐永清　翁雨雄　唐举玉
黄启顺　戚 剑　龚炎培　崔树森　梁炳生　温树正
谢振军　路来金　阚世廉　戴 闽　糜菁熠

丛书顾问

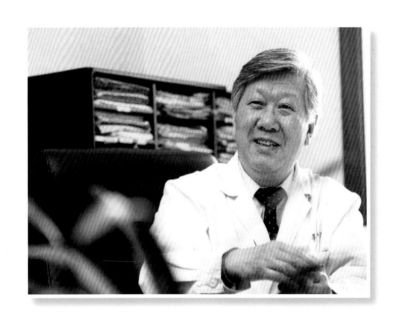

✢ 顾玉东

　　中国工程院院士，我国著名手外科专家、显微外科专家，复旦大学教授、博士生导师。国务院学位委员会委员，中华医学会副会长，国家卫健委手功能重建重点实验室主任，中华医学会手外科学分会第二、三届委员会主任委员，复旦大学附属华山医院手外科主任。《中华手外科杂志》总编辑。长期从事手外科、显微外科临床研究和理论工作。曾参加世界第一例足趾移植再造拇指，首创膈神经移位，首创用多组神经移位治疗臂丛神经根性撕脱伤，首创对无法利用多组神经移位的病例进行健侧颈七神经移位，首创静脉蒂动脉化游离腓肠神经移植，设计的"二套血供手术方法"使我国首创的足趾移植术保持国际领先地位。主编《手外科学》《手外科手术学》《手的修复与再造》《手外科手术图谱》《显微外科手术图解》等10余部著作。

丛书主编

❋ 劳 杰

主任医师，教授，博士生导师。中国医师协会手外科医师分会会长，中华医学会手外科学分会第七届委员会主任委员，上海市医师协会手外科医师分会会长，上海市手外科学会第六届委员会主任委员，国际内固定研究学会上海培训中心主任，复旦大学附属华山医院手外科副主任。《中华手外科杂志》编辑部主任、副总编辑。长期从事周围神经和上肢疾病的诊疗及科研工作，擅长臂丛神经损伤和小儿产瘫、上肢皮肤及骨缺损、先天性畸形的诊治，以及应用内镜治疗上肢关节疼痛和腕管综合征。在国内率先提出开展手部骨折内固定技术，并在手内肌萎缩、神经病理性疼痛、神经损伤的人工智能替代治疗等方面开创了新的思路。建立了全国手外科各大区分会，促进了区域性手外科传统技术的推广以及新技术和新理念的传播，从而推动了整个学科的发展。

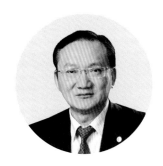

❋ 徐建光

主任医师，教授，博士生导师。中华医学会副会长，中华医学会手外科学分会第四、五届委员会主任委员，中华医学会显微外科学分会副主任委员，上海市医学会会长，上海市医师协会会长，上海市手外科研究所副所长，复旦大学附属华山医院手外科副主任。《中华手外科杂志》《中华显微外科杂志》副总编辑，《中国修复重建外科杂志》《中华创伤骨科杂志》编委和审稿人。擅长臂丛神经损伤的诊治、手外伤后的功能重建、游离组织移植及提高其成活率的基础与临床研究。

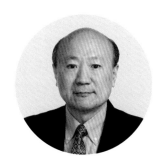

❋ 田光磊

主任医师，教授，博士生导师。中华医学会手外科学分会第六届委员会主任委员，中华医学会手外科学分会华北地区第十二届学术委员会、北京医学会手外科学分会名誉主任委员。曾任北京积水潭医院手外科主任。《中华手外科杂志》《中华创伤骨科杂志》常务编委。擅长手部损伤的修复及功能重建、骨关节疾病的诊治。在国内率先开展尺骨短缩术、三角纤维软骨部分切除术、局限性腕关节融合术、桡尺远侧关节韧带重建术，并采用腕关节三腔造影术诊断腕部疾病。

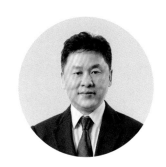

✤ 徐文东

主任医师，二级教授，博士生导师。中华医学会手外科学分会第八届委员会主任委员，中国医师协会手外科医师分会副会长及总干事长，国际腕关节镜协会（IWAS）主席，亚太腕关节协会（APWA）候任主席，复旦大学附属华山医院副院长，上海市肢体功能重建重中之重临床医学中心主任。擅长以微创技术治疗疑难性腕肘关节痛、臂丛神经损伤等。在国际上首创胸腔镜下全长膈神经移位术及内镜下全长尺神经移位术；在国内领先推广胸腔镜下交感神经干切断治疗手汗症和顽固性神经痛、腕关节镜下治疗慢性腕关节疼痛；在国际上首次提出通过对侧神经交叉改变外周神经通路的创新方法以恢复中枢神经损伤后的肢体功能，并在临床推广，获国际神经科学权威的高度评价。

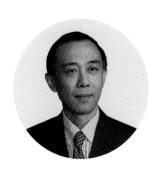

✤ 田　文

主任医师，教授，博士生导师。中华医学会手外科学分会第九届委员会（现任）主任委员兼手部先天畸形学组组长，中国医师协会手外科医师分会候任会长，北京医学会手外科学分会主任委员，中国医师协会手外科医师分会骨关节专业委员会主任委员，北京医学会理事，中国康复医学会修复重建外科专业委员会副主任委员，中华医学会手外科学分会华北地区学术委员会副主任委员，北京积水潭医院手外科副主任。《中华手外科杂志》《实用手外科杂志》《中华骨与关节外科杂志》《中国骨与关节杂志》《中国修复重建外科杂志》《中华医学杂志》（英文版）编委。擅长先天性手部畸形、腕关节损伤与疾病、手部肿瘤的诊断与治疗。在国内改良和制定了一系列与手部畸形有关的先天性疾病的形态学诊断标准；应用基因测序及细胞学分析等先进技术，发现了众多在国内甚至国际上认知度仍不高的先天性疾病，对部分罕见病的病因学研究目前处于国内及国际领先水平。

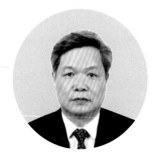

✤ 高伟阳

主任医师，教授，博士生导师。中华医学会手外科学分会第七、八届委员会副主任委员，中国医师协会手外科医师分会副会长，中国康复医学会修复重建外科专业委员会副主任委员兼四肢先天畸形学组组长，中国医师协会美容与整形医师分会手部整形亚专业委员会副主任委员，温州医科大学附属第二医院骨科学系主任。对跨越掌指关节的手背部创面提出采用分叶皮瓣进行一期分指修复以及皮瓣任意分叶的基本原则；对一些复杂的断肢（指）提出寄生再植的概念；率先在国际上提出前臂桡背侧皮瓣供区，在临床上应用并获得成功。

《手外科全书·肌腱卷》编委会

主 编

邵新中

副主编

张友乐　庄永青　王　立

编写人员（按姓氏笔画排序）

于亚东　河北医科大学第三医院

王　立　河北医科大学第三医院

王继宏　内蒙古医科大学第二附属医院

吕　莉　河北医科大学第三医院

庄永青　深圳市人民医院

刘玉田　华中科技大学同济医学院附属协和医院

许玉本　西安交通大学医学院附属红会医院

李　刚　山西医科大学第二医院

杨　辰　北京积水潭医院

张友乐　北京积水潭医院

张哲敏　河北医科大学第三医院

陈振兵　华中科技大学同济医学院附属协和医院

邵新中　河北医科大学第三医院

宫可同　天津市天津医院

夏　雷　西安交通大学医学院附属红会医院

曹树明　天津市天津医院

梁炳生　山西医科大学第二医院

温树正　内蒙古医科大学第二附属医院

路来金　吉林大学白求恩第一医院

阚世廉　天津市天津医院

熊洪涛　深圳市人民医院

主编简介

邵新中 主任医师，教授，博士生导师，河北医科大学第三医院手外科主任、骨科教研室主任。

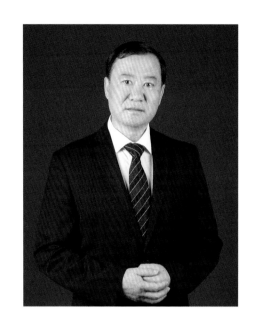

他的名片

中华医学会手外科学分会第七届委员会副主任委员
中国医师协会手外科医师分会副会长
中国康复医学会修复重建外科专业委员会常务委员
中国医师协会显微外科医师分会常务委员
中华医学会手外科学分会华北地区学术委员会主任委员
河北省医学会手外科学分会第三、四届委员会主任委员
河北省医师协会手外科医师分会第一、二届委员会主任委员
河北省医师协会显微外科医师分会主任委员
河北省医学会创伤外科学分会副主任委员
河北省医学会显微外科学分会名誉主任委员
《中华手外科杂志》副总编辑
《中华显微外科杂志》编委
《实用手外科杂志》编委

荣获第十届"中国医师奖"、第三届"国之名医·卓越建树"奖，享受国务院政府特殊津贴；先后获得全国卫生计生系统先进工作者、全国归侨侨眷先进个人、河北省医药卫生系统先进工作者、河北省省管优秀专家、河北省有突出贡献中青年专家、河北省医德医风标兵等荣誉称号。

从医40余年，擅长断肢（指）再植与再造、臂丛神经及各类周围神经损伤的诊治、肢体功能重建、四肢血管损伤及皮肤软组织缺损的显微外科修复、手部先天性畸形的诊治、骨关节损伤修复等。1987年开展医用生物膜防止肌腱粘连的系列研究与临床应用，为防止组织粘连提供了新的材料和方法。

承担省自然科学基金项目和省科学技术委员会、省卫生厅科研课题15项。获各类科学技术进步奖10项，其中国家科学技术进步奖二等奖1项，河北省科学技术进步奖一等奖1项、二等奖3项。发表论文100余篇，其中以第一（通讯）作者发表SCI论文15篇，主编、主译、参编著作12部。

序

"玉不琢，不成器；人不学，不知道。"手，是人体最具特色的器官之一，也是人们使用最为频繁的器官之一。其复杂的解剖结构、丰富的血管神经，使得手外科手术成为骨科手术中精细度最高的手术。

"问渠那得清如许？为有源头活水来。"1958年，王澍寰在北京积水潭医院创建了我国第一个手外科，培养了一大批手外科人才。之后，天津、上海相继建立手外科。此后，陈中伟等实施了世界上首例前臂离断再植，杨东岳等首创第2足趾游离移植再造拇指，顾玉东首创膈神经移位治疗臂丛神经根性撕脱伤。这些成就，初步奠定了我国在国际手外科领域的领先地位。

"请君莫奏前朝曲，听唱新翻杨柳枝。"20世纪80年代，我国在手外科技术方面取得了快速发展。以桡动静脉为血管蒂的前臂桡侧皮瓣及其逆行岛状皮瓣被国外学者称为"中国皮瓣"，蹬甲皮瓣游离移植再造拇指、双手足趾组合再造"中国手"、小儿断指再植、指尖再植等技术相继成功，断肢（指）再植成活率不断提高。肌腱和软骨等组织工程的研究与应用、腕关节镜的应用与研究、肌腱分区及愈合机制的研究等方面也都达到了国际先进水平。

"碧海无波，瑶台有路。"进入21世纪后，我国手外科技术不断提高，断指再植的目标已经转向外观美化和功能改善。针对每个患者进行个性化的皮瓣筛选和改进，成为手外科医生不懈的追求。新技术、新设备不断地被引入临床，治疗理念不断改进，闭合固定、关节镜、内镜、计算机辅助技术、康复综合治疗等新技术和新手段如雨后春笋，层出不穷。手外科事业进入了"数字人"、胎儿外科、克隆技术、组织工程等高科技成果研发应用的时代，继续保持着世界领先地位。

"新竹高于旧竹枝，全凭老干为扶持。"欣闻以劳杰教授等为首的中青年手外科行业翘楚，在老一辈手外科专家的指导下，肩负着承前启后的学科重任，建立起一套科学严谨、分工明确的临床指导体系，制定了一系列标准化的诊断治疗模式；并且为了培养和提高临床医生的专业水平、造就训练有素的手外科专业队伍，精心组织国内手外科领域各分支学科造诣深厚的一流专家学者，编写了国内第一套以手外科学组分类为构架的手外科学术专著"中国手外科全书"（以下简称"全书"）。

"长风破浪会有时，直挂云帆济沧海。""全书"汇集了全国手外科领域顶尖专家学者的宝贵经验和研究成果，以规范手外科各分支学科临床工作的原则与实践为目标，涵盖了中国手外科领域最新进展和当今世界手外科学界发展现状，融入了各专科的成熟理念和各著者丰富的临床经验，代表了我国手外科的规范化诊治水平。"全书"的出版，为国内手外科医生提供了一部完整的手外科学综合性著作，反映了我国手外科在世界手外科领域的领先地位，有助于提升我国手外科从业人员的理论水平和技术水平，是具有远见和着眼于培育人才的伟大实践，故欣然为之作序。

中国工程院资深院士
南方医科大学教授　钟世镇

2020 年 12 月

前言

肌腱损伤和肌腱病一直是手外科的研究重点。随着工业化水平的提高和人民医疗需求的提升，因肌腱相关问题前来就诊的患者日益增多。近几十年来，国内外肌腱领域的相关文献及研究数量众多，方向各异，促进了本学科的快速发展。与此同时，权威、系统、全面介绍肌腱外科的著作还很少。本次编写"中国手外科全书"将肌腱部分单独成册，旨在向读者介绍肌腱外科学的基础与现状、研究成果与热点，为广大临床医生提供科学、准确的指导和帮助。

我们邀请了数十位在肌腱外科领域具有长期研究基础和丰富临床经验的国内专家共同完成本册的编写，所涵盖内容的广度和深度都达到了本书编写的初衷。全书采用总论和各论的形式，从屈肌腱损伤的修复、伸肌腱损伤的修复、肌腱粘连的防治与松解、肌腱延长术、肌腱病的治疗、儿童的肌腱问题及其处理方法、肌腱修复疗效评价及康复的方法这几个方面进行了详尽的叙述。对于有多种手术方法可供选择的情况，编者根据临床实际经验，甄选出常用、可靠的术式做重点说明，并配以手术插图，便于读者选择和规范化治疗。本书在提供全面、基础性指导的同时，对于近年来肌腱外科领域所取得的新进展，如新的修复材料、缝合技术、分区方法、愈合方式、康复手段等，也都给予了介绍，以飨读者。

感谢在本书的策划和出版过程中各位领导以及出版社所提供的大力支持和帮助，感谢本书所有参编作者利用业余时间所付出的辛苦和努力。编写不足之处，敬请各位同道批评指正，不吝赐教。

编　者

2020 年 5 月

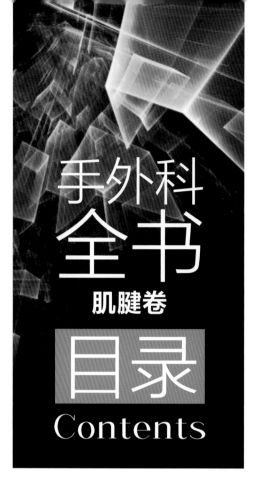

手外科全书 肌腱卷

目录
Contents

第一章 · 总论

第二章 · 屈肌腱损伤的修复

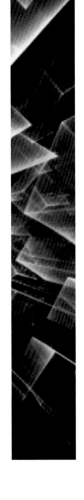

第三章 · 伸肌腱损伤的修复

第四章 · 肌腱粘连的防治与松解

第五章 · 肌腱延长术

第六章 · 肌腱病的治疗

第七章 · 儿童的肌腱问题及处理方法

第八章 · 肌腱修复疗效评价及康复的方法

第 一 章

总论

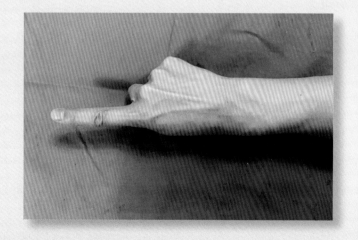

概述

一、肌腱外科发展史

肌腱损伤的治疗最早可以追溯到古希腊时期。Hippocrates 与其他医生曾观察到这些与肌肉末端相连的白色条索样结构，但当时并没有认识到肌腱是人体独立的结构之一，而是称之为"neuron"。后来，另一位医学先驱 Galen 观察到神经和韧带在进入肌肉之后逐渐变细，认为在胚胎发育时期，神经和韧带交互缠绕在一起形成肌腱，因此他提出：不能将肌腱进行缝合，不然会引起肌肉卷曲和挛缩。尽管如此，在 Galen 的其他著作中还是有证据表明，作为角斗士的医生，他有时不得不对损伤的肌腱进行缝合。11 世纪著名的医学家、哲学家 Avicenna，是第一个提倡进行肌腱缝合的外科医生，他的观点在 14—16 世纪被数位欧洲外科医生所接受。但是，Galen 不能缝合肌腱的论断仍一直处于主导地位。1682 年，Meekren 的一个实验直接挑战了 Galen 的观点，即直接挤压肌腱纤维（可能是狗的跟腱）时，并没有在动物身上观察到肢体疼痛、卷曲和痉挛。1752 年，Von Haller 完成了相似的实验，最终推翻了肌腱不能缝合的理论。

John Hunter 是第一位研究肌腱愈合的学者。1796 年，他观察到犬类跟腱可以通过形成痂的形式来愈合，与骨骼愈合类似。随后，有很多学者也尝试研究肌腱修复后的形态学变化、肌腱愈合的外源性和内源性因素，以及肌腱修复处的张力和运动变化。这些都和现代的肌腱外科学研究的方向很类似。早期的肌腱研究都集中在像跟腱这样的没有滑膜鞘管覆盖的肌腱上，关于屈肌腱在滑膜鞘管愈合机制的研究在 20 世纪早期才开始。1920 年，Bier 和 Saloman 发现犬类的屈肌腱修复的愈合情况很差，他们认为这种现象是由于鞘管的滑液内存在抑制性激素和肌腱内细胞增殖的不足所造成的。因此，Saloman 主张在肌腱修复时去除部分腱鞘，以便修复的肌腱能够和皮下的组织接触。同一时期，Bunnell 和 Garlock 注意到临床上手指屈肌腱在滑液鞘内裂伤的部位会和周围组织发生严重的粘连，Bunnell 将这一区域称为"无人区"（no man's land），并建议医生在这一区域内进行肌腱修复时要特别小心。1940 年，Mason 也提出屈肌腱在滑液鞘内损伤时，不能同时修复深、浅两根肌腱，并需要广泛切除鞘管和彻底清除污染物。直到 20 世纪上半叶，对"无人区"部分的肌腱损伤仍不主张一期修复，而是留待二期通过肌腱移植来修复。1947 年，Boyes 报告一期在"无人区"进行肌腱修复常常是失败的，是由于感染、瘢痕和不恰当的手术切口导致的屈曲挛缩所造成的。因此，Boyes 主张采用二期肌腱移植。20 世纪前半期，由于肌腱移植的观点占主导地位，很少有学者去研究腱鞘内肌腱的愈合机制。肌腱被认为是无血管的结构，组织代谢能力低，愈合的潜力很小。Potenza 和 Peacock 都认为肌腱的修复细胞并不来自肌腱本身，而是源于周围组织的纤维组织细胞黏附在损伤肌腱的表面。这些纤维粘连被认为是肌腱愈合的必要条件。

除普遍认同腱鞘内的肌腱修复疗效很差的观点外，一些手外科医生报告了肌腱早期修复的良好效果。Siler 于 1952 年报告了在"无人区"修复肌腱，优良率达 62%。1956 年，Posch 报告了 87% 的肌腱修复疗效满意。1967 年，Kleinert 在美国手外科学会年会上报告了在"无人区"内进行屈肌腱一期修复，取得了较好的疗效。虽然这一报告曾引发大量反对、讨论和质疑的声音，但是仍被认为是肌腱修复史上的一个转折点。从这以后，肌腱的一期修复逐渐取代了二期的肌腱移植，成为肌腱修复的主要方式。

肌腱的一期修复逐渐被广大医生接受后，和肌腱愈合相关的各种实验研究也逐渐开展起来。有学者发现，肌腱主要靠腱鞘内的滑液提供营养，从而弥补了肌腱的血供。Matthews 和 Richards 分别在 1974 年和 1976 年通过实验观察到了兔的屈肌腱断端能在腱鞘内形成光滑的愈合表面，并没有与周围组织粘连。Lindsay 通过对鸡的屈肌腱损伤的研究，发现最初是腱外膜细胞增殖和迁移至肌腱损伤部位，数天后肌腱实质内的腱内膜细胞发生类似的增殖和迁移。随后，这些细胞桥接损伤的部位形成成熟的胶原束。这种细胞反应，无论腱鞘是否存在都会出现，因此 Lindsay 认为腱鞘对肌腱愈合不起重要的作用。

Lundborg 通过他设计的原位培养的研究，证明了断裂后缝合的肌腱能在膝关节腔的滑液环境内进行自我愈合。随后在 20 世纪 80 年代中期，Manske、Lesker 和 Gelberman 通过在不同动物的体外无外源性细胞的培养环境中进行实验，同样发现断裂缝合后的肌腱能够愈合，从而证明了肌腱自身具有内源性愈合能力。在这些实验的理论基础上，临床医生开始设计各种方法和措施来减少肌腱粘连。

近 20 年来，加强肌腱缝合强度主要是通过改良缝合方式，特别是断裂肌腱中心缝合方式的不断改良而进行的。此外，各种材质的缝线也层出不穷。20 世纪 90 年代到 21 世纪最初的几年时间里，Tajima 和 Strickland 改良的 Kessler 缝合术（两股）在欧洲得到了最广泛的应用。在一系列关于 II 区屈肌腱内两股中心缝合术的报告中，研究的结果都比较相似，再断裂率在 2%～9% 之间。那一时期的学者认为，肌腱早期活动需要的张力在 15～20N。然而在 1992 年，Schuind 和其同事测量的结果则显示手在用力捏握时，通过屈肌腱传导的力量可达 120N。1985 年，Savage 和 Risitano 设计的六股中心缝合术，采用Kessler的方法在肌腱断端进行多组中心缝合。虽然这种缝合方法强度很大，但是由于操作复杂，在临床上并没有得到广泛的应用。此后，国内外的多位学者设计了不同的肌腱中心缝合方法，例如McLarney设计的Cruciate缝合法、Tsuge设计的双Tsuge缝合法、我国学者汤锦波设计的Tang缝合法和M-Tang缝合法，等等。从那时候起，各种肌腱缝合法的研究都着眼于在保证缝合强度的同时尽可能地便于临床操作。

随着诸多学者对肌腱研究的不断增加，对肌腱的认识也不断发展。我国学者汤锦波在1992年提出Ⅱ区屈肌腱的亚分区，并在1995年提出A₂滑车的部分切开理念，进一步指导了Ⅱ区屈肌腱损伤的临床修复。Moiemen和Elliot则在2000年提出了Ⅰ区屈肌腱的亚分区。

近100年来，肌腱外科学的发展构成了手外科学的重要组成部分。Bunnell在100年前发表的关于肌腱外科的论文，开创了手外科无创技术的先河。1960年，Hunter提出的硅胶棒植入二期屈肌腱修复的方法，至今仍在广泛使用；同一时期的Verdan、Kleinert等提倡的屈肌腱早期修复和早期康复理念，至今仍是屈肌腱修复的重要原则之一。

20世纪50—60年代，手外科医生对手部伸肌腱的认识已经比较深刻，现有的关于伸肌腱的手术方法多数都源自这个时期的研究，包括神经损伤后的肌腱转位等。近年来对伸肌腱的认识和研究主要集中于术后康复和早期功能锻炼，这也是近年来肌腱外科主要的发展方向。

（邵新中　王立）

二、肌腱的基本结构和解剖特点

（一）肌腱的基本结构

肌腱是连接肌肉和骨骼的致密结缔组织，将肌肉的力量传递至骨骼，从而引起肢体活动。正常的肌腱为柔软的弹性纤维组织，手部肌腱主要是传递运动，协助肌肉执行精细的运动功能。肌腱的外形细长，可以是扁平状或圆柱状。在组织结构上，肌腱内细胞含量较少，主要以细胞外基质成分为主，其中以Ⅰ型胶原蛋白为主。在细胞基质中，95%的胶原成分是Ⅰ型胶原蛋白，其他少量胶原蛋白包括Ⅲ、Ⅴ、Ⅺ、Ⅻ型胶原蛋白等（图1-1-1）。

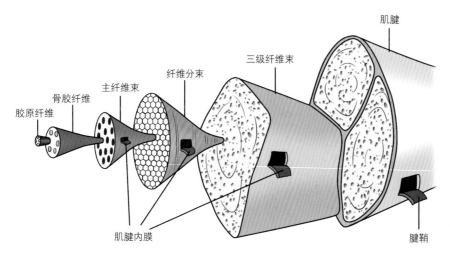

胶原纤维　骨胶纤维　主纤维束　纤维分束　三级纤维束　肌腱

肌腱内膜　腱鞘

图1-1-1 肌腱的基本结构示意图

1. **肌腱细胞** 肌腱细胞是肌腱的基本功能单位，主要成分是成纤维细胞。成纤维细胞占肌腱内所有细胞含量的90%～95%，其余5%～10%的细胞成分是腱骨结合处的软骨细胞、肌腱腱膜的滑膜细胞及血管内皮细胞等（图1-1-2）。

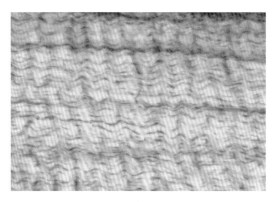

A

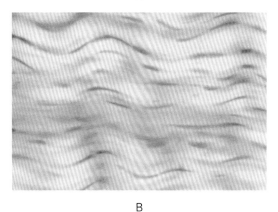

图 1-1-2 肌腱细胞镜下观

A. HE 染色（100×） B. 高倍镜下HE染色（400×）的肌腱纵切面，在规则结构中染成深紫色长椭圆形的为纤维细胞核，中间淡染的结构为细胞外的胶原纤维

B

肌腱表层外膜存在一定量的肌腱细胞，在肌腱实质内，肌腱细胞均匀地分布在细胞外基质的网架结构中，其主要功能是合成细胞外基质成分，维持肌腱自身平衡及参与肌腱的修复。肌腱内还存在着一类不成熟的肌腱细胞，常见于肌腱生长发育阶段，具有很强的代谢活性，能生成肌腱生长所必需的胶原纤维、细胞因子等。肌腱细胞在肌腱组织中的比例随着肌腱生长发育所占的比例逐渐降低。肌成纤维细胞成熟后转化为肌腱细胞，代谢活性降低。

肌成纤维细胞只存在于肌腱的愈合过程中，有三种基本形态：张力丝（肌动蛋白微丝）、成熟的细胞基质附着位点（纤维联结复合体）、细胞间联结。肌成纤维细胞对于维持肌腱韧带细胞外基质的网状内环境的稳定性起着重要作用，与肌腱粘连的发生具有密切的关系。

近年来，有学者从不同物种的肌腱组织中分化出肌腱干细胞，可在肌腱损伤的修复中发挥重要的作用。

2. **细胞外基质** 细胞外基质在肌腱细胞外组成网架结构，维持肌腱内环境的稳定。细胞外基质的网架主要由胶原和蛋白聚糖为主构成，通过纤连蛋白或层粘连蛋白相互作用，将细胞内外连成整体。

（1）胶原：胶原纤维是肌腱细胞外基质的主要成分，其中Ⅰ型胶原纤维是组成肌腱的基本结构单位。不同部位的肌腱细胞外基质的成分有所差异，肌腱主体部分主要是Ⅰ型胶原纤维。这些纤维呈纵向平行排列，为肌腱提供强大的抗张力。在肌肉和肌腱连接处，胶原纤维和肌肉细胞相互交叉，紧密连接，但肌腱和肌肉连接处仍是肌腱整体结构中最薄弱的部位（图1-1-3）。

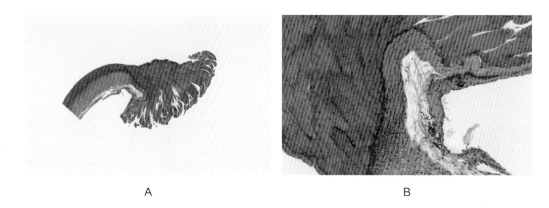

A   B

图1-1-3 肌腱和肌肉连接处的镜下观

除Ⅰ型胶原纤维外，细胞外基质中还存在着其他种类的胶原纤维：Ⅲ型胶原纤维，主要参与肌腱愈合，在肌腱愈合初期发挥重要作用；Ⅴ型胶原纤维，呈交叉分布，作用是调节肌腱原纤维的结构，其胶原数量或功能强弱变化直接影响Ⅰ型胶原纤维；Ⅻ型胶原纤维，在胶原纤维之间起润滑作用。

（2）蛋白聚糖（proteoglycan，PG）：蛋白聚糖主要包括核心蛋白聚糖和聚集蛋白聚糖。肌腱的主要聚糖成分为硫酸皮肤素和硫酸软骨素，主要参与胶原蛋白的形成与肌腱的发育。肌腱细胞外基质中，核心蛋白聚糖的含量最高，主要在胶原纤维的交叉联结中发挥重要作用（图1-1-4）。

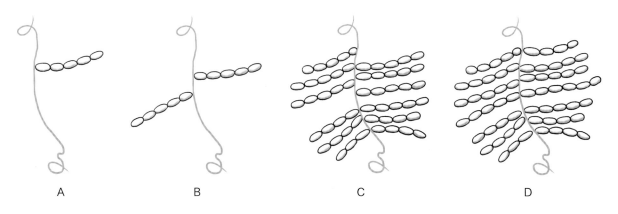

A   B   C   D

图1-1-4 蛋白聚糖示意图

A. 核心蛋白聚糖（一条硫酸皮肤素或硫酸软骨素链）　B. 双糖链蛋白聚糖（两条硫酸皮肤素和/或硫酸软骨素链）　C. 多功能蛋白聚糖（十多条硫酸软骨素链）　D. 聚集蛋白聚糖（多条硫酸软骨素链和数条硫酸角质素链）

（二）肌腱的解剖特点

肌腱的近端为肌肉，肌肉纤维和肌腱的条索状结构相连，肌腱的远端和骨骼相连。肌腱本身没有收缩功能，主要起传递力量的作用。肌腱依靠腱旁组织或滑液鞘的帮助进行滑动运动。

1. 腱-骨结合部　腱-骨结合部是肌腱在骨骼上的止点部分。组织结构上，骨组织和肌腱组织的交叉混杂，由骨组织—纤维软骨—肌腱组织逐渐移行过渡（图1-1-5）。

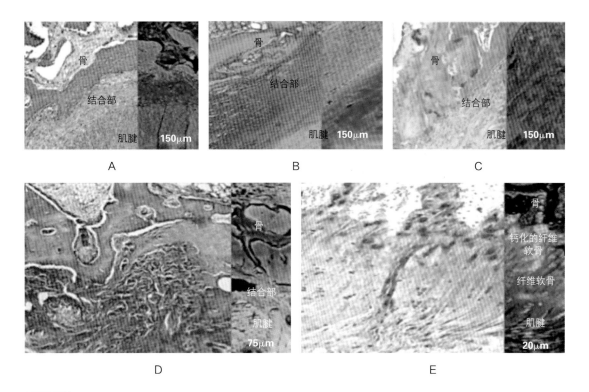

A B C

D E

图1-1-5 腱-骨结合部镜下观

A. 肌腱与骨之间的纤维血管 B. 肌腱与骨的结合部钙化 C. I 型胶原蛋白形成纤维联结骨膜 D. 肌腱和骨联结之间的纤维重建 E. 肌腱的纤维延伸至纤维软骨中形成联结

2. **腱旁组织** 腱旁组织是指围绕在肌腱周围的疏松结缔组织，填充在肌腱周围，具有很大的滑动性，使得肌腱与其他组织相互独立。腱旁组织内存在一种多层的微泡结构，其内有丰富的微小血管，对肌腱的滑动和血供有着十分重要的作用（图1-1-6）。

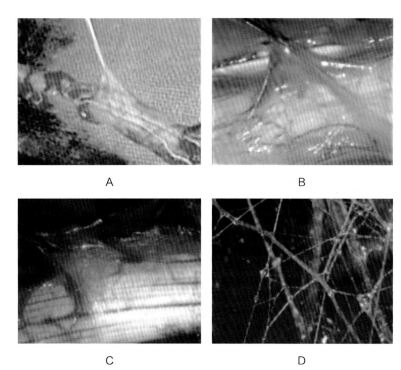

A B

图1-1-6 腱旁组织

A. 屈肌腱周围的血管丛 B. 微泡系统内的微小血管丝 C. 微泡系统的微泡结构 D. 呈多面体排列的纤维水合基质

C D

3. **腱滑膜鞘** 腱鞘分为腱纤维鞘和腱滑膜鞘两部分。腱滑膜鞘位于腱纤维鞘内，由滑膜构成，是双层圆筒形的鞘管。腱滑膜鞘分为两层：壁层和脏层。壁层位于肌腱滑动的鞘管壁上，在外侧通过致密胶原纤维带固定于骨骼表面。脏层紧密贴覆于肌腱表面，由薄层胶原蛋白构成，脏层和壁层之间存在滑液腔。壁层分泌滑液至滑液腔，对肌腱产生润滑作用（图1-1-7）。

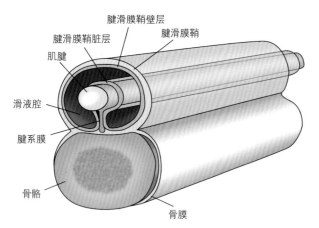

图1-1-7 腱滑膜鞘解剖示意图

4. **滑车系统** 滑车系统是腱鞘增厚的部分，由致密的结缔组织构成，将肌腱紧紧地固定于关节或骨骼周围，防止肌腱在滑动时产生弓弦状畸形。滑车系统主要有两种形式的组织结构：一种在腱鞘中呈节段性分布，对腱滑膜鞘起加强作用，常见于手指的屈肌腱鞘；另一种独立存在，位于关节周围，范围宽大，如腕横韧带、伸肌支持带等。

位于手指的滑车系统分为环形滑车和交叉滑车，环形滑车牢固坚韧，交叉滑车相对菲薄。滑车的作用除了固定肌腱、防止弓弦状畸形之外，另一个重要功能是改变肌腱的滑动方向，使屈肌腱沿不同的方向滑动，从而使手指屈曲，同时保证肌腱在一定的拉力作用下充分发挥肌腱的滑动作用（图1-1-8）。

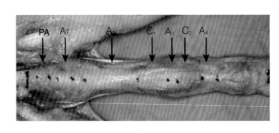

A

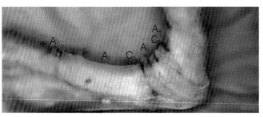

B

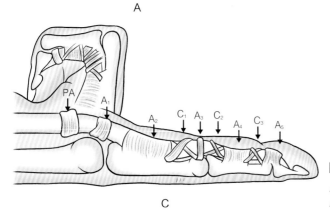

C

图1-1-8 滑车系统示意图

A、B. 鸡的滑车系统　C. 手指的滑车系统示意图
$A_1 \sim A_5$为环形滑车，$C_1 \sim C_3$为交叉滑车，PA为掌腱膜滑车

5. **腱纽** 腱纽又称腱系带，是手指腱系膜大部分退化后，血管、神经出入处留下的韧带状结构，主要存在于手指的指深、浅屈肌腱，其作用主要是保护进入肌腱的血管束。每个指屈肌腱鞘内有两种腱系带：短的三角形系带（即短腱纽）和细长系带（即长腱纽）。所有手指均有短系带存在，位于肌腱末端的腱–骨结合部。短系带分为浅短系带和深短系带：浅短系带发自近指间关节的掌板，止于指浅屈肌腱交叉处；深短系带发自中节指骨远端1/3左右，止于指深屈肌腱的止点处。浅长系带起于近节指骨基底部，止于指深屈肌腱中段，长系带的存在有较多变异，例如环指的长系带常常缺如。

腱系带出现的区域往往是腱鞘的"无人区"，该区域内肌腱损伤后的修复效果往往不理想，这可能和腱系带的损伤有关（图1-1-9）。

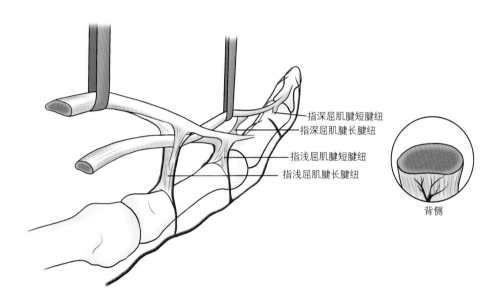

指深屈肌腱短腱纽
指深屈肌腱长腱纽
指浅屈肌腱短腱纽
指浅屈肌腱长腱纽

背侧

图 1-1-9 鞘管内屈肌腱的血供示意图

肌腱的血供来自长腱纽和短腱纽，位于指深、浅屈肌腱止点周围小的三角形系带组成了短腱纽和长腱纽。走向浅层肌腱的长腱纽是从近节指骨鞘管背侧发出的，走向深层肌腱的长腱纽是从近指间关节水平发出的

三、肌腱的营养和愈合

（一）肌腱的营养

肌腱的营养与肌腱能否正常发挥功能和损伤后的修复有密切关系。肌腱的营养来源主要有血供营养、滑液营养和淋巴循环。

1. **血供营养** 肌腱的血供营养有两种来源。

（1）滑膜外肌腱：滑膜外肌腱的血供来源于腱旁组织。腱旁组织在肌腱外构成了一套多层的网格系统。这些腱旁组织由不同方向的纤维构成。这些纤维之间相互缠绕，形成一种微空泡结构，成为多空泡结构的胶原动态吸收系统。这些微空泡结构由胶原纤维构成，并对其中的肌腱提供血供。

（2）滑膜内肌腱：滑膜内肌腱主要是由节段性腱系带来提供血液营养的。手指腱系带呈节段性分布（图1-1-10），因此屈肌腱的血供也有出现分水岭的现象。每个手指不同区域和位置的血供各不相同，一般环指的腱系带最少。

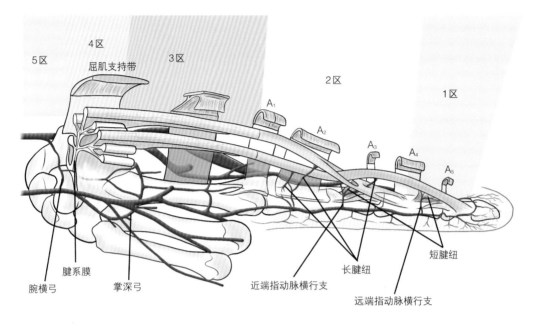

图1-1-10 手指腱系带呈节段性分布示意图

2. 滑液营养 滑液营养是滑膜内肌腱的另一个重要的营养来源，对肌腱缺乏血供的区域尤其重要。滑液营养肌腱的方式有主动扩散和关节泵效应，滑液在手指运动时是被动挤入肌腱组织内的。

（二）肌腱的愈合

肌腱的愈合曾一度被认为必须依靠细胞周边及血管长入而完成修复。大量细胞和分子生物学的研究表明，肌腱细胞自身具备增殖和修复能力，肌腱可以在没有外来细胞的参与下自行愈合。

1. 肌腱愈合的分期 Peacock通过对肌腱愈合中细胞和代谢情况的研究，将肌腱愈合分为三个阶段：第一阶段为外周血管和细胞移入；第二阶段是蛋白聚集和胶原纤维形成，断端开始连接；第三阶段为联结胶原的重塑。目前，国际上将肌腱愈合分为三期：炎症期、增殖期和重塑期。这三期并无明显分界，常相互交叉（图1-1-11）。

（1）炎症期：为肌腱损伤开始到损伤后2周左右，伤后2~3天为高峰期。主要表现为肌腱损伤处的胶原基质断裂，细胞坏死，损伤区形成纤维蛋白凝块，损伤区出血，血小板应激产生细胞介质，诱导白细胞和巨噬细胞迁移至损伤区，通过细胞吞噬作用吸收坏死组织和纤维蛋白凝块。随后，成纤维细胞进入损伤区，合成多种细胞外基质成分。

（2）增殖期：从损伤后4~5天开始，至伤后6周。此期表现为成纤维细胞增殖，是基质合成最活跃的时期。成纤维细胞从伤口边缘和腱旁组织迁移到损伤区，增殖并分泌胶原纤维、蛋白聚糖等细胞外基质，以Ⅲ型胶原纤维为主，交叉排列成网格状。同时，周围血管的血管内皮细胞增殖，形成毛细血管芽进入伤口，与成纤维细胞一起形成肉芽组织。早期迁移过来的巨噬细胞分泌各种生长因子，能促进腱外膜的细胞增殖。此期的肌腱组织内含丰富的细胞和细胞外基质，损伤区的纤维蛋

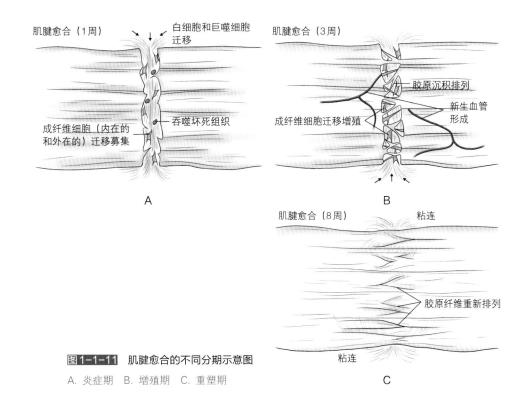

肌腱愈合（1周）　白细胞和巨噬细胞迁移

成纤维细胞（内在的和外在的）迁移募集　吞噬坏死组织

A

肌腱愈合（3周）　胶原沉积排列

成纤维细胞迁移增殖　新生血管形成

B

肌腱愈合（8周）　粘连

胶原纤维重新排列

粘连

C

图 1-1-11　肌腱愈合的不同分期示意图

A. 炎症期　B. 增殖期　C. 重塑期

白凝块逐渐被Ⅲ型胶原纤维取代，肌腱周边新生肉芽组织并产生粘连。

（3）重塑期：从伤后6周开始，持续数月。此期的肌腱组织内细胞的含量逐渐下降，基质合成减少。Ⅲ型胶原纤维成分逐渐减少，Ⅰ型胶原纤维比例上升，并按照肌腱纵轴排列，肌腱组织重新塑形，强度逐渐增加，肌腱逐步恢复滑行功能。

2. 肌腱的内源性、外源性愈合机制

（1）内源性愈合：肌腱损伤后，静止的肌腱细胞变为活跃的成纤维细胞，增殖并合成新的胶原纤维来填补损伤区域。在肌腱的内源性愈合过程中，有两种细胞参与修复过程：①成纤维细胞，来源于腱外膜，具有吞噬作用，清除损伤区细胞和胶原。②腱内膜细胞，参与胶原的合成。肌腱损伤后，腱周细胞增殖并进入损伤区，形成肌腱痂，肌腱内成纤维细胞进入，吞噬旧的胶原纤维，合成新的胶原纤维，经过重塑后形成坚固的肌腱。

（2）外源性愈合：外源性愈合以腱周滑膜、周围血管和肉芽组织的细胞侵入为主。其中滑膜鞘和腱外膜的成纤维细胞发挥了主要作用。这些成纤维细胞接收损伤信号，引导迁移至损伤区，合成胶原纤维，形成瘢痕样组织，连接损伤的肌腱。

在肌腱愈合的过程中，同时存在着内源性愈合和外源性愈合，但最终的愈合结果取决于哪种机制占主导地位。在损伤较重的愈合过程中，外源性愈合占主导地位，肌腱容易和周围组织粘连，影响肌腱的滑动。反之，以内源性愈合为主的肌腱损伤，粘连的形成较少或较疏松，肌腱的滑动受影响就较小。

（三）与肌腱愈合有关的基础研究

1. 胶原蛋白的吸收　有研究证实，在肌腱的内源性愈合中，会出现胶原蛋白吸收，在大鼠跟腱切断再缝合后10天的电镜下切片观察，发现损伤部位的再生胶原纤维的直径小于未受伤的部

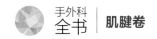

位。有学者认为，肌腱断端胶原蛋白的吸收和成纤维细胞介导的胶原再生是同时发生的；而胶原蛋白的吸收则会导致肌腱修复早期的强度暂时下降，这就可以解释肌腱修复后的再断裂现象。

2. 细胞因子的调节作用

（1）碱性成纤维细胞生长因子（basic fibroblast growth factor，bFGF）：bFGF具有促进血管生成和有丝分裂的作用。在肌腱损伤部位的肌腱细胞和腱鞘的成纤维细胞中，均发现了bFGF的mRNA上调。bFGF在早期愈合过程中达到高峰，可能是促进肌腱愈合过程的潜在因素。有研究表明，局部应用bFGF可加速大鼠肩部肌腱的初始肌腱-骨重建，甚至可促进脱细胞基质移植物再生和重塑。

（2）血小板源性生长因子（platelet-derived growth factor，PDGF）：PDGF能诱导成纤维细胞的趋化、增殖和胶原合成。在膝关节损伤后，PDGF受体在髌腱重塑部位的细胞中的表达可持续6个月，提示PDGF在肌腱愈合中长期存在。在大鼠成纤维细胞体外模型中，在PDGF刺激下可使胶原合成增加300%。

（3）骨形成蛋白（bone morphogenetic protein，BMP）：BMP不仅可以促进骨的形成，在肌腱愈合中也能促进肌腱细胞的有丝分裂。在肌腱的胚胎发育时期，BMP-12和BMP-13可以引发弹力蛋白和Ⅰ型胶原的表达。健康人类的跟腱中存在着BMP-12、BMP-13及BMP-14。实验研究发现，将BMP-12基因转移到大鼠跟腱附近的肌瓣中，再用该肌瓣修复跟腱处的软组织缺损，结果修复后跟腱的最大失效负荷、肌腱刚度和断裂处愈合组织都得到了显著改善。通过组织学观察发现，实验部位的胶原纤维排列得更加有序和平整。与对照组相比，单个纤维的直径明显增加。在BMP-12基因转移组中，愈合部位成纤维细胞能更早地转变为成熟的纤维细胞。

（4）转化生长因子-β（transforming growth factor-β，TGF-β）：TGF-β对促进肌腱细胞的迁移和有丝分裂的作用较弱，主要是在细胞外基质中表达。3种亚型的TGF-β在培养的肌腱成纤维细胞中，均可显著增加Ⅰ型胶原和Ⅲ型胶原的生成。此外，TGF-β还能促进其他基质蛋白，包括纤连蛋白和黏多糖的生成。目前已知TGF-β可促进单核细胞向巨噬细胞转化，对创伤部位进行重塑。在兔的屈肌腱损伤实验中观察TGF-β水平，与对照组相比，兔的屈肌腱修复术中使用单剂量TGF-β1抗体可减少瘢痕形成，增加术后肌腱的活动范围。

（王立　邵新中）

第二节
肌腱缝合术

一、肌腱缝合术的历史

11世纪，著名的医学家、哲学家 Avicenna 首先描述了断裂肌腱的缝合的概念，但当时的医学教学认为，肌腱缝合将导致肌腱痉挛或坏死。1665年，Henchmen 描写了关于人类的肌腱缝合术。直到1752年，Caller 的实验工作明确地表示肌腱是无感觉的，用缝合法来修复不会造成悲惨的结果。1770年，Amiss 报告了1例中指伸肌腱损伤后利用环指伸肌腱来转移修复的病例。此后，Velveeta 和 Malignity 认为可以将损伤的肌腱与附近完整的肌腱相缝合。1889年，Robson 施行第1例游离肌腱移植术，切取了长11cm损伤的中指屈肌腱代替示指伸肌腱。波兰的 Dubrovnik 在1892年首次成功地用肌腱转移法治疗了5例小儿麻痹症患者。France 报告了用肌腱转位治疗小儿痉挛性脑瘫和桡神经瘫的案例。

在1918年以前，有一些医生报告了他们各自的肌腱缝合方法。由于个体差异，术后肿胀疼痛、肌腱软化和黏弹性等因素的存在，加上部分患者无法严格遵从早期活动的训练规律等原因，导致肌腱的修复效果不佳而没有得到广泛的应用。Mayer 系统地研究了肌腱的血液供应、肌腱与腱鞘间的滑动，以及腱系膜、腱旁组织、腱鞘的功能，并强调了术后康复、早期活动及在使用保护性支具下逐渐活动的重要性，由此建立了现代肌腱修复的主要理念。Bunnell 吸取了 Mayer 的大量经验，提出了肌腱缝合的无菌、无创伤、无血视野下操作的原则，提出术后固定3周才开始主动活动的经典理论，并在1918年提出了经典的肌腱缝合的要求：①肌腱表面光滑，无损伤的滑膜覆盖；②缝合处的直径与肌腱本身一致或稍细；③肌腱断端无纤维散开，所有纤维都被束缚在腱外膜覆盖的肌腱内；④准确连接而无分离；⑤肌腱断端是编接而不是绞勒；⑥在肌腱的表面无缝线线结；⑦对肌腱的损伤要最小。这些原则至今还在临床上应用。

Bunnell 提出了十字交叉缝合法，用丝线或亚麻线在两个断端分别进行缝合，先在距断端一定距离处横穿一针，再用两针头斜穿肌腱，在肌腱内呈交叉状，使线头暴露在断端，用力拉线头，使肌腱内缝线松弛的部分拉紧，相对的缝线打结，使线结埋入肌腱缝合处里面。在缝针每次穿出肌腱表面后，将缝针向一旁偏过少许，再穿过肌腱进行对角缝合，以使缝线夹住部分肌腱纤维，防止肌腱内缝线滑开，从而保证在有张力的情况下肌腱断端也不分离。

Koch 和 Mason 在 1933 年提出了一种抓握缝合法，缝合时利用缝线夹持一小束肌腱纤维，先进行交叉缝合，然后在缝合处用细丝线将两个断端腱外膜缝合数针，使断端准确对合。这种缝合法的特点是：线结打在肌腱表面，而不是埋在肌腱断端内，不会影响肌腱断端参与肌腱愈合的过程；在有张力的情况下，纵向的拉力就转变成横向的力，使断端分离减少。

Harmer 在 1938 年运用包边缝合法来修复肌腱损伤，其方法比较简单：从肌腱的深面穿针，然后打个单结，再做几次包边缝合，但线头不要穿过肌腱断端。对边进行同样的缝法，再在另一断端相对应的部位做两个包边缝合，对应打结。这种缝合法不穿过肌腱的中心，手术时损伤较少，但没有得到广泛的应用。

Mason 和 Allen 在 1941 年设计了一种手术方式，即在抓握缝合法的基础上，在肌腱的两端，将缝线锚定在肌腱上，使用四股缝线，让缝线横行穿过肌腱，每个肌腱末端有 2 个平行的横向缝线，然后与对侧肌腱的缝线打结，再在肌腱边缘绕圈缝合，这与后来的 Kessler 缝合法很相似。

Bunnell 的十字交叉缝合法和 Mason-Allen 缝合法是 20 世纪 40—50 年代最常使用的缝合法，但效果都不能令人满意，主要是大部分都采用丝线进行缝合，缝合强度不够，并且术后肌腱表面线结较多，术后粘连而妨碍肌腱滑动等问题没有得到很好的解决。

Kessler 和 Mantissa 在 1969 年提出了一种与 Mason-Allen 缝合法相似的肌腱缝合法：包括在肌腱上打 4 个结，各抓握肌腱约 1/4 的腱质，最后形成一个规则的长方形。与 Mason-Allen 缝合法不同的是，这种方法增加了肌腱内部纵向缝线，并且使用的是双股缝线，将肌腱对合在一起后，在肌腱表面以对角线的方式进行双股缝线打结，形成一个连接结构，将肌腱锚定。临床结果显示，此种缝合法效果较好，既能允许修复的肌腱自由活动，又不会造成缝合处裂开，可以满足早期功能锻炼的需要。随后，很多医生在此基础上提出了多种改良的缝合方法。1973 年，Kleinert 对 Bunnell 的缝合技术进行了改进，提出了一种短十字交叉的缝合技术，同时进行腱周的连续缝合，这样可以使肌腱断端不再有间隙。更重要的是，Kleinert 对腱鞘进行了部分切开，以确保肌腱修复能顺利进行。1979 年，Becker 提出一种将肌腱断端斜切成相对应的斜面，在对合处的两旁进行缝合的方法。实验证实，此法有较大的抗张强度，缝合处间隙较小，在张力作用下，断端绞勒较轻，临床应用效果好。

Pennington 在 1979 年报告了一种锁环的肌腱缝合法。这也是一种抓握缝合法。他认为横向缝线应在纵向缝线的浅层，这样就形成了一个锁住肌腱的结构，张力越大，其抓握力越大；而如果横向缝线在纵向缝线之下，则不会形成环状，无法对肌腱形成抓握。

津下健哉在20世纪70年代报告了他所用的腱内缝合法，采用特殊的缝线，呈环状缝合，无线尾，在肌腱腱束内进行缝合，打结后将线结埋入肌腱内，使肌腱表面看不到缝线和线结。断端间断缝合，以使断端准确对接。为了提高缝合效果，津下健哉还对上述方法做了适当改进，增加了多组缝合，即Tsuge双套圈缝合法。通过实验研究显示，此方法比Bunnell缝合法引起的粘连更轻，对肌腱血供影响更小，肌腱愈合的速度更快。

1981年，Kleinert进一步对缝合方法提出改进，改为对断裂肌腱采用Kessler缝合法，对肌腱周边进行连续缝合，再对切开的腱鞘进行修复。1992年，Robertson和Al-Qattan报告了一种内交锁环缝合法（interlock suture technique），通过在肌腱断裂相对端形成小的交锁环使断端产生连接，紧密对合。1994年，我国学者汤锦波将多组津下套圈法和Savage提出的六股缝合技术相结合，提出了汤氏缝合法（即Tang缝合法），随后在2003年又报告了M-Tang缝合法。

二、肌腱缝合的基本方法

（一）基本要求

肌腱缝合的目的是将肌腱断端有效地对合，并在其愈合期间保持位置稳定。肌腱修复手术操作应轻柔细致，必须在无血的手术视野内进行精细的操作，术者应该经过专门的肌腱缝合训练。临床上指屈肌腱的修复方法较多，各有各的优点。但总的来说，任何一种肌腱修复方法都应具备一些必需的条件。

Washerwoman认为，指屈肌腱修复术应满足以下条件：①有足够的缝合强度，能耐受术后的立即活动；②在肌腱出现水肿软化时能抵抗间隙的形成；③不干扰肌腱的愈合。Cullen等提出，好的肌腱修复术应该允许术后肌腱能自如地滑动，尽可能减少瘢痕形成，操作简单，并且具有足够的抗张强度以满足术后肌腱的早期主动活动。Strickland则认为一种理想的肌腱修复术须具备六个特性：①缝线易于被置入；②线结要牢固；③肌腱断端的连接处要光滑；④修复口的间隙应最小；⑤对肌腱血供的影响最小；⑥在整个肌腱愈合的过程中能够提供足够的力量，可允许术后的早期活动。汤锦波在2002年也提出了肌腱的端端缝合原则：①肌腱缝合必须在创面能一期愈合的前提下进行；②肌腱必须在无明显张力下缝合；③至少有2组或以上的独立缝线；④缝线必须抗拉能力强，对肌腱损伤小，在肌腱愈合前不可被吸收；⑤缝合过程必须无创操作，保护好腱周组织，始终保持肌腱湿润；⑥缝合光滑，不能绞勒肌腱，尽量减少缝线和线结暴露。

（二）常用的缝合材料

肌腱的组织学特性决定了组成肌腱的大部分胶原纤维与肌腱修复后的缝线方向基本是一致的。因此，缝线必须具备较大的摩擦力和较小的切割作用，否则缝线会从肌腱中抽出。理想的肌腱缝合材料通常应满足以下条件：①通用性，即能适用于任何肌腱手术；②易于操作；③柔顺性好，打结时不致松开，缝线本身不致磨损或裂开；④抗张强度均匀，有利于使用较细型号的缝线；⑤不含刺激性物质或杂质，组织反应轻微，不易引起粘连，有利于组织相容；⑥对肌腱的切割作用小，不容易从肌腱断端抽出。

1. 丝线 其优点是具有较大的抗拉强度，变质较慢，易操作。但它可引起明显的组织反应，易致粘连形成，对缝合精细范围内的肌腱效果不理想。现临床上已经较少采用。

2. 不锈钢丝　Bunnell首先将其应用于肌腱外科，并得到推广。它具有强大的抗拉强度，组织反应轻，但脆性大，易切割肌腱，其钢丝结也过大，在肌腱改变方向时，尤其是在肌腱转弯处不宜使用。现在主要用于腱-骨结合处的缝合，术后需要拔除。

3. 可吸收缝线　多数可吸收缝线（包括肠线类和聚乙醇酸类）在术后强度衰减过快，不能有效应用于肌腱修复。普迪思（PDS Ⅱ）单股纤维缝线，抗张强度比聚丙烯和聚酰胺更大，张力维持时间更长，缝合后14天可保留大约80%的抗张强度，术后90天内缝线几乎不被吸收，是目前可吸收缝线里降解速度最慢的，可用于缝合肌腱等需要较长时间支撑保护的组织。

4. 合成材料　包括聚酰胺（俗称尼龙）、聚乙烯、聚丙烯、聚酯等。聚酰胺类缝线与聚酯、聚丙烯类合成缝线相比，抗断裂应力持续时间更长。爱惜良（Ethilon）是一种化学合成的聚酰胺聚合物尼龙缝线，具有良好的弹性。爱惜邦（Ethibond）是由未经处理的聚酯纤维紧密编织而成的多股纤维缝线，比天然纤维更强韧，组织反应轻微。普理灵（Prolene）是一种以线性烃类聚合物的均衡结晶立体异构体为原料的聚丙烯缝线，不易被组织酶类降解或削弱，在组织内活性极弱，抗张强度在体内可维持两年之久。泰科泰龙（Ticron）系列不可吸收缝线是由多股聚酯纤维编织而成的缝线，是一种高张力强度的编织缝线，线体柔顺，易于操作、打结，不易发生切割损伤。目前爱惜良、爱惜邦、普理灵、泰科泰龙系列是缝合肌腱较理想的缝合材料。

常用于肌腱修复的缝线型号从2-0到6-0。研究发现，4-0缝线强度比5-0缝线强度大66%，3-0缝线强度比4-0缝线强度大52%。通常3-0缝线用于修复成人前臂、手掌和较粗手指的肌腱，较细的手指则使用4-0缝线，肌腱周边缝合用5-0缝线或6-0缝线，儿童肌腱常用5-0缝线或4-0缝线。

（三）常用的缝合方式

现在临床常用的肌腱缝合方式包括中心缝合和周边缝合：先用3-0缝线或4-0缝线做中心缝合，提供基础力量；再用6-0缝线或5-0缝线做周边缝合（也称腱周缝合），消灭间隙。

1. 肌腱的中心缝合　目前临床上常用的肌腱缝合方法主要是中心缝合，例如Kessler缝合法、改良的Kessler缝合法、Tsuge缝合法、Savage缝合法、Strickland缝合法、Tang缝合法（或M-tang缝合法）、交叉缝合法等。根据肌腱断端的股数，中心缝合又被进一步分为双股修复和多股修复。按肌腱与缝合处的连接类型可分为锁式、抓式或两者混合式。

Strickland等已经证实，屈肌腱的修复强度与修复处的缝线数量大致成正比。Winters等在动物实验中比较了八股修复法、四股修复法和二股修复法，结果八股修复法在抗张强度上显著高于四股修复法和二股修复法，且指屈肌腱修复后的强度与通过修复口的缝线股数有直接关系。Thurman等在对尸体手部标本的研究中得出结论：Strickland四股修复法及Savage六股修复法与传统的Kessler缝合法相比，间隙更小，极限强度与中心缝线的数量成正比。六股修复法的平均抗张强度相当于二股修复法的232%、四股修复法的183%。中心缝合的强度已在体内、体外试验模型单次牵拉至断裂试验和多次牵拉试验中得到深入研究。使用4-0尼龙缝线，二股修复法的强度为20～25N，四股修复法的强度为35～45N，六股修复法的强度为50～70N，强度大致与股数成正比。由此可见，使用传统的二股中心缝合法是不牢固的，使用四股或六股中心缝合法可获得较大的强度。

通常缝线都是以锁式或抓式来包绕肌腱，形成肌腱-缝线交接处。缝线在这些部位通过锁式或抓式形成锁扣（现称为"锚定"），确保修复的强度（图1-2-1）。锁式是指在一定张力下，缝线套住并收紧一束肌腱纤维；而抓式是指缝线仅套住一束肌腱纤维，但没有环绕并收紧，当张力施加在缝线上时，缝线有从肌腱纤维中被拉出的倾向。

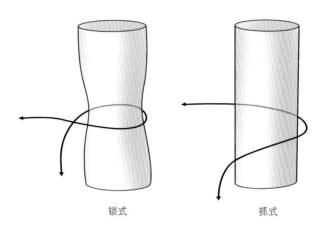

锁式　　　　　　　　抓式

图 1-2-1　锁式和抓式缝线示意图

从力学原理上来说，满足以下三点时锁式或抓式缝合的效果最好：①缝合材料足够强，使缝合的肌腱紧紧相连而不会出现缝线断裂；②锁扣距肌腱断端足够远，锁式或抓式缝线不会滑脱；③保证锁住或抓住充足的肌腱实质。抓式是开放的圆环，锁式包括交叉锁式、环圈锁式和Pennington锁式（图1-2-2）。

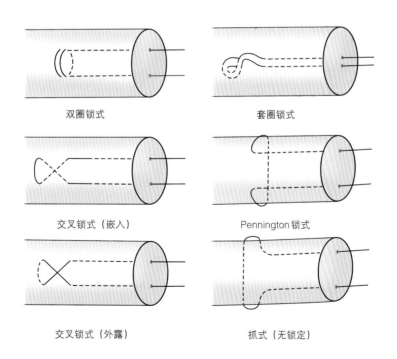

双圈锁式　　　　　　　　　　　　套圈锁式

交叉锁式（嵌入）　　　　　　　Pennington锁式

交叉锁式（外露）　　　　　　　抓式（无锁定）

图 1-2-2　常见的锁式和抓式肌腱缝线交接示意图

锁式缝合的锁扣可以是单个或多个。研究表明，交叉锁式缝合和套圈锁式缝合的抗张力相差不大，露于肌腱表面的交叉锁式缝合和置于肌腱内的交叉锁式缝合抗张力相似，一根缝线上单个锁式交接和多个锁式交接产生的抗张力相同。Mashida 和 Amis 进行了锁扣修复强度的效果研究，显示锁扣虽然可提供合适的强度，但是在一定的负荷下会直接断裂，导致断端形成间隙。Hitanaka 等研究了横截面对锁扣的影响，发现横截面增加 10%～50%，可使修复的最大负荷成比例地增加。Hotokezaka 和 Manske 等发现两个锁扣部分重叠，如果不增加总的横截面，会导致间隙形成的倾向，但是最大负荷不变。Xie 等通过研究表明，对于手部肌腱，锁扣的直径以 2mm 为宜，直径为 1mm 时产生的抗张力明显减弱，而直径为 3mm 时产生的抗张力与直径为 2mm 时的抗张力比较并无增加。

实验表明，缝线和肌腱承受张力的方向一致时才具有抗张能力，平行于肌腱受力方向的缝线抗张力最强。同样数目的缝线跨越肌腱断端时，斜行缝线的抗张力低于平行于肌腱受力方向的缝线。如缝线在肌腱的背侧，在肌腱曲线运动向掌侧弯曲并受力时，背侧缝线起着张力带的作用，有利于抵抗间隙形成。虽然可以测量到缝线位于背侧的对抗间隙形成的张力增加，但是人体的手指屈肌腱前后径仅 4mm 左右，伸肌腱则更菲薄。实际情况下，要将缝线置于背侧并不容易，因此术中尽可能避免将中心缝合集中在掌侧。

中心缝合的缝线在肌腱断端两侧跨越肌腱的长度不同，则产生的抗张力是不一样的。汤锦波等对猪的屈肌腱进行了实验：采用 Kessler 缝合法，用 4-0 缝线缝合肌腱，在肌腱断端的两侧，跨越肌腱的缝线长度各定为 4mm、7mm、10mm 及 12mm，测定肌腱的抗张力。结果表明，随着跨越肌腱的缝线长度逐渐增加，抗张力明显增加，跨越长度为 4mm 时的抗张力只有跨越长度为 10mm 或 12mm 的 60%，跨越长度为 7mm、10mm、12mm 时的抗张力则基本一致。因此，缝合时跨越肌腱的缝线长度或者距断端的边距至少应有 7mm。同样应强调的是肌腱断端在损伤后出现的软化现象，会导致肌腱修复能力下降，中心缝合时应保持一定的缝线跨越长度，远离损伤区域，避免组织软化导致的缝合失效。

对于缝合时肌腱是否需要保持张力，汤锦波团队的实验表明，如果在中心缝合时施加一些张力，使肌腱缩短 10% 左右，则抗间隙形成的张力明显加大，且不会使肌腱断端的接合处过于臃肿，因此不主张做无张力的肌腱缝合。在无张力缝合时，肌腱一旦承受拉力，就很容易出现间隙；而保持短缩 10% 左右的张力，能够抵抗术后早期活动的拉力，保持缝合处不出现间隙，有利于肌腱滑动，也有利于愈合。

2. 肌腱的周边缝合　Silfverskiöld 等通过实验证实，断端间隙的形成可改变肌腱的力学且可引起粘连，使肌腱滑动受限。周边缝合会增加 10%～50% 的屈肌腱修复强度，减少肌腱断端间隙的形成。研究者用肌腱修复部位的循环负载的实验方法进一步证实了周边缝合的好处。连续周边缝合法、锁式连续周边（running lock loop）缝合法、Halsted 缝合法、十字缝合法（cross-stitch 法，又称 Silfverskiöld 周边缝合法）、腱内水平褥式（horizontal mattress intrafiber）缝合法是目前最有效的周边缝合方法（图 1-2-3）。根据 Seradge 的研究，周边缝合对抗断端间隙形成有重要的作用，缝合后如肌腱断端有明显的间隙形成，会导致愈合结果较差。

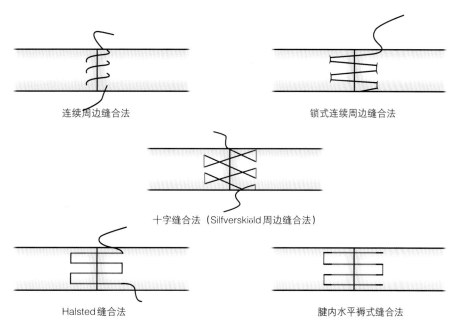

连续周边缝合法

锁式连续周边缝合法

十字缝合法（Silfverskiöld 周边缝合法）

Halsted 缝合法

腱内水平褥式缝合法

图1-2-3 常用的肌腱周边缝合方法示意图

十字缝合法是由 Silfverskiöld 首先提出的，该方法抗张强度大，对断端影响小，但由于有较多缝线暴露于肌腱表面，导致断端臃肿而影响肌腱滑动，故未能普及。Diao 等首先对周边缝合的深度进行了研究，结果发现，周边缝合深度为1/2肌腱半径时缝合的抗张力比深度为1/3肌腱半径时的抗张力大80%，并分析这可能是与缝线和肌腱的接触面积增加有关。因此，他们认为周边缝合应适当加深一些，以便和肌腱中心缝合分担载荷。Wade 于1989年研究了肌腱周边缝合的机械性能。他们运用一种简化的带有锁定环的 Kessler 缝合法进行，并在肌腱周边用5-0聚酯线连续缝合，大大提高了抗间隙能力及断裂负荷，而且修复后的腱端平整。该方法抗张强度来源于多组纵向缝线对张力的均匀承担。

Wade 等还研究了 Halsted 用5-0聚丙烯线连续缝合肌腱周围的方法。其研究表明，仅仅中心缝合时，最开始产生间隙的力平均为3.4N；当中心缝合联合周边缝合时，这个力为22N；而中心缝合联合应用 Halsted 缝合法时，这个力为39N。随后，Kitsis 等在临床上应用 Halsted 的肌腱周边缝合方法，并且报告了大量病例，都获得了很好的临床效果及很低的断裂率，因此 Kitsis 认为 Halsted 缝合法容易实施，且缝线靠近肌腱表面。

Ion 等报告了一种新的周边缝合法，并利用实验将其与中心缝合法中的改良的 Kessler 缝合法进行对比，结果表明，这种新的周边缝合法的最终抗张强度显著高于改良的 Kessler 缝合法，而且用该法缝合后的肌腱吻合口直径只比正常肌腱的直径稍大一些，在轻微的负荷下（约10N）即可将其直径缩小至与正常肌腱相似，这样更有利于肌腱在鞘管内滑动。用改良的 Kessler 缝合法缝合的肌腱在力学测试中先出现2mm间隙后再发生断裂，而用这种新的周边缝合法缝合的肌腱在测试过程中直到断裂也没有出现2mm间隙，说明该方法在抗间隙形成中有重要作用。根据这个实验结果，Ion 等甚至认为肌腱的中心缝合不一定是获得高的抗张强度和抗间隙能力所必需的。

在中心缝合和周边缝合的顺序上，传统的观点是先做中心缝合，后做周边缝合。近年来，有学者认为先做周边缝合再做中心缝合的效果可能更好。其优点为：①缝合过程中夹持肌腱减少；②修复部位肌腱膨大减少；③中心缝合的缝线能完全包埋，而且线结离修复处可达10mm；④有利于中心缝合的操作；⑤缝合强度有所增加。Singer等在实验中用改良的Kessler缝合法比较了先周边缝合再中心缝合和先中心缝合再周边缝合这两种方法的力学性能，结果表明，先周边缝合再中心缝合的抗张强度提高了39%。Papandrea等的实验结果也表明，先周边缝合再中心缝合的缝合强度比传统的先中心缝合再周边缝合更高。其研究发现，两股4-0无损伤缝线占肌腱横截面积的2%，而一个改良的Kessler缝合法的线结则要占20%。因此，Papandrea认为将线结置于吻合口内，也就是将线结理于肌腱的两个断端间，会对肌腱的愈合造成干扰，导致肌腱的抗张力降低，并且先中心缝合再周边缝合可能会使中心缝合的张力分解而致抗张力降低，而先周边缝合再中心缝合可使中心缝合成为肌腱缝合抗张力的第一道关卡，所以抗张作用较强。

因此，现在常用的肌腱缝合的方式为：多股中心缝合提高肌腱强度，辅以间断或单纯连续的周边缝合。中心缝合常用4-0缝线或3-0缝线，周边缝合仅用6-0缝线或5-0缝线。中心缝合和周边缝合时的要求和注意点是：①中心缝合为4股或以上缝线；②中心缝合采用4-0缝线或3-0缝线完成；③中心缝合的缝线跨越长度（边距）为7~10mm；④中心缝合时保持一定的肌腱张力，使缝线间的肌腱段缩短10%左右；⑤锁扣的直径不小于2mm；⑥周边缝合的针数为6~8针，不必过多；⑦周边缝合的边距为1~2mm；⑧周边缝合的深度以1mm为宜，以保持断端对合良好，无间隙形成（图1-2-4）。

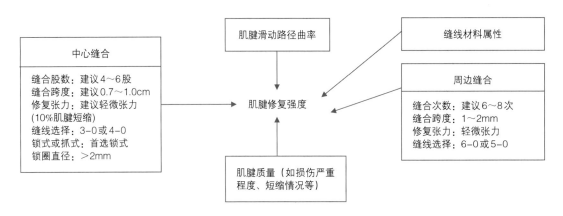

图1-2-4 汤锦波总结的影响肌腱缝合强度的因素

三、肌腱缝合的常用技术

1. Bunnell缝合法　该缝合法较可靠，不易劈裂，但方法较烦琐，缝线反复穿越肌腱，损伤较大，易造成肌腱损伤及干扰肌腱血液循环。不推荐用于手指、手掌及腕部肌腱的修复。

基本步骤：①先用眼科镊子夹住肌腱断端并拉紧，在距断端1.5cm处，用直针将3-0尼龙线（双针线）横穿肌腱；②在肌腱进针点上1mm处，将两直针斜行在6mm处穿出；③在肌腱出针点上5mm处，用刀片切除肌腱断端；④在肌腱出针点上1mm处，将直针斜行进针，由肌腱断端穿出；⑤拉紧由肌腱断端穿出的缝线；⑥另一断端用刀片修平后，在离断端5mm处，将两直针由断端斜行从两侧穿出；⑦在出针点上1mm处，将两直针斜行交叉于6mm处穿出，然后在出针点上1mm处将直针横行穿出；⑧拉紧打结（图1-2-5）。

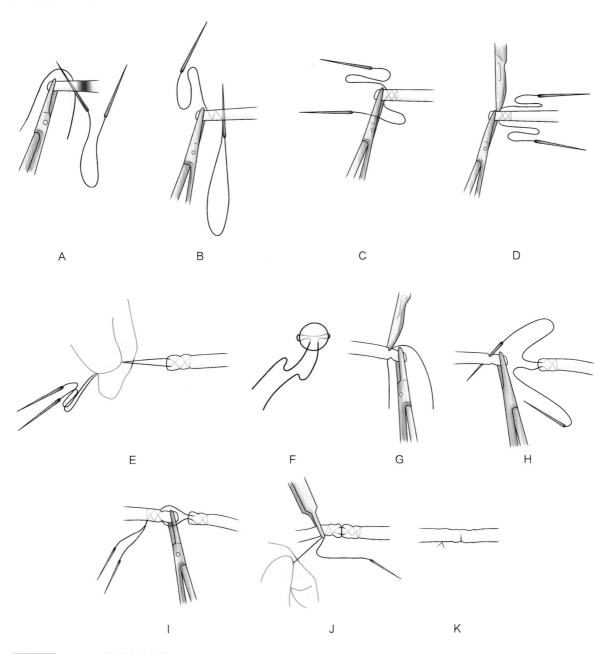

图 **1-2-5** Bunnell缝合法示意图

A、B. 直针横穿肌腱（双针） C. 双针斜行穿出肌腱 D. 切除肌腱断端 E、F. 双针斜行自肌腱断端穿出，拉紧缝线 G. 修整另一侧肌腱断端 H. 两直针自断端穿入 I. 斜行交叉穿出肌腱 J. 拉紧缝线，对合肌腱 K. 打结，完成缝合

2. Kessler缝合法 基本步骤：①第1针在肌腱侧面缝合1/4腱宽后横穿肌腱，线尾打结；②在肌腱出针点上2～3mm处将缝针稍斜穿入肌腱，沿该段肌腱纵轴穿过，从断端出针；③从另一断端进针；④用另一根针横穿肌腱的第2个断端，线尾打结；⑤将第2针沿肌腱第2个断端纵轴穿过，经两断端进入第1个断端，从第1针的进针点出针；⑥将两肌腱断端对合后打结（图1-2-6）。

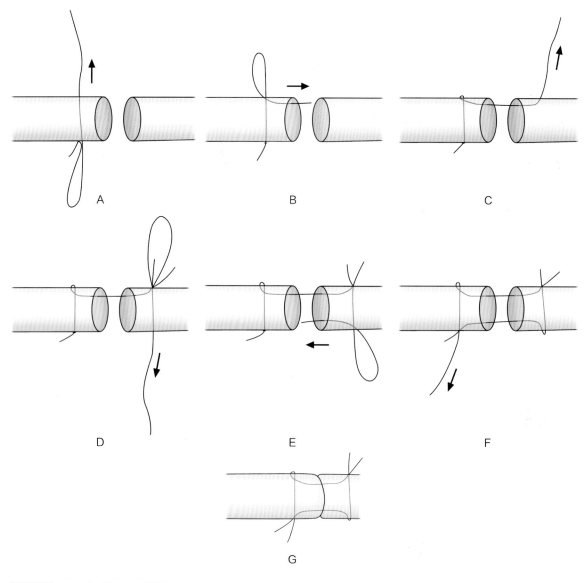

图 1-2-6 Kessler缝合法示意图

A. 横向穿过一侧肌腱　B. 自一侧断端水平穿出　C. 水平穿入另一侧断端，自侧方穿出　D. 横向穿过另一侧肌腱　E. 再次水平穿入肌腱，自断端穿出　F. 水平穿入对侧肌腱断端，自侧方穿出　G. 打结，完成缝合

3. 改良的Kessler缝合法　该方法操作较简便，损伤较小，对肌腱、血管的绞勒作用及血液循环影响较小；结扎线埋入肌腱断端内，缝接点光滑；强度高，可满足伤指的早期功能锻炼；可用于各区屈、伸肌腱的修复。

基本步骤：①自肌腱一侧断端进针，与肌腱平行穿入，距断端8～10mm处斜行，在同侧穿出肌腱表面；②在距肌腱出针点2～3mm处，将直针带上一小部分表面的肌腱，横穿过肌腱，从对侧穿出；③于肌腱出针点下2～3mm处稍斜行进针，平行于肌腱，由肌腱断端穿出；④于另一修整后的断端侧与肌腱平行进针，距断端8～10mm处斜行穿过，在同侧肌腱表面穿出，距出针点上2～3mm处横穿过肌腱；⑤于肌腱出针点下2～3mm处稍斜行进针，平行于肌腱，由肌腱断端穿出；⑥拉拢缝线，使两断端紧密靠拢后打结；⑦对肌腱做中心缝合后，环绕断端吻合处，用5-0单线或6-0单线做连续周边缝合，使修复的肌腱断端平整光滑（图1-2-7）。

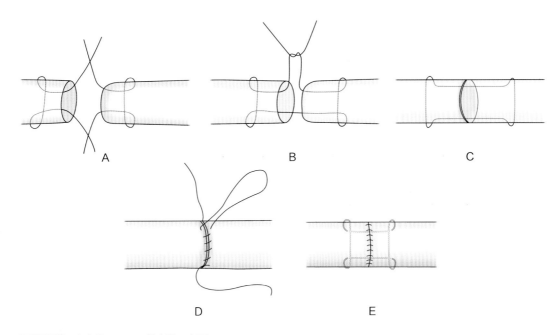

图1-2-7 改良的Kessler缝合法示意图

A. 从两侧断端进针，与肌腱平行穿入　B. 横向穿过肌腱，再从断端出针　C. 收紧缝线，打结　D. 断端周边连续锁边缝合　E. 打结，完成缝合

4. 津下（Tsuge）缝合法　该方法操作简便，可在小切口内进行缝合；损伤较小，对肌腱内血供影响小；肌腱断端对合好，可靠；可用于各区屈、伸肌腱的修复。缺点是需要使用特制的带针圈形线。

基本步骤：①用带针圈形线在距肌腱断端1cm处横行进针，于邻近处出针，并将缝针套入线圈套内抽紧；②于进、出针点上2mm处稍斜行进针，并于断端中央引出；③由对侧断端中央进针，在肌腱断端下1cm处稍斜行穿出，并牵引缝线，使断端对合；④将缝针于出针点下2mm处横行穿出，将圈形线剪断一条后，将带针线横行穿出，与断端的一条线打结（图1-2-8）。

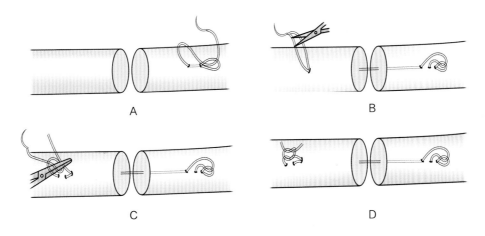

图1-2-8 津下（Tsuge）缝合法示意图

A. 从一侧肌腱横向进针，形成套环　B. 水平穿过肌腱断端出针　C. 自对侧断端水平穿入，从侧方穿出
D. 拉紧缝线，对合肌腱，在另一侧肌腱表面做锁扣打结

5. Tajima 缝合法　该方法在肌腱两断端各有一个缝线，可以在不便于操作的位置通过牵拉使肌腱穿过腱鞘，优点是线结埋于断端内，可减少术后粘连，有利于早期活动。

基本步骤：①自一侧断端进针，距断端7～10mm处出针；②缝线横穿肌腱，出针；③自横行缝线近端入针后，自断端出针；④另一侧断端用另一根针完成同样的缝合；⑤拉紧缝线，对合断端，打结（图1-2-9）。

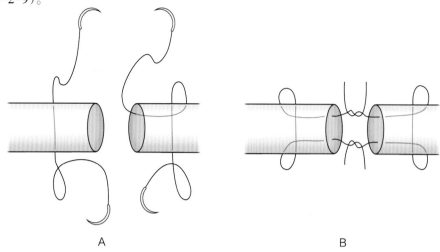

A   B

图 1-2-9 Tajima缝合法示意图

A. 两根缝线分别横向穿过肌腱断端　B. 两针分别水平穿入肌腱，自断端穿出，完成中心缝合后打结

6. 改良的Kessler-Tajima缝合法　基本步骤：①在距两断端5～10mm处各穿入一针，自断端出针；②在肌腱侧面缝合肌腱直径的1/4，打结，形成锁扣；③在此线结近端横穿肌腱，至对侧出针；④用同样的方法打结，形成第2个锁扣；⑤两缝针分别从第2个线结的后面穿出断端；⑥用同样的方法缝合对侧断端；⑦收紧缝线，打结，对合两断端；⑧周边连续锁边缝合加固（图1-2-10）。

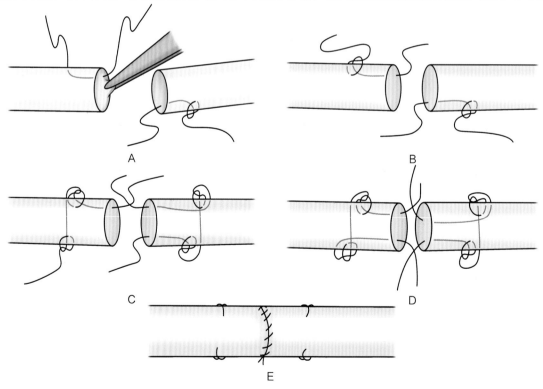

A   B

C   D

E

图 1-2-10 改良的Kessler-Tajima缝合法示意图

A. 从两侧水平穿针，自断端出针　B. 侧面缝合1/4肌腱束打结，形成锁扣　C. 横向水平穿过肌腱，再次缝合1/4肌腱束，形成锁扣　D. 水平穿针，自断端穿出　E. 打结，完成缝合

7. 交叉缝合法　交叉缝合法由澳大利亚的Sandow于1996年提出，后来Wolfe等做了较系统的生物力学测定。这一方法是对Savage在1985年提出的缝合方法的改进，在临床上较容易操作，是澳大利亚和美国较常使用的一种方法。

基本步骤：①于肌腱近端距断端7～10mm处稍斜行进针，并沿肌腱纵轴穿过断端至对侧远端肌腱，在距断端7～10mm处肌腱表面出针；②在距出针点2～3mm处斜行进针，经断端中心继续斜行穿回近端，在距断端7～10mm处①的近端肌腱进针点对侧肌腱表面出针；③距近端出针点2～3mm处进针，沿肌腱纵轴穿过断端至对侧远端肌腱，在距断端7～10mm处①的远端肌腱出针点对侧肌腱表面出针；④距出针点2～3mm处斜行进针，经断端中心继续斜行交叉穿回近端，在距断端7～10mm处①的近端肌腱进针点旁2～3mm处肌腱表面出针；⑤拉拢缝线，肌腱断端靠拢后打结（图1-2-11）。

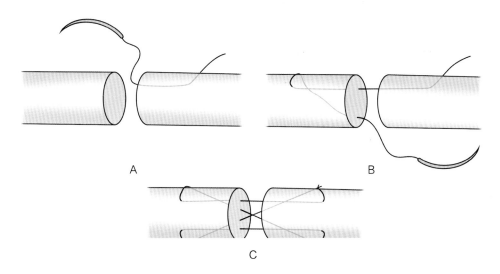

图 1-2-11　交叉缝合法示意图

A. 水平穿入肌腱，从断端出针　B. 从另一端进针，穿出后交叉缝线自断端穿出　C. 连续交叉完成缝合

8. M-Tang缝合法　1994年，汤锦波等报告了一种抗张力较高的六股腱内缝合方法，被国际上命名为Tang缝合法，后经过改良，形成了操作简单实用的M-Tang缝合法。这是一种呈M形排列的六股缝合法。

基本步骤：①第1根套圈缝线于肌腱近断端背外侧7～10mm处锁入第1个套圈结后，将套针纵行穿越肌腱，并到达远断端背外侧7～10mm处出针；②在距远断端中心7～10mm处横穿肌腱中心到达对侧，在对侧距远断端外侧7～10mm处进针，纵行穿越肌腱，回到对侧近断端7～10mm处打结，在肌腱的背侧做U形缝合；③第2根套圈缝线由远断端7～10mm处掌侧中央锁入第1个套圈结后，纵向穿越肌腱，到达近断端7～10mm掌侧中央打结，即在肌腱的掌侧中心做单组津下缝合，完成六股修复（图1-2-12）。

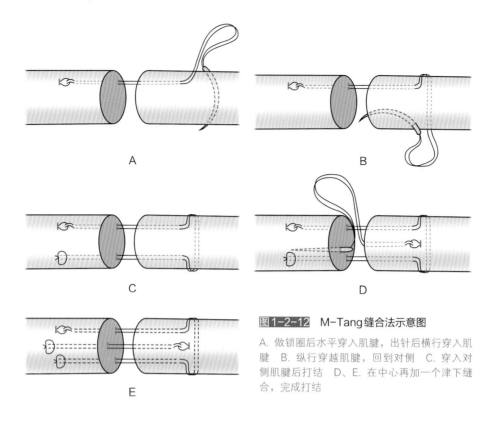

图1-2-12 M-Tang缝合法示意图

A. 做锁圈后水平穿入肌腱，出针后横行穿入肌腱 B. 纵行穿越肌腱，回到对侧 C. 穿入对侧肌腱后打结 D、E. 在中心再加一个津下缝合，完成打结

9. **编织缝合法** 此方法特别适用于肌腱移位或者游离肌腱移植的缝合。

基本步骤：①细肌腱穿入粗肌腱中，调整好肌腱张力后，缝合1~2针，将两者固定；②细肌腱穿入更近侧的孔，调整张力后再缝合1~2针固定；③将穿出的细肌腱沿粗肌腱表面剪短，齐平后缝1~2针，闭合出口；④多余的粗肌腱断端按图示方法修整后，使细肌腱位于其中央，如此形成鱼口状，用缝线闭合（图1-2-13）。

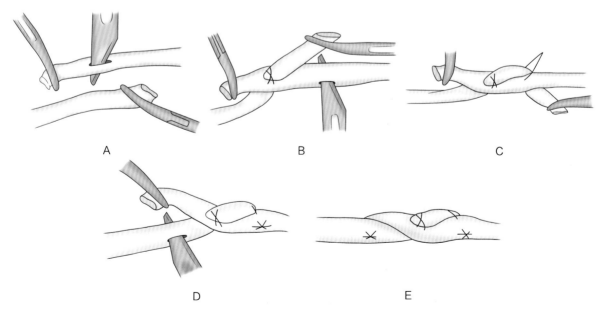

图1-2-13 鱼口式编织缝合法（Pulvertaft缝合法）示意图

A. 用11号刀片在一侧粗肌腱上切开小孔 B. 将细肌腱穿入粗肌腱中 C. 调整张力后缝合粗肌腱 D. 将细肌腱再次穿过粗肌腱 E. 鱼口样缝合固定两根肌腱

10. **伸肌腱缝合法** 伸肌腱由近及远，其厚度不均匀。近端在前臂和腕部水平，肌腱较厚，便于端端缝合；而手指部分的肌腱变得平展而菲薄，不适于进行端端吻合。

（1）手指背侧伸肌腱缝合：在手指背侧的伸肌腱比较扁平而菲薄。经常采用的方法有8字缝合法（适用于部分切割伤）、改良的Kessler缝合法（适用于部分切割伤）、双Kessler缝合法、交叉缝合法等（图1-2-14）。在缝合手指背侧伸肌腱时，要特别注意不能明显地重叠和缩短肌腱，否则会导致显著的生物力学改变。缝合手指背侧伸肌腱时，往往不容易同时做到中心缝合和周边缝合，仅能使用其中的一种缝合方法。如果单用周边缝合，基本上不用简单的连续缝合方法，而是用牢固的周边缝合方法（如交叉锁边连续缝合），保持边距0.5～1cm（图1-2-15）。

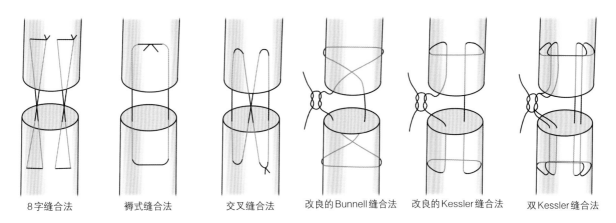

8字缝合法　　　　褥式缝合法　　　　交叉缝合法　　　改良的Bunnell缝合法　　改良的Kessler缝合法　　双Kessler缝合法

图 1-2-14 常用的几种伸肌腱的修复方法示意图

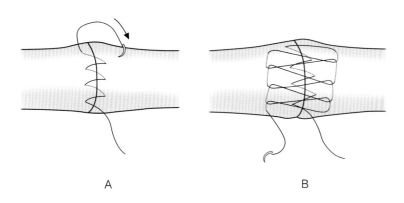

A　　　　　　　　　　　　　B

图 1-2-15 部分扁平的伸肌腱损伤用连续缝合法缝合示意图

A. 简单的连续缝合　B. 交叉锁边连续缝合

（2）手背、腕背或前臂伸肌腱缝合：在手背、腕背或前臂做伸肌腱缝合时，由于肌腱的形态和屈肌腱更接近，为扁圆形，采用的方法和屈肌腱缝合相似。常用的方法有双Kessler缝合法、四束带双线的套针缝合法、Cruciate缝合法。如果对合良好或肌腱细小，可以不加周边缝合。手背、腕背或前臂的伸肌腱可以允许一定程度的短缩，如果只是短缩1～2cm，可以直接缝合；如果缺损长度在4cm以上，则要考虑转位或移植修复。示指固有伸肌腱是常用的转位供体，如果需要移植，首选掌长肌腱。缝合方法为编织缝合，缝合的近端结合点应在前臂，不宜放在手背，伸肌腱支持带会阻挡编织缝合的近端结合点的滑动。

四、肌腱缝合时腱鞘的处理

过去认为 A_2 滑车和 A_4 滑车是"神圣不可侵犯"的，不能切开。近几十年来，肌腱修复的一项重要改进是人们认识到在其他滑车完整的情况下，将 A_4 滑车完整切除、A_2 滑车切开其长度的 2/3 时，在临床上并不会产生手指的弓弦现象。屈肌腱的部分腱鞘，包括交叉滑车都可以和环形滑车同时用剪刀沿中线纵向切开。但是，包括滑车在内的腱鞘切开的总长度不得超过 2cm。滑车不需要切开太长，因为普通成年人的手指在完全伸直和屈曲的情况下，近端屈肌腱的滑动范围为 1.5～2cm。术后在肌腱的修复部位往往会出现水肿，术中部分切开滑车，可以使缝合的肌腱在手术后的早期主动活动时无阻碍地滑动。汤锦波等对不同损伤情况下腱鞘的修复方法做的系列研究表明：腱鞘的修复应以能保持相对于滑动内容更为充实的腱鞘内容为原则；由于腱鞘狭窄而压迫修复的肌腱，可引起腱鞘滑动功能下降，使修复的肌腱发生融化、坏死、粘连，这一系列现象称为腱鞘综合征。以合适的方法扩大腱鞘，可避免腱鞘综合征的发生，有利于腱鞘滑动。因此，损伤腱鞘的修复在于恢复及修复与炎症后发生肿胀的肌腱相适应的腱鞘滑动管腔，以不会压迫修复的肌腱为原则。

1. 屈肌腱修复过程中腱鞘的处理原则

（1）手指其他腱鞘完整，仅有 A_2 滑车损伤时，若为部分损伤，不需修复；如果为完全损伤，可缝合修复其中的一部分。

（2）如果有暴露肌腱损伤，因抽取回缩肌腱穿越滑车的需要，或者在手指伸屈时 A_2 滑车对肌腱缝合处有阻挡，可以切开 A_2 滑车的 1/2 或 2/3 长度，但不能完全切开 A_2 滑车。

（3）如果 A_4 滑车附近的肌腱损伤，其他滑车完整，可以完全切开 A_4 滑车。

（4）尽可能保留 A_3 滑车及周围的腱滑膜鞘。

（5）当 A_2 滑车完整时，A_1 滑车可被完全切开。

（6）A_2 滑车的近端可与 A_1 滑车一起被切开。

（7）A_2 滑车的远端可与远侧一段腱滑膜鞘一起被切开。

（8）当 A_1、A_2 滑车完整时，掌腱膜滑车（又称 PA 滑车）可被切开。

（9）腱鞘和滑车切开的总长度都不能超过 2cm。

在延迟早期修复或肌腱松解时，滑车常有粘连，这时需进行滑车部分切除术，保留的滑车部分应至少有 1/4 长度。对于 A_2 滑车，不能做全长切除（图 1-2-16）。

屈肌腱修复的目的是使手指屈曲的活动范围尽可能地完全恢复，同时避免修复处断裂和形成严重的粘连或关节挛缩。

2. 遵循以下关键点对肌腱的修复十分重要

（1）肌腱的修复必须足够牢固：虽然目前已经有许多强力的肌腱缝合方法，但对手术医生来说选择哪种方法并不重要，保证牢固的缝合更重要。因为在手术后的 2～3 周，肌腱的生物愈合强度不会明显增加，而且在最初的 2 周内，肌腱断端只能依靠缝线来维持修复强度，因此这时候肌腱断裂的风险是最大的。可以通过多股修复、较粗的缝线、肌腱断端的特殊缝合结构来增加缝合强度。

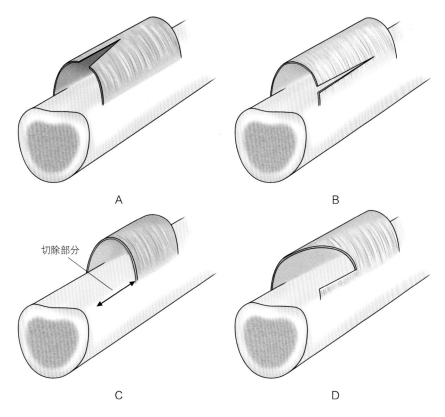

图 1-2-16 A₂滑车切开的几种方法示意图

A. 中线切开　B. 侧方切开　C. 滑车缩短　D. 斜行切除

（2）避免形成缝合间隙：术中应确认缝合紧密，断端无间隙是非常重要的。保持整个缝合部位有一定的张力，有助于消除间隙。这种张力可以通过有效的周边缝合、较紧密的中心缝合或同时使用两者来实现。

（3）缝合部位的术中测试：完成肌腱修复后，对缝合部位进行术中测试，以检查是否存在间隙是很重要的。可以通过在手术清醒期间被动伸直手指，或要求患者主动活动来测试缝合的效果。

（4）术后早期进行有计划的活动训练：在主动活动过程中，肌腱的张力会随着手的位置和手指的屈伸范围而发生很大变化。避免因高负荷动作而造成缝合处发生断裂是成功康复的关键。可以将手部动作与中等负荷动作相结合，以减小张力，提高肌腱运动疗法的安全性。

（吕莉　邵新中）

第三节

游离肌腱移植术

肌腱损伤是手外科常见的损伤之一，其中约25%伴有肌腱缺损无法直接缝合而需行肌腱移植手术，否则将导致肢体功能障碍，甚至残疾。肌腱移植适用于手部各个区域内肌腱缺损的修复，同样适用于一期修复失败或一期未能修复而造成肌腱回缩不能直接缝合的情况。目前用于肌腱移植的材料有以下几种：自体肌腱、异体肌腱、人工肌腱、组织工程化肌腱。

自体肌腱是理想的移植材料。20世纪以来，众多学者对自体肌腱移植进行了深入研究。到目前为止，自体移植仍然是最重要和最广泛的应用方法。它最大的优势在于避免了免疫排斥反应。除此之外，其愈合过程以内源性愈合为主，可以降低术后肌腱粘连的风险。缺点是局部疼痛，增加了手术时间，可导致肌力失衡、供体功能缺损，增加了患者的痛苦。

异体肌腱移植在多条肌腱缺损或肌腱缺损距离较长时，可作为一项更为优良的选择。对异体肌腱研究的主要目的是寻找一种能长期保存、显著降低抗原性、提高其安全性和不影响其生物学特性的方法。异体肌腱可分为同种异体肌腱和异种异体肌腱。同种异体肌腱的制备目前主要有三种方法，即深低温冷冻、冻干和化学处理。经过处理后的移植物都是一种灭活组织，主要起支架作用，可显著降低移植物的抗原性，这样既保持了移植物原有的生物力学及组织学特性，还有利于早期功能锻炼，减少粘连。异种异体肌腱会引起相当快速的排斥反应，故很少使用。

人工肌腱的研究历史悠久，材料多样，包括丝线、碳纤维、高分子材料等。但人工材料存在生物相容性与受体肌腱不愈合的问题，在体内长期无法腱化、吸收，并产生粘连，应力不足，不能代替某些功能重要的肌腱，从而限制了其在临床上的应用。

组织工程化肌腱是在正确认识哺乳动物正常和病理两种状态下的结构和功能关系的基础上，研发用于修复或替代组织或器官的一门新兴学科。它的三大要素是种子细胞、基质材料、生物调控因子。种子细胞取自动物或人的各种细胞，并经过分离、培养而获得，主要包括肌腱细胞、干细胞、皮肤成纤维细胞；基质材料是组织生长的支架和载体，可以被视为细胞外基质；生物调控因子是诱导和控制细胞分化的关键。与传统的移植方法相比，组织工程化肌腱移植的优点在于能形成具有活性和功能的非排斥性的肌腱组织，且形态贴合、数量足，可达到永久替代。但组织工程化肌腱移植尚难以真正应用于临床，仍需要临床探索和验证，相信随着科学的进步，这种术式会成为一项较为理想的方法。

一、肌腱移植的适应证

肌腱移植适用于手部各个区域内肌腱缺损的修复，但修复的前提条件是：①肌腱缺损区有良好的皮肤软组织覆盖，而不是瘢痕组织；②缺损肌腱所支配的关节被动活动良好；③缺损肌腱近断端动力良好。临床上肌腱移植常用于：①手指，尤其是Ⅱ、Ⅲ区指屈肌腱断裂未能及时处理，失去一期延迟修复时机（10～14天），肌腱断端明显回缩，无法直接缝合者；②手及前臂外伤后肌腱缺损，局部软组织覆盖良好，骨折愈合，关节被动活动良好。

在肌腱移植前，如果肌腱跨越部位有瘢痕，必须先将瘢痕切除，采用皮瓣修复术，以获得良好的软组织床。有骨关节畸形或关节僵硬者，在肌腱移植前需手术矫正畸形、松解关节，否则会影响肌腱移植的效果。如果是单纯的关节僵硬，可加强康复锻炼，待关节被动活动满意后再行肌腱移植术。

滑车广泛破坏与肌腱缺损同时存在时，应分期进行重建手术：一期滑车重建，术中植入硅胶管，3～6个月取出；二期行肌腱移植术。

肌腱移植术通常在创面闭合、彻底消除感染3个月后，关节被动活动良好，局部软组织覆盖满意的条件下才能进行。

二、移植肌腱的来源与切取

常用于自体移植的肌腱有掌长肌腱、跖长伸肌腱、跖肌腱、示指固有伸肌腱、指浅屈肌腱，其中前二者最为常用。

1. 掌长肌腱　掌长肌腱扁平，有丰富的腱周组织，周径较小，最长可切取15cm，解剖位置表浅，切取方便，切取后不会遗留功能障碍，是较理想的移植肌腱来源。但正常人掌长肌腱单侧存在率为85%，双侧均存在者占70%，约有15%的人单侧或双侧掌长肌腱缺如。此外，该肌腱还有长度不够或较细而不宜做肌腱移植的情况。因此，术前首先应判断该肌腱是否存在，并通过检查来判断该肌腱长度、粗细是否能够用于肌腱移植。可通过拇指和小指对掌、抗阻力屈腕进行检查（图1-3-1）。

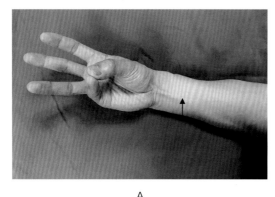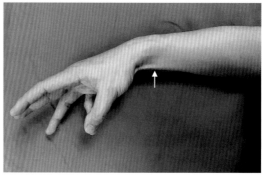

A   B

图1-3-1 掌长肌腱检查方法

A. 拇指和小指对掌　B. 抗阻力屈腕

掌长肌腱的切取：于腕横纹及前臂中、下段分别做横行小切口，于腕部切断掌长肌腱，自前臂下段、中段依次将掌长肌腱抽出，并根据需要切取相应的长度，最高可至腱腹交界处切断。切取前应仔细确认，切勿损伤正中神经或误切桡侧腕屈肌。可在腕部切口内用血管钳挑起并牵拉掌长肌腱远端，使掌长肌腱紧绷于皮下，再根据肌腱的走行方向，于近端切口内挑起掌长肌腱近端，确认无误后，于腕部切断掌长肌腱，自近端抽出（图1-3-2）。

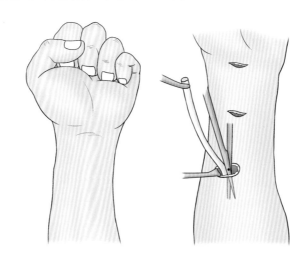

图1-3-2 掌长肌腱的切取示意图

2. 趾长伸肌腱　掌长肌腱缺如或需要2条以上肌腱移植时，可切取趾长伸肌腱移植。趾长伸肌腱长而扁，但腱周组织少，腱与腱之间联合较多。足背切口应与切取的肌腱长度相等。切取趾长伸肌腱后，需将肌腱远断端编织到趾短伸肌腱上，术后给予踝关节足趾背伸位石膏固定，以避免垂趾。由于小趾无趾短伸肌腱，而姆趾伸趾功能很重要，因此不宜切除这两趾的趾长伸肌腱。

趾长伸肌腱的切取：沿趾长伸肌腱纵轴在足背做S形切口，因足部血液循环较差，皮下组织较少，故不可做过多的皮下剥离，以免引起切口皮缘坏死。然后在自然张力下，将趾长伸肌腱的远端与趾短伸肌腱缝合，以避免趾下垂。切断肌腱的远端，并向近端游离，注意保护腱周组织（图1-3-3）。如需切取15～20cm长的趾长伸肌腱，可用肌腱剥离器切取近端。

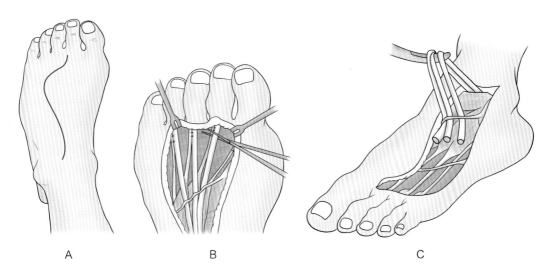

图 1-3-3　趾长伸肌腱的切取示意图

A. 足背切口　B. 将趾长伸肌腱远端缝合到趾短伸肌腱上，然后剪断趾长伸肌腱　C. 按所需长度从近端切取肌腱

3. **跖肌腱**　跖肌腱是全身最长的肌腱，其存在率为93%，位于跟腱的前内侧、腓肠肌和比目鱼肌内侧头之间。

跖肌腱的切取：于跟腱内侧做3cm纵行切口，在跟腱的深面显露跖肌腱，于近止点处切断该肌腱。然后，用肌腱剥离器（Brand肌腱剥离器）套入肌腱，与周围的筋膜分开，向近端推进剥离器约15cm，遇到肌肉时会有阻挠感（图1-3-4）。在此处做一切口，直视下切断该肌腱。如果没有肌腱剥离器，可用数个小切口切取该肌腱。

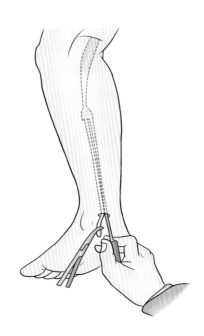

图 1-3-4　跖肌腱的切取示意图

4. **示指固有伸肌腱**　此肌腱很少作为游离肌腱应用，其肌腱较短，可切取8cm。应用时首先要确定该肌腱是否存在。检查方法是手握拳，单独伸示指，显示示指固有伸肌腱的作用（图1-3-5）。

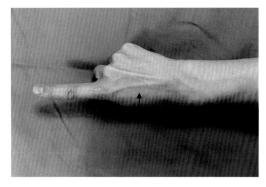

图1-3-5 示指固有伸肌腱的检查方法

示指固有伸肌腱的切取：于示指伸肌腱腱帽近端做一切口，显露指伸肌腱。一般示指固有伸肌腱位于示指总伸肌腱尺侧。确定示指固有伸肌腱，切断该肌腱，然后在腕背横韧带远端做一切口，抽出肌腱并切断。切取后，肌腱远断端应与示指总伸肌腱缝合，有助于示指伸直活动。

5. **指浅屈肌腱** 指浅屈肌腱较粗，移植后易发生中心性坏死，产生粘连，故很少应用，但可利用截指后残存的部分进行游离移植或做肌腱移位时应用。环指浅屈肌腱切取后对手指屈伸功能影响小，临床上首选该肌腱。

三、手术操作

（一）鞘管内屈肌腱缺损移植术

切口多采用手指掌侧Z形切口，示指可采用桡侧侧方正中切口，并沿掌横纹和鱼际纹向手掌部延长（图1-3-6）。显露手掌侧整个鞘管及屈肌腱，尽量保留A_2滑车和A_4滑车，分别将远、近断端肌腱从滑车内抽出。

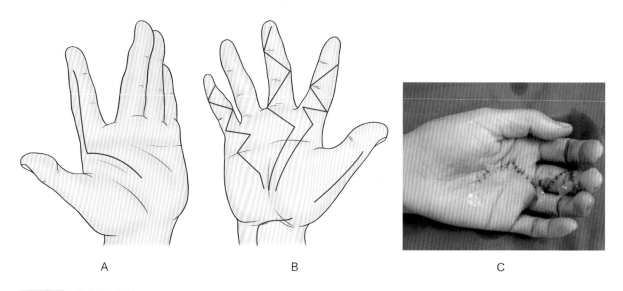

A   B   C

图1-3-6 手术切口设计

A. 示指桡侧侧方正中切口示意图　B. 手指掌侧Z形切口示意图　C. 实体手术切口

若指深屈肌腱止点残端长度大于1cm，可行端端缝合，建议应用改良的Kessler缝合法；若止点残端长度小于1cm，则可行止点重建，在注射器针头引导下将细软钢丝在游离肌腱的止点交叉固定，用两个大小合适的注射器针头分别于手指远端甲床两旁，经皮穿至需要重建的屈肌腱止点处，并将游离肌腱的固定钢丝经针头引导至甲床两旁穿出，将钢丝拉紧，使移植肌腱牢牢地固定于止点处（图1-3-7）。应用橡皮管及纱布团做一指甲垫，将钢丝固定于指甲背面。目前应用锚钉重建肌腱止点逐渐成为临床的常用方法。

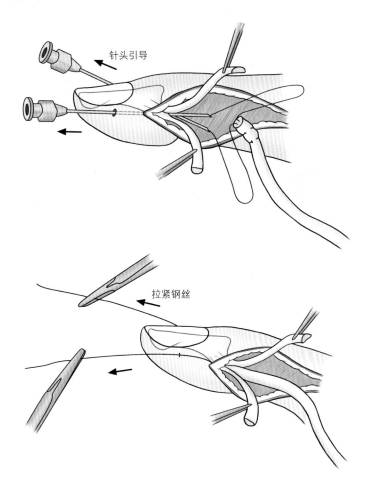

针头引导

拉紧钢丝

图1-3-7　注射器引导下行止点重建示意图

松解近端的动力肌腱，并用注射器针头固定，防止回缩并便于操作。将移植肌腱穿入近端滑车内，调整肌腱张力合适后，完成移植肌腱与动力肌腱的编织缝合。编织缝合处应尽可能光滑平整。将手指被动伸直，观察缝合处是否嵌入近端的滑车内，以免影响手指伸直。

术后用前臂石膏托固定患肢于屈腕30°、屈掌指关节90°、指间关节伸直位4周。术后2天拔除引流。2周后拆除缝线，术后4周去除石膏托后，主动进行手指屈伸功能锻炼，辅助物理康复治疗。术后6周，拔除手指远端的钢丝（图1-3-8）。

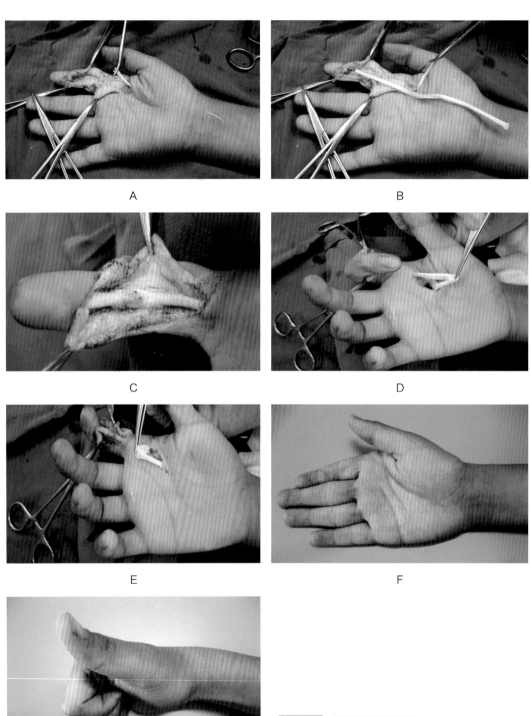

A

B

C

D

E

F

G

图1-3-8 屈肌腱缺损移植术

A、B. 游离肌腱移植修复缺损的指屈肌腱 C~E. 术后二期松解屈肌腱 F. 二期松解术后,主动伸指活动 G. 二期松解术后,主动屈指活动

　　当遇到多根手指鞘管内屈肌腱游离移植时,方法基本与单根手指类似,切口在手指部,采用侧方正中切口或掌侧多个Z形切口(图1-3-9);若在手掌,则为掌指关节附近切口,并向近端延长。多根手指鞘管内屈肌腱缺损时,应该注意调整各屈肌腱的张力,以免影响术后手指功能。

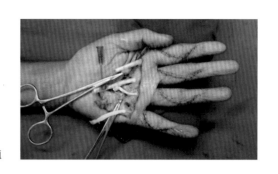

图1-3-9 多根手指鞘管内屈肌腱游离移植

（二）鞘管内拇长屈肌腱缺损的游离肌腱移植术

应用拇指桡侧侧方正中切口并经掌指关节掌侧和大鱼际向近端延长，腕横纹处做弧形切口（图1-3-10）。

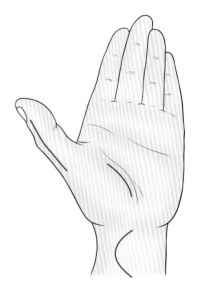

图1-3-10 拇指桡侧侧方正中切口示意图

逐层切开皮肤、皮下组织，显露并分离拇指神经血管束，并予以保护。将拇长屈肌腱从鞘管内游离出来，松解并游离拇长屈肌腱近端，用一条长细线缝合于近侧断端。在前臂的切口内将肌腱的近端及残端上的缝线抽出，将缝线的近端缝合于游离肌腱的一端，牵引缝线的远端，将移植肌腱经腕管抽出至指部切口处。将移植肌腱的远端与拇长屈肌腱远端缝合，当需要行止点重建时，可应用细软钢丝固定于远节指骨基底掌侧；也可应用1.3mm金属锚钉或1.6mm可吸收锚钉行止点重建。将移植肌腱的近端与拇长屈肌腱的近端在腕关节中立位、拇指末节轻度屈曲位行编织缝合。

术后固定于屈腕30°~40°、拇指掌指关节屈曲、指间关节伸直位4周。4周后拆除石膏，进行拇指主、被动屈伸功能锻炼，辅助物理康复治疗。术后6周，拔除钢丝。

（三）鞘管外屈肌腱缺损的游离肌腱移植术

鞘管外屈肌腱缺损，可根据缺损的不同部位进行肌腱移植修复。如手掌部指深、浅屈肌腱损伤，且肌腱缺损不多，可用其近端或远端的指浅屈肌腱作为移植肌腱，修复指深屈肌腱。肌腱张力的调整原则与鞘管内屈肌腱缺损的游离肌腱移植术相同，即肌腱移植修复后手指应处于休息位。如果屈肌腱缺损较多，可采用游离肌腱移植，重建指深屈肌腱。

如果屈肌腱缺损位于腕掌部，肌腱缝合处应避免在腕管内，可切除远、近端指浅屈肌腱残端，用游离肌腱移植的方法重建指深屈肌腱功能。

如果指深、浅屈肌腱损伤发生于前臂远端，可切除手指远端的部分指浅屈肌腱，用游离肌腱移植的方法修复指深屈肌腱功能，近端动力肌腱可根据具体情况采用浅肌腱或深肌腱。

（四）鞘管外伸肌腱缺损的游离肌腱移植术

手背部的伸肌腱缺损可用游离肌腱移植，直接采用端端缝合的方法修复缺损。应在腕关节中立位、掌指关节及手指伸直位调整张力。

如果伸肌腱缺损发生于腕背伸肌支持带附近，肌腱缝合处应避免在伸肌支持带下方。可将肌腱的远、近端切除，然后将游离肌腱穿过对应的鞘管，分别在支持带的远、近端缝合伸肌腱。注意，应保证在手指屈伸时肌腱的缝合处不进入鞘管的远、近端，肌腱缝合的张力应在腕伸20°、掌指关节及手指伸直位。术后用石膏托固定4周。

如果伸肌腱缺损发生于手背及腕部，且手背及腕部已用皮瓣移植修复，若皮瓣不过厚，游离肌腱移植可以通过掌指关节背侧切口与前臂远端切口完成肌腱移植。可用血管钳开通皮下隧道，将移植肌腱置于皮下脂肪层内，以降低肌腱粘连的概率。若皮瓣过厚，可一期修整皮瓣及行肌腱移植（图1-3-11）。

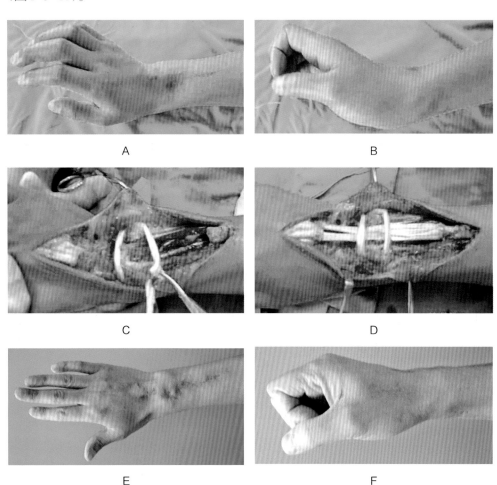

A	B
C	D
E	F

图 1-3-11 伸肌腱缺损的游离肌腱移植术

A、B. 术前第2~5指伸肌腱缺损，伸指功能障碍　C、D. 游离肌腱移植修复指伸肌腱及重建伸肌支持带
E、F. 术后屈、伸指功能改善

四、异体肌腱移植

目前，异体肌腱移植主要为同种异体肌腱移植。最早的关于异体肌腱移植的报告是在1881年。1942年，Inclan报告了世界上第一个骨库，用于储存骨与肌腱。20世纪50年代以来，对同种异体肌腱移植的研究逐渐开展起来，但由于免疫排斥反应未能解决，使得本项工作尚未有突破性进展。1982年，Minami等采用补体依赖性细胞毒性实验及吸收实验确定异体肌腱的抗原性主要存在于腱细胞成分而不在于胶原纤维成分，主要是组织相容性抗原。Minami还发现反复冻融及经多聚甲醛处理后的肌腱细胞抗原性明显降低，其机制是破坏和改变了肌腱细胞表面的组织相容性抗原。

肌腱组织的抗原性较弱，但未经处理的异体肌腱移植仍可产生明显的免疫排斥反应，从而导致移植失败。1983年，Pellets等报告经冷冻处理改变了肌腱细胞膜表面的抗原结构，从而降低其抗原性，使植入的肌腱组织不足以引发强烈的免疫排斥反应；随着时间的推移，免疫反应逐渐减弱，从而提高了组织相容性，使肌腱移植能够获得成功。Guidos等对同种异体移植免疫排斥反应发生机制的研究表明，组织相容性复合物不是异体组织移植成功的首要障碍，组织相容性复合物抗原呈递细胞（antigen presenting cell，APC）通常是Ⅰa阳性的巨噬细胞、树突状细胞和过路白细胞的辅佐，才能启动宿主对抗移植物的反应；而移植物所载的APC是触发排斥反应的首要因素。1994年，Harner等发现在接受冷冻异体肌腱移植术后16个月，仍可查出供体特异性组织相容性抗体，主要是IgG。1996年，Ritchie等报告了用冷冻肌腱重建膝部交叉韧带的一组病例，发现在4%～5%的患者中可以查出这种特异性抗体，且疗效并不差于未查出抗体的患者。由于异体肌腱移植不同于器官移植，它属于非功能性移植，只为受区提供一个生长支架，因此经冷冻处理的异体肌腱基本被看作是极轻度或无免疫原性，故受体可以接受而不会产生明显的排斥反应。

国内同种异体肌腱移植的研究与应用始于20世纪90年代，北京积水潭医院的张友乐、杨克非对深低温冷冻和冷冻干燥异体肌腱移植做了实验研究与临床应用。结果证实，肌腱经深低温冷冻和冷冻干燥后，肌腱组织的抗原性减弱。张友乐等用超低温冷冻处理肌腱，可明显降低组织抗原性，移植后的肌腱再生性良好，质地及力学性能等同于自体肌腱，保留了肌腱的生物活性，应用于临床修复各种原因所致的手部肌腱缺损，功能恢复理想。经术后1年以上的观察，均未发生排异反应。

据文献报告，未经处理的异体肌腱植入宿主体内，早期局部反应主要是炎性反应，如粒细胞浸润等，后期以体液免疫为主。大量淋巴细胞浸润和细胞毒性反应的高峰在第2周，随后下降，但持续存在2～3个月以细胞免疫为主的排斥反应。经预处理后的异体肌腱的抗原性大大降低，急性排斥反应不存在。

异体肌腱移植自20世纪90年代应用于临床后日渐成熟，目前已广泛应用于临床。异体肌腱在制备过程中的主要目的是降低异体肌腱的抗原性及最大限度地保留肌腱组织的特性。目前，同种异体肌腱的制备主要有三种方式：深低温冷冻、深低温冷冻干燥、药物浸泡。①深低温冷冻：肌腱经生理盐水漂洗后，不添加其他物质，置于-80℃的无菌环境中，之后即可用于移植。这种几乎无活性细胞的支架材料，抗原性明显降低。有实验表明，细胞膜表面的抗原性通过冷冻后得以降低，改善了其原有的结构特性，可避免受体发生强烈的免疫排斥反应。②深低温冷冻干燥：

在深低温处理的基础上，再进行干燥处理，利用真空升华作用消耗冰冻物质中的水分或其他压力较高的成分，使样品干燥。但有学者认为，经冷冻处理后的移植物生物力学性能降低。③药物浸泡：浸泡肌腱的药物主要有戊二醛、三氯甲烷-甲醇混合液、脱氧鸟苷及乙醇等。经过这三种方式处理的异体肌腱组织抗原性显著降低，并且最大限度地保留了肌腱的组织特性，可应用于临床。

肌腱组织由肌腱细胞和细胞外基质构成，胶原含量一般超过75%，占干重量的99%。胶原是体现肌腱生物力学性能的主要物质。Amend和Fwoler等的动物实验表明，冷冻保存对肌腱移植体的力学性质无负面作用。异体肌腱移植和自体肌腱移植都有明显的抗张强度丢失，植入后都要经历一个生物力学下降、升高、维持的变化过程。在肌腱移植后6个月内，自体肌腱的抗张强度优于异体肌腱。随着塑形期的完成，肌腱的抗张强度逐渐恢复，但最终的抗张强度低于植入前的强度。多数研究显示，异体肌腱在移植后的长时间内也不能达到原来正常肌腱的力学性能，但在临床应用上取得了良好的效果，说明即使其生物力学特性低于正常，若术中给予良好的固定，术后给予早期、有规律的活动，异体肌腱仍可起到修复缺损、发挥功能的作用。

同种异体肌腱移植的愈合需经历四个过程：坏死、再血管化、细胞增殖、重塑。同种异体肌腱的愈合机制分为外源性和内源性两种：①外源性，即通过肌腱周围的组织提供营养，从肌腱断端开始增殖，胶原逐渐合成，并在张力作用下重新有规律地排列。②内源性，即肌腱断裂修复后，创伤可以激活肌腱自身的腱外膜、腱内膜的参与，促进自身细胞的增殖，形成正常的肌腱胶原纤维。异体肌腱在制备过程中，其腱细胞活性受到不同程度的破坏，因此异体肌腱移植术后其内源性愈合显著降低，愈合过程以外源性愈合为主。Lundborg和Abrahamsson等人提出，在异体肌腱移植后早期活动，其成纤维细胞的生物力学效应可刺激生长因子，加快其释放激活因子以修复细胞。Gelberman等人提出在肌腱移植后早期活动，肌腱愈合和滑动性均好。顾玉东等在研究腱鞘内肌腱与腱鞘外肌腱移植的实验中发现腱鞘内移植时，大部分细胞成活，没有粘连形成；而腱鞘外移植后，细胞增生、粘连广泛，故认为腱鞘内肌腱的滑膜层对防止肌腱移植术后的粘连形成起重要作用。相关研究还认为，移植术后早期活动可产生挤压泵效应，使肌腱中心部位因渗透而得到充分的营养，消除或降低愈合早期的水肿，促进损伤肌腱的应力性重塑，重建光滑的肌腱表面。

自体肌腱移植治疗效果确切，但因取材受限，不能满足临床的需要。同种异体肌腱移植的应用解决了众多肌腱移植取材的问题。目前异体肌腱移植主要应用于以下几种情形：①患者不愿意取自己的肌腱；②患者多根肌腱缺损，自身供体不足；③受伤肌腱功能次要，但患者修复意愿强。

目前国内临床常用的同种异体肌腱有两种，一种是深低温冷冻同种异体肌腱，另一种是深低温冷冻干燥同种异体肌腱，长期随访均未发现排异反应。但由于同种异体肌腱移植较自体肌腱移植术后粘连程度重，大多需行二期肌腱松解术。因此，如何预防异体肌腱移植术后粘连是目前需解决的重要问题（图1-3-12，图1-3-13）。

屈肌腱与腱鞘联合缺损时，单纯游离肌腱移植会影响手指的灵活性与协调性，可采用带腱鞘同种异体肌腱移植修复（图1-3-14）。

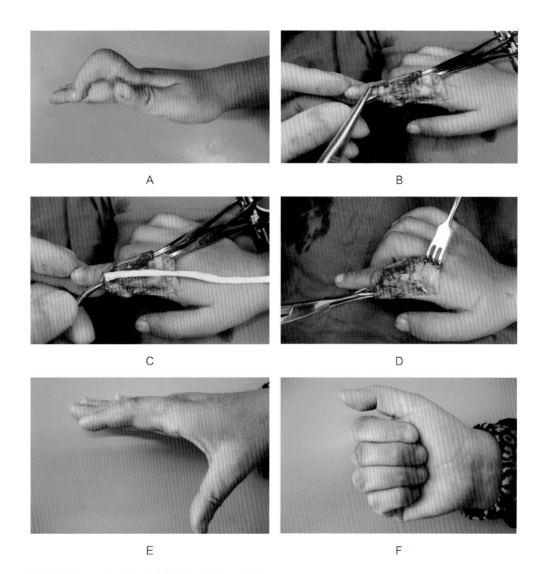

图1-3-12 同种异体肌腱移植修复示指伸肌腱缺损

A. 示指伸肌腱缺损，术前伸指功能障碍　B~D. 同种异体肌腱移植修复指伸肌腱　E、F. 术后屈、伸指功能改善

　　造成异体肌腱移植粘连的原因很多，任何原因引起的如移植肌腱损伤、肌腱缝合处位于骨面或缺血性组织中、缝合方法不当、肌腱血供差、不注意无创操作等，都会引起肌腱粘连。要预防肌腱粘连，首先切口设计要合理，应避免与肌腱的纵轴垂直或平行；肌腱缝合部位应置于血供良好的组织中；术中要注意无创操作；肌腱端缝合要光滑；避免血肿或感染；术后早期开始功能锻炼。

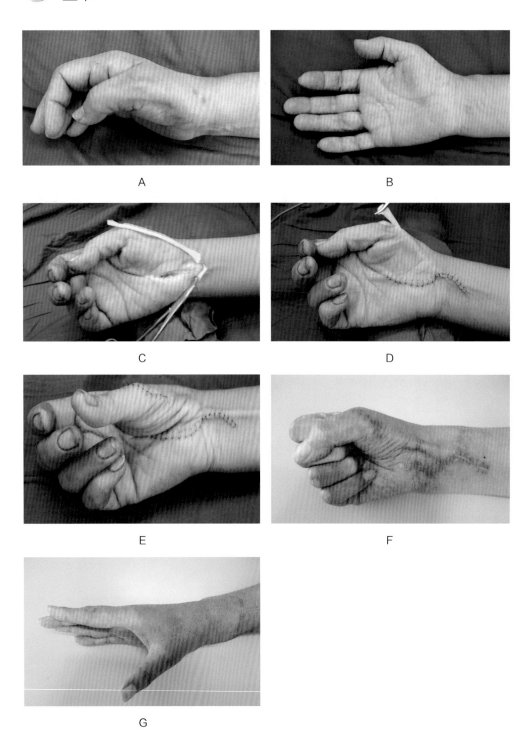

A

B

C

D

E

F

G

图 1-3-13 同种异体肌腱移植修复拇短展肌

A、B. 拇短展肌麻痹，拇指呈内收位，外展功能受损　C～E. 掌长肌腱移位，同种异体肌腱移植修复拇短展肌　F、G. 术后屈、伸指功能及拇指外展功能改善

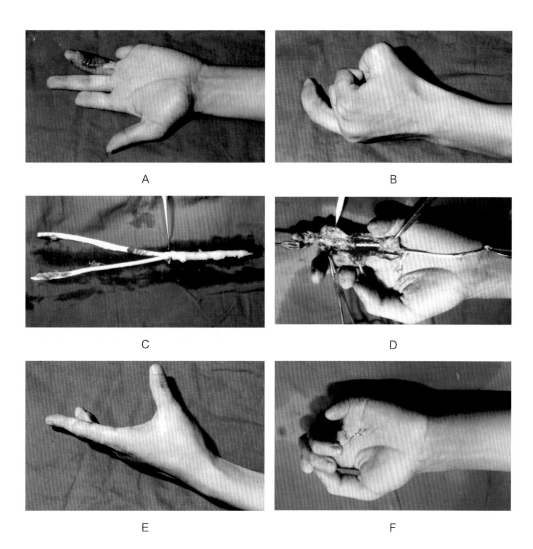

图 1-3-14 环指外伤术后带腱鞘同种异体肌腱移植修复

A、B. 环指外伤术后，屈肌腱与腱鞘联合缺损 C、D. 带腱鞘同种异体肌腱移植修复 E、F. 术后屈、伸指功能改善

五、硅胶人工肌腱的应用

1959 年，Bassct 应用单丝硅胶代替肌腱，但因硅胶不耐牵拉，易撕裂且难缝合，没有获得成功。1960 年，Bassct 在一例 22 岁女患者手上应用了硅胶管人工肌腱治疗示指伸肌腱缺损，人工肌腱与自体肌腱用钢丝缝合，5 个月后因近端缝合处钢丝外露，再次手术取出硅胶管，并在已经形成的新腱鞘内植入自体肌腱，取得了较好的效果。这一事件使学者们注意到滑动的移植物能产生一个类似正常的腱鞘。

在手指腱鞘内指深、浅屈肌腱均缺损的情况下，隧道由瘢痕组织替代，此时可先植入硅胶人工肌腱，术后 6～8 周取出人工肌腱，手指便形成了一个与人工肌腱大小相仿的滑膜鞘。然后，按常规方法施行鞘管内游离肌腱移植术，可以改善移植肌腱的滑动能力，避免和减轻肌腱粘连。

（张哲敏 邵新中）

腱鞘和滑车修复重建术

指屈肌腱鞘损伤发生在手指外伤时，通常伴有指屈肌腱、指神经或指动脉损伤。腱鞘损伤一期修复的必要性一直存在争议，特别是在手指 Ⅱ 区同时需要进行屈肌腱修复的情况下。闭合性的指屈肌腱鞘损伤，最早在 20 世纪 90 年代的文献报告中出现。这类损伤最常见于攀岩等极限运动员，可以占攀岩运动常见损伤的 20%。另外，快速抬举或者拉拽重物，也是闭合性指屈肌腱鞘损伤的原因之一。其中，最容易受伤的手指是环指，其次是中指，而 A_2 滑车是最常累及的。

一、应用解剖

在腕部，腱滑膜鞘可使屈肌腱在腕管内滑动。腱鞘起于腕横韧带近端约 2.5cm 处，远端延伸至掌骨颈部。手的屈肌腱也被腱鞘包裹，这些腱鞘最常见的相互连通方式为屈肌腱总腱鞘或尺侧囊包绕指深、浅屈肌腱，桡侧囊包绕拇长屈肌腱。小指屈肌腱鞘沿指骨连续性包绕肌腱，拇长屈肌腱鞘沿拇指伴随肌腱抵达止点。

指屈肌腱鞘由外层的腱纤维鞘和内层的腱滑膜鞘组成。手指腱纤维鞘是由指关节掌板和坚硬的纤维共同围成的骨纤维性管道，鞘管的纤维在不同部位增厚，形成具有生物力学特性的滑车系统。指深、浅屈肌腱的纤维鞘附着于指骨掌侧缘和关节的掌板侧缘，包围着屈肌腱和腱滑膜鞘，从掌指关节近侧约 1cm 处向远侧延伸，到远指间关节区变薄而终止。鞘管的全程厚薄不一。腱滑膜鞘是包绕肌腱的双层管状的盲囊样结构，分成脏层和壁层，两层之间由位于腱背侧的腱纽（vincula tendinum）或腱系膜（mesotendon）相连。腱纽又称腱系带，中间有营养肌腱的血管通过（图1-4-1）。第2～4指的腱滑膜鞘从掌骨颈水平向远端延伸，跨过掌指关节、近指间关节和远指间关节，止于远节指骨底，拇指和小指的腱滑膜鞘常与桡侧囊、尺侧囊相连。

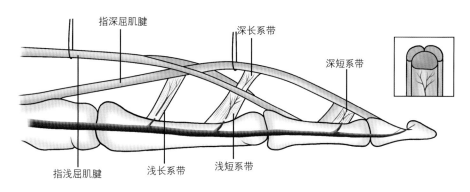

图1-4-1　血管通过腱系带进入屈肌腱内示意图

指屈肌腱鞘滑车系统是约束指屈肌腱，防止其形成弓弦状，并为指屈肌腱提供力学支点，使其功能得以充分发挥的装置。早在1510年就有人对滑车的形态做过描述，但没有对滑车的功能做出解释。1918年，Bunnell首先描述了滑车的作用，即滑车可以防止肌腱形成弓弦状；同时他还指出，如果有滑车丧失，可以通过肌腱移植重建一个新滑车。Strauch和De Moura发现2套环形滑车（即近端环形滑车和远端环形滑车）和2个交叉韧带（即近端交叉韧带和远端交叉韧带）。1975年，Doyle和Blythe提出了手指滑车的类型，并对其具体分布方式进行了叙述。手指鞘管增厚形成的滑车，根据其形状分为5个环形滑车（annular pulley，A滑车）和3个交叉滑车（cruciform pulley，C滑车），环形滑车自近端向远端分别为A_1、A_2、A_3、A_4和A_5，交叉滑车自近端向远端分别为C_1、C_2、C_3（图1-4-2）。掌腱膜滑车（palmar aponeurosis pulley，PA滑车）是Manske和Lesker研究发现的，由位于掌骨颈水平的掌腱膜横纤维覆盖于屈肌腱滑膜鞘上，两侧附着于掌侧骨间深筋膜所形成。

滑车是由致密的胶原纤维组织组成的隧道样结构，环形滑车坚韧，可以防止屈肌腱在屈曲时发生弓弦样改变；交叉滑车菲薄。滑车的作用与其所在的部位及附着点有密切关系。Lin等认为，附着于近节指骨的A_2滑车和中节指骨的A_4滑车长度最长，强度最大。这些滑车与关节轴的距离近乎恒定，在手指屈曲时短缩最少，均小于25%。A_2滑车和A_4滑车将屈肌腱固定在指骨干上，防止屈肌腱在弯曲的指骨掌侧发生弓弦样改变。A_2滑车比较恒定，远端大约在近节指骨中部，平均长度为16.8mm，是最长的滑车，其远端最厚，中部通常覆盖交叉纤维；A_4滑车起于中节指骨中部，止于中节指骨远侧2/3处中点，平均长度为6.7mm，中部最厚，远端覆盖斜行纤维，参与形成C_3滑车。A_1、A_3和A_5滑车也有文献称之为掌板滑车，三者的平均长度分别为7.9mm、2.8mm、4.1mm，在手指屈曲时短缩超过50%。

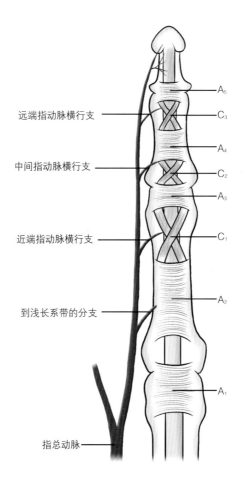

远端指动脉横行支

中间指动脉横行支

近端指动脉横行支

到浅长系带的分支

指总动脉

A_5
C_3
A_4
C_2
A_3
C_1
A_2
A_1

图 1-4-2 环形滑车和交叉滑车示意图

　　拇指的腱鞘系统和其余四指不同，其与桡侧滑囊相连，有三个较为恒定的滑车系统，即位于拇指掌指关节水平的 A_1 滑车、近节指骨中份的斜行滑车（斜行纤维）和指间关节水平的 A_2 滑车。拇指屈肌腱滑车系统的分区不如其余四指明显，有学者提出以斜行滑车为界，远处为Ⅰ区，斜行滑车至 A_2 滑车为Ⅱ区。Bayat 通过解剖学研究证实，拇指的滑车系统由 3 个环形滑车及 1 个斜行滑车组成：① A_1 滑车，其近侧 2/3 位于掌指关节的掌骨水平，远侧 1/3 覆盖近节指骨的近端。②Av 滑车，类似 A_1 滑车的增厚和延长部分，位置覆盖了近节指骨近端的大部分区域，在形态上可以分为三种类型：Ⅰ型，位于 A_1 滑车远端，与 A_1 滑车平行，两者之间有膜状结构相连；Ⅱ型，与 A_1 滑车之间无明显界线，类似 A_1 滑车的直接增厚和延续部分；Ⅲ型，位于 A_1 滑车远端，为一个三角形或者斜行结构。Av 滑车和 A_1 滑车之间的平均长度为 2.9mm。③斜行滑车：由近节指骨近端尺侧，斜向远节指骨基底桡侧，平均长度为 4.1mm。斜行滑车在远端有两个附着点，因此在拇指指间关节屈曲时处于松弛状态，而在指间关节伸直时变得紧张。④ A_2 滑车：其近侧 2/3 覆盖近节指骨头部和指间关节的掌板，而远侧 1/3 则覆盖拇指远节指骨的基底（图 1-4-3）。

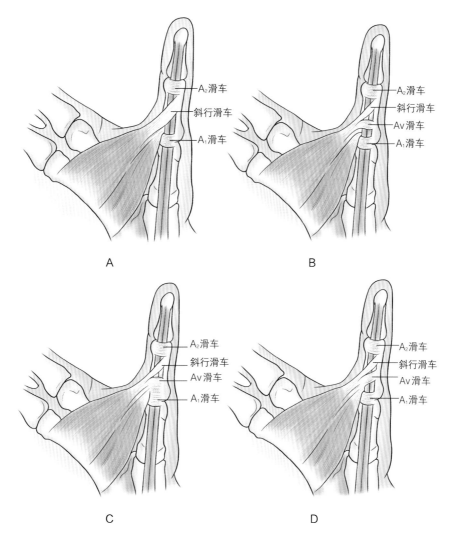

图 1-4-3 拇指的滑车系统示意图

A. 三个较恒定的滑车系统 B. Av滑车Ⅰ型 C. Av滑车Ⅱ型 D. Av滑车Ⅲ型

滑车在手指的分布有以下特点：①比较宽的滑车 A_2、A_4 位于关节之间的骨干，比较窄的滑车 A_1、A_3、A_5 位于关节位置；②滑车呈节段状排列；③薄而窄的交叉滑车 C_1、C_2、C_3 位于靠近关节的位置，在屈指的过程中比较容易缩窄。这些特点可以解释在屈指过程中不会发生滑车的重叠交错现象。

Lundborg对新鲜人体上肢灌注标本进行了解剖研究后发现：滑膜中血管网丰富，多数区域内滑膜表面平坦，接近滑车结构时，由于滑膜有许多皱襞，有利于滑膜在手指屈伸活动时发生相应的长度变化。屈肌腱及滑膜的血管分布呈节段性分布，血管由腱纽自背侧进入，接近滑车时，在滑膜浅面消失，转向滑车摩擦面的外侧，这样的解剖结构使得手指在活动时肌腱和滑膜鞘的主要摩擦区（肌腱的掌侧面和滑车的内表面）无血管分布。

二、生物力学

滑车系统的形态学与生物力学的研究显示，滑车系统的主要功能包括：①保持肌腱紧贴骨面和关节掌板，防止肌腱形成弓弦状，从而保持有效的关节屈曲；②为肌腱的滑动提供力学支点，改变力的方向，使肌腱传递的力转变为关节的扭转力；③使肌腱的直线运动转变为手指关节的角度改变；④交叉滑车的变形性比较大，上述作用较弱，但它们增加了纤维鞘的强度，可以防止滑膜鞘在手指屈伸时膨出。研究手部滑车生物力学的目的在于揭示滑车的生物力学特性，比较各滑车作用的强弱，为临床重建滑车提供理论基础。Lin与Cooney等在新鲜冰冻尸体标本上对$A_1 \sim A_5$滑车分别进行了测试，其结果显示：A_2滑车所能承载的负荷最大，平均为407N；其次是A_1滑车和A_4滑车，分别平均为324N和209N，而A_3滑车和A_5滑车的最大承载负荷均小于100N。单个滑车自身强度最大的则是A_4滑车，平均自身强度达167N/mm²，A_2滑车为135N/mm²。Doyle通过解剖观察及滑车切除指出：位于近节指骨、中节指骨中部的A_2、A_4滑车是滑车系统的最重要的构成部分，它们的完整性可确保运动的力学功效。Peterson等人通过切除不同的滑车进行实验，结果证实：随着环形滑车的数量逐渐减少，同样的肌腱拉力引起的屈指作用逐渐减弱；当保留2个滑车时，A_2、A_4滑车的作用大于A_3、A_4滑车，而当保留1个滑车时，滑车作用$A_2 > A_3 > A_4$，A_5的作用不重要。Lin等通过切除不同的滑车观察近指间关节屈曲功能丧失率，同样认为手部A_2、A_4滑车的作用最大，而A_3滑车的作用确定只有在保留它时才得以表现。Marco的实验也显示了在滑车破裂的过程中，最先是A_4滑车由近侧向远侧破裂，随着屈肌腱应力逐渐增大，A_2滑车破裂，然后才是A_3滑车破裂。由此可见在整个手指滑车系统面临破坏时保留和重建A_2、A_4滑车的重要性。

滑车的排列方式为节段性分布，这使肌腱在不同关节的力臂大小能够得到合理分布。由于滑车的存在，肌腱在某一特定关节的运动过程中力臂变化不大。指深屈肌腱在手指各关节的滑动距离和力臂见表1-4-1。

表1-4-1　指深屈肌腱在手指各关节的滑动距离和力臂

关节	活动度	滑动距离/cm	力臂/cm
腕	120°	1.2	2.5
掌指关节	90°	1.0	1.5
近指间关节	100°	0.8	1.2
远指间关节	60°	0.5	0.5

生物力学研究进一步表明，当其他滑车完整时，仅切开A_2滑车或A_4滑车对肌腱滑动不会产生明显影响，单独切除任一滑车（除A_2滑车单独切除可使屈曲功能丧失率最大达9.56%）的屈曲功能丧失率与对照组（滑车完整组）无显著性差异。因此，如果肌腱损伤局限于某一阶段，早期端端缝合时不修复损伤的A_2滑车或A_4滑车，以及同时修复深、浅屈肌腱时不修复A_2滑车或主动切开A_2滑车，在生物力学上都不会造成很大的影响。

从分析滑车在屈指过程中所受压力或应力入手来研究滑车功能的重要性，比采用切除滑车观察手指屈曲和弓弦现象会更有意义。坚韧的滑车和腱鞘在关节屈曲过程中除承受滑动摩擦力外，还主要承受肌腱的压力。压力的大小与关节屈曲角度相关，例如关节屈曲60°时，两个肌腱端之间成角为120°，肌腱承受张力和其对关节处腱鞘的压力相等；而关节屈曲90°时，腱鞘承受的压力为肌腱张力的1.4倍。关节屈曲角度越大，腱鞘承受的压力越大。特别是在攀岩运动时，远指间关节处于过伸位，近指间关节屈曲90°~100°，屈肌腱施加在 A_2 滑车远端边缘上的力量是指尖所承受力量的3倍。登山者通常会通过其手指承受380N的力，但是一个70kg的登山者的一个手指会给近端指骨施加的最大的力约450N，超过 A_2 滑车的最大承载负荷（407N）就会导致 A_2 滑车破裂。

三、重建原则

（一）腱鞘修复原则

早期认为，腱鞘对鞘内肌腱损伤的愈合有一定的阻碍作用，故主张不缝合腱鞘，甚至主动避免。近年来，随着对肌腱营养和愈合方式的深入研究，人们认识到腱鞘不仅对肌腱有机械性保护作用，而且分泌的滑液有营养肌腱和协助肌腱滑动的作用，故推荐修复或重建腱鞘。腱纽是否影响肌腱愈合也存在争议，Banes 等（1985）发现去除腱纽后不利于肌腱愈合；相反，Shao 等采用切断腱纽和结扎腱纽的方法，都未观察到肌腱愈合受到抑制的现象。一般认为，滑液可以为肌腱愈合提供必要的营养并有利于肌腱滑动，但单纯依靠滑液营养并不能满足肌腱愈合的需要。Yalamanchi 等认为，腱鞘是一个理想的屏障，能阻止外源性愈合产生的粘连。汤锦波等对不同损伤情况下腱鞘修复方法进行了系列研究，结果表明：腱鞘修复应以能保持相对于滑动内容更充实的腱鞘内容为原则；腱鞘狭窄而压迫修复的肌腱，引起腱鞘滑动功能下降，修复的肌腱发生融化、坏死、粘连增多，这一系列现象称为腱鞘综合征。以合适的方法扩大腱鞘则可避免腱鞘综合征的发生，有利于腱鞘滑动。因此，损伤腱鞘的修复重点在恢复与修复炎症后发生肿胀的肌腱相适应的腱鞘滑动管腔，以不会压迫修复的肌腱愈合为原则。

（二）滑车重建原则

1. 原有的腱鞘应尽可能地保存其完整性，以利于肌腱的愈合和减少粘连。

2. 应保证重建具有关键作用的 A_2、A_4 滑车，依据临床检查和术中评估确定是否需要重建更多滑车。

3. 重建的腱鞘应满足这样的条件：有足够的张力以防止弓弦现象的出现，又不能过于狭窄而影响肌腱的滑动。采用 Brand 法和 Crannor 法测量腱鞘修复后手指近指间关节从过伸位到屈曲30°时屈肌腱滑动长度，与近指间关节屈曲60°到屈曲90°时屈肌腱滑动长度一致。

4. 重建的滑车应满足足够的长度，A_2 滑车平均为16.8mm，A_4 滑车平均为6.7mm。

5. 移植肌腱尽量采用滑膜内（或带滑膜层）的肌腱，以减少术后粘连的发生。

6. 重建滑车时应综合考虑重建后滑车的张力、强度和形变能力等。

四、手术方法

根据不同的腱鞘和肌腱损伤的区域、范围和程度，指屈肌腱鞘的修复重建有如下方法：

1. **腱鞘直接闭合术** 适用于早期指屈肌腱损伤修复时，腱鞘创缘整齐，腱鞘无缺损，内表面无挫伤，预计直接闭合不会使腱鞘管腔直径缩小；或肌腱不全断裂修复时，腱鞘无缺损。禁忌证为长段腱鞘损伤缺损不能直接关闭，腱鞘内表面有挫伤；肌腱延迟修复，鞘管部分瘢痕化，直接闭合腱鞘不利于愈合和功能恢复。方法：使用6-0或7-0无创尼龙单丝线间断缝合损伤的腱鞘，针距以0.3~0.4cm为宜。

2. **伸肌支持带重建滑车术** 适用于指屈肌腱早期修复后，腱鞘创伤性缺损或腱鞘挫伤严重，或腱鞘瘢痕化严重，肌腱修复后需切除瘢痕的腱鞘缺损。方法：对挫伤的腱鞘或瘢痕化的腱鞘进行清创，或修整成大小规则的缺损区，再在腕背部另做切口。根据指屈肌腱鞘缺损的大小和形状，切取稍大的腱鞘进行修补，供区可选择第1腕背支持带或第2腕背支持带，远端保留5mm支持带以防止伸肌腱形成弓弦状，近端可切取10mm支持带，自骨面剥离，并携带完整的骨膜。将切取的腱鞘片置于腱鞘缺损区，滑膜层朝向骨面，成人用6-0或7-0尼龙单丝线、儿童用8-0尼龙单丝线间断缝合。无论是长方形缺损还是椭圆形缺损，均可先固定4个顶点，针距0.3cm追加缝合，切除创缘附近的部分皮下组织（图1-4-4）。

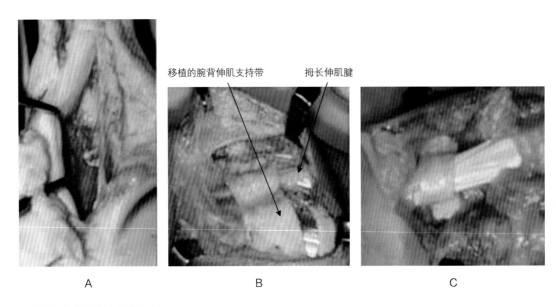

移植的腕背伸肌支持带　　拇长伸肌腱

A　　　　　　　　B　　　　　　　　C

图1-4-4 伸肌支持带重建滑车
A. A₂和C₁滑车完全撕裂　B. 移植10mm长的腕背伸肌支持带　C. 重建A₂滑车

3. **指浅屈肌腱重建滑车术** 将指浅屈肌腱的一束环替代损伤指屈肌腱的移植腱，绕到对侧的A₂滑车残留缘上；或者在指骨上钻一小孔，将断端固定，此重建的滑车位于A₃滑车的位置（图1-4-5）。

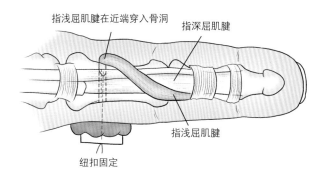

指浅屈肌腱在近端穿入骨洞　指深屈肌腱

指浅屈肌腱

纽扣固定

图 1-4-5　指浅屈肌腱重建滑车示意图

4. 游离肌腱重建滑车术　常见的游离肌腱重建滑车的方式有环绕指骨重建滑车和非环绕指骨重建滑车。

Bunnell首先提出了采用单股游离肌腱环绕指骨重建A_2滑车，Okutsu随后对Bunnell的方法进行了改良，采用游离肌腱环绕近节指骨3圈来重建A_2滑车；重建A_4滑车时，则采用环绕2圈的方式。这种方式无论是在解剖结构上还是在生物力学方面，都比最初的Bunnell法更适合临床操作。采用自体掌长肌腱或硅胶棒植入分期进行肌腱重建时，将游离肌腱束环绕近节指骨中份，移植肌腱段与A_2滑车或A_4滑车残缘做缝合固定，游离肌腱在环绕近节指骨时从伸肌腱装置深面穿过，但在环绕中节指骨时可以从伸肌腱装置的浅面通过。环绕指骨一周需要肌腱长6～8cm，如需重建A_2滑车和A_4滑车，则需要切取足够长度的肌腱。A_2滑车和A_4滑车的平均长度分别为16.8mm和6.7mm。采用肌腱移植重建滑车时，每一圈肌腱平均宽度为5mm，因此如果重建A_2滑车时，需切取肌腱的长度为18～24cm；重建A_4滑车时，则需切取12～16cm的移植肌腱（图1-4-6）。

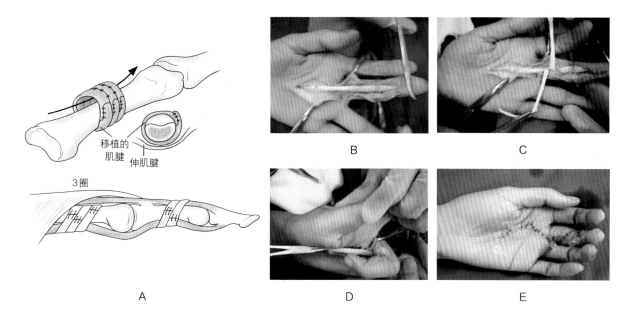

移植的肌腱　伸肌腱

3圈

A　　　　　　　　D　　　　　　　　E

B

C

图 1-4-6　游离肌腱重建滑车

A. 游离肌腱重建滑车示意图　B. 术中重建的指伸、屈肌腱　C. 移植肌腱重建A_2滑车　D. 术中测试重建效果　E. 术后闭合切口

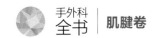

Kleinert 和 Bennett 的方法则不需要将游离肌腱环绕指骨，而是采用系鞋带的方式，将游离肌腱于残留的腱鞘边缘进行编织缝合，从而重建滑车。滑车重建之后，一定要被动屈伸手指来判断重建的滑车是否会对屈肌腱形成嵌压（图1-4-7）。

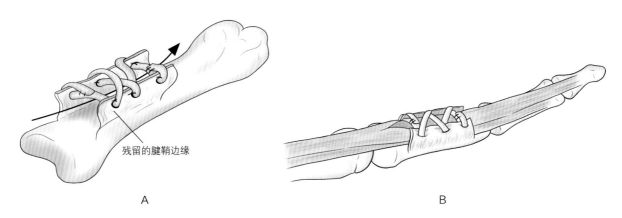

A   B

图1-4-7 采用系鞋带的方式进行编织缝合示意图

A. 采用系鞋带的方式将游离肌腱于残留的腱鞘边缘进行编织缝合   B. 缝合后效果

5. 掌板成形滑车重建术   Karev 报告了采用掌板成形的方式，利用掌板来重建屈肌腱 A_1、A_3、A_5 滑车，称为带状环技术。这种方法只适用于进行二期肌腱移植或者硅胶棒植入的病例。其方法是在掌指关节、远指间关节、近指间关节掌侧的掌板处，相隔5mm做两个平行的横向切口，适当游离掌板，形成一个类似带状环的结构，将移植的肌腱或者硅胶棒穿过带状环，进行重建。进行该操作时，一定要注意避免过多地游离掌板，以防止继发关节掌侧不稳定而出现关节过伸的情况（图1-4-8）。

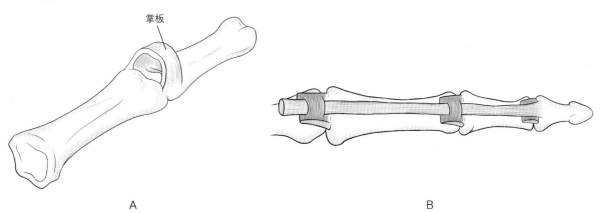

掌板

A   B

图1-4-8 掌板成形滑车重建术示意图

A. 游离掌板   B. 将移植的肌腱或硅胶棒穿过带状环进行重建

6. V-Y 滑车成形术   Dona 和 Walsh 报告了 V-Y 滑车成形术。V-Y 滑车成形术的概念对手外科医生来说并不陌生，该方法是通过增加滑车桡、尺侧轴线上的长度，缩短在纵轴上的长度，使滑车的周径增加，从而使狭窄的腱鞘扩大。可以在 A_2 滑车和 A_4 滑车上同时进行 V-Y 成形，A_2 滑车可以进行两组 V-Y 成形，A_4 滑车则进行一组 V-Y 成形。为了尽可能增加 V-Y 滑车成形后的长度，需要确保 V 形的三个点都延伸到滑车与指骨的连接处。根据术中肌腱的滑动测试来调整成形后 V-Y 的张力，用6-0普理灵不可吸收缝线缝合腱鞘，Y形垂直切开的部分则不需要缝合（图1-4-9）。

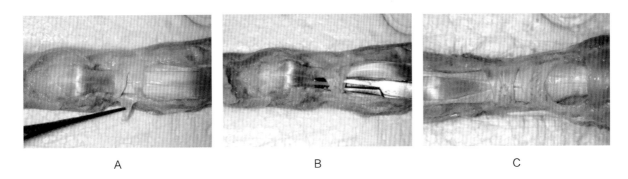

| A | B | C |

图1-4-9 V-Y滑车成形术

A. V形切开滑车　B. 延长缝合切开的肌腱　C. 连续两个V-Y滑车成形

7. Ω滑车成形术　Bakhach设计的Ω滑车成形术，不仅可以扩大屈肌腱鞘滑车的内径，还可以保持滑车解剖上的完整性。术中一般将A_4滑车尺侧的附着点自相应的指骨前面做完全松解，沿指骨锐性分离骨膜，逐步由背侧向掌侧游离，从而将滑车的尺侧附着处自尺侧指骨嵴进行显露和分离，直到完全游离。A_2滑车也可以采用同样的技术，但一般不需要将A_2滑车尺侧完全切开，而是根据术中屈肌腱吻合口的情况自远端向近端逐步切开，一般不超过整个A_2滑车长度的50%（图1-4-10）。

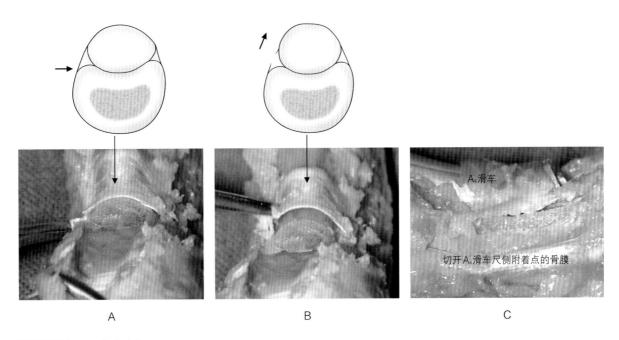

A_2滑车

切开A_2滑车尺侧附着点的骨膜

| A | B | C |

图1-4-10 Ω滑车成形术

A. 环形滑车侧方固定在指骨上　B. 松解一侧固定位，允许滑车向上移动　C. 侧方松解滑车在指骨附着处

8. 采用人工合成材料　包括聚酯纤维、硅胶材料、聚酰胺纤维以及聚四氟乙烯纤维等。其中聚四氟乙烯纤维材料的性能最好，Semer通过在活鸡上进行的研究发现，聚四氟乙烯不会影响肌腱的正常愈合。随后，Bartle的实验也证实用聚四氟乙烯有足够的强度，可以允许腱鞘修复后早期手指的康复训练，而且聚四氟乙烯的组织相容性很好，在体内不会引起异物反应，从而避免了粘连。

五、术后康复

术后康复通常需要在专业的手部康复治疗师的支持下进行。常规采用带有滑车指环的背侧阻挡支具进行固定（图1-4-11），维持腕关节屈曲30°、掌指关节屈曲80°～90°。根据术中肌腱的具体情况采取不同的康复方法。对于在完整的肌腱表面重建滑车（例如肌腱松解术后）的患者，可以在术后2～3天伤口换药后，根据伤口的情况即刻开始无阻力的手指主动屈伸活动。对于肌腱移植或者屈肌腱吻合同时重建滑车的患者，通常在术后3周开始功能训练。支具固定3周后，去除背侧支具，保留滑车指环，改为夜间支具继续固定3周，在指环的保护下进行主动功能训练。术后6周，继续佩戴指环，逐步开始轻度的抗阻力训练。通常在术后12周后可以摘除指环，恢复正常活动。当搬运重物或攀登等需要手指用力屈曲时，可以继续佩戴指环进行保护。

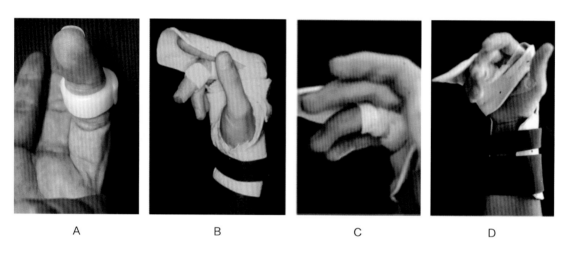

A   B   C   D

图1-4-11 常规采用带有滑车指环的背侧阻挡支具进行固定

A. 滑车指环　B～D. 带有滑车指环的背侧阻挡支具

六、术后并发症

腱鞘重建后的并发症并不常见，最常见的并发症包括手指屈曲挛缩（约占41%）、滑膜炎（约占8%）和感染（约占2%）等。重建的滑车过紧，不仅是造成手指屈曲挛缩的最主要原因之一，也会导致术后滑膜产生炎症。进行细致的肌腱松解手术在重建滑车之前非常重要，特别需要注意的是将肌腱与骨面之间的瘢痕全部切除。在滑车重建过程中，术中应检查被动活动范围，以确保重建滑车能允许足够的肌腱滑动。滑膜炎的病因具体尚不清楚，二期肌腱重建中使用的硅胶假体可能是造成滑膜炎的原因之一。需要特别关注感染的问题，一定要强调无菌技术和无创技术在肌腱外科中的重要性。一旦感染发生，必须移除任何植入物，并使用抗生素和清创来控制感染。重建的滑车本身可能会出现破裂，手部康复治疗师的配合和监督可以使这种并发症最小化，而使用强大的滑车重建，如三环重建，则有助于减少这种并发症的发生率。有报告骨吸收与随后的骨折也继发于滑车重建，但往往都发生在重建滑车时肌腱环绕的部位。

（于亚东　王立）

参考文献

[1] IPPOLITO E, NATALI P G, POSTACCHINI F, et al. Morphological, immunochemical, and biochemical study of rabbit achilles tendon at various ages [J]. J Bone Joint Surg Am Vol, 1980, 62 (4): 583-598.

[2] SHARMA P, MAFFULLI N. Tendon injury and tendinopathy: healing and repair [J]. J Bone Joint Surg Am Vol, 2005, 87 (1): 187-202.

[3] BOESEN A P, DIDERIKSEN K, COUPPÉ C, et al. Effect of growth hormone on aging connective tissue in muscle and tendon: gene expression, morphology, and function following immobilization and rehabilitation [J]. J Appl Physiol, 2014, 116 (2): 192-203.

[4] SERINI G, GABBIANI G. Mechanisms of myofibroblast activity and phenotypic modulation [J]. Exp Cell Res, 1999, 250 (2): 273-283.

[5] WEILER A, UNTERHAUSER F N, BAIL H J, et al. Alpha-smooth muscle actin is expressed by fibroblastic cells of the ovine anterior cruciate ligament and its free tendon graft during remodeling [J]. J Orthop Res, 2002, 20 (2): 310-317.

[6] BI Y, EHIRCHIOU D, KILTS T M, et al. Identification of tendon stem/progenitor cells and the role of the extracellular matrix in their niche [J]. Nat Med, 2007, 13 (10): 1219-1227.

[7] ZHANG J, WANG J H. Characterization of differential properties of rabbit tendon stem cells and tenocytes [J]. BMC Musculoskeletal Disorders, 2010, 11: 10.

[8] KANNUS P. Structure of the tendon connective tissue [J]. Scand J Med Sci Sports, 2000, 10 (6): 312-320.

[9] KVIST M, JOZSA L, KANNUS P, et al. Morphology and histochemistry of the myotendineal junction of the rat calf muscles. Histochemical, immunohistochemical and electron-microscopic study [J]. Acta Anat (Basel), 1991, 141 (3): 199-205.

[10] LIU S H, YANG R S, R AL-SHAIKH, et al. Collagen in tendon, ligament, and bone healing. A current review [J]. Clin Orthop Relat Res, 1995, 318: 265-278.

[11] BIRK D E, MAYNE R. Localization of collagen types I, III and V during tendon development. Changes in collagen types I and III are correlated with changes in fibril diameter [J]. Eur J Cell Biol, 1997, 72 (4): 352-361.

[12] WENSTRUP R J, FLORER J B, COLE W G, et al. Reduced type I collagen utilization: a pathogenic mechanism in COL5A1 haplo-insufficient Ehlers-Danlos syndrome [J]. J Cell Biochem, 2004, 92 (1): 113-124.

[13] WENSTRUP R J, SMITH S M, FLORER J B. Regulation of collagen fibril nucleation and initial fibril assembly involves coordinate interactions with collagens V and IX in developing tendon [J]. J Biol Chem, 2011, 286 (23): 20455-20465.

[14] ZHANG G, EZURA Y, CHERVONEVA I, et al. Decorin regulates assembly of collagen fibrils and acquisition of biomechanical properties during tendon development [J]. J Cell Biochem, 2006, 98 (6): 1436-1449.

[15] BENJAMIN M, KUMAI T, MILZ S, et al. The skeletal attachment of tendons—tendon "entheses" [J]. Comp Biochem Physiol A Mol Integr Physiol, 2002, 133 (4): 931-945.

[16] MOSHIRI A, ORYAN A. Tendon and ligament tissue engineering, healing and regenerative medicine [J]. J Sports Med Doping Stud, 2013, 3: 126.

[17] GUIMBERTEAU J C, DELAGE J P, MCGROUTHER D A, et al. The microvacuolar system: how connective tissue sliding works [J]. J Hand Surg Eur Vol, 2010, 35 (8): 614-622.

[18] COHEN M J, KAPLAN L. Histology and ultrastructure of the human flexor tendon sheath [J]. J Hand Surg, 1987, 12 (1): 25-29.

[19] DOYLE J R. Anatomy of the finger flexor tendon sheath and pulley system [J]. J Hand Surg Am, 1988, 13 (4): 473-484.

[20] TANG J B, XIE R G. Effect of A3 pulley and adjacent sheath integrity on tendon excursion and bowstringing [J]. J Hand Surg, 2001, 26 (5): 855-861.

[21] OCHIAI N, MATSUI T, MIYAJI N, et al. Vascular anatomy of flexor tendons. I. Vincular system and blood supply of the profundus tendon in the digital sheath [J]. J Hand Surg, 1979, 4 (4): 321-330.

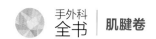
［22］AMADIO P C，HUNTER J M，JAEGER S H，et al．The effect of vincular injury on the results of flexor tendon surgery in zone 2［J］．J Hand Surg，1985，10（5）：626-632．

［23］ARMENTA E，LEHRMAN A．The vincula to the flexor tendons of the hand［J］．J Hand Surg，1980，5（2）：127-134．

［24］KANG H J，PARK B M，HAHN S B，et al．An experimental study of healing of the partially severed flexor tendon in chickens［J］．Yonsei Med J，1990，31（3）：264-273．

［25］MURPHY P G，LOITZ B J，FRANK C B，et al．Influence of exogenous growth factors on the synthesis and secretion of collagen types Ⅰ and Ⅲ by explants of normal and healing rabbit ligaments［J］．Biochem Cell Biol，1994，72（9-10）：403-409．

［26］FRONTERA W R．Rehabilitation of sports injuries：scientific basis［M］．Oxford：Blackwell Science，2003：221-230．

［27］GARNER W L，MCDONALD J A，KOO M，et al．Identification of the collagen-producing cells in healing flexor tendons［J］．Plast Reconstr Surg，1989，83（5）：875-879．

［28］FENWICK S A，HAZLEMAN B L，RILEY G P．The vasculature and its role in the damaged and healing tendon［J］．Arthritis Res，2002，4（4）：252-260．

［29］ABRAHAMSSON S O．Matrix metabolism and healing in the flexor tendon．Experimental studies on rabbit tendon［J］．Scand J Plast Reconstr Surg Hand Surg，1991，23：1-51．

［30］LUNDBORG G．Experimental flexor tendon healing without adhesion formation—a new concept of tendon nutrition and intrinsic healing mechanisms．A preliminary report［J］．Hand，1976，8（3）：235-238．

［31］LISTER G．Pitfalls and complications of flexor tendon surgery［J］．Hand Clin，1985，1（1）：133-146．

［32］CHANG J，THUNDER R，MOST D，et al．Studies in flexor tendon wound healing：neutralizing antibody to TGF-beta 1 increases postoperative range of motion［J］．Plast Reconstr Surg，2000，105（1）：148-155．

［33］IDE J，KIKUKAWA K，HIROSE J，et al．The effects of fibroblast growth factor-2 on rotator cuff reconstruction with acellular dermal matrix grafts［J］．Arthroscopy，2009，25（6）：608-616．

［34］CAO Y，LIU Y，LIU W，et al．Bridging tendon defects using autologous tenocyte engineered tendon in a hen model［J］．Plast Reconstr Surg，2002，110（5）：1280-1289．

［35］UGGEN J C，DINES J，UGGEN C W，et al．Tendon gene therapy modulates the local repair environment in the shoulder［J］．J Am Osteopath Assoc，2005，105（1）：20-21．

［36］MAJEWSKI M，BETZ O，OCHSNER P E，et al．Ex vivo adenoviral transfer of bone morphogenetic protein 12（BMP-12）cDNA improves Achilles tendon healing in a rat model［J］．Gene Ther，2008，15（16）：1139-1146．

［37］LE VIET D．Flexor tendon lengthening by tenotomy at the musculotendinous junction［J］．Ann Plast Surg，1986，17（3）：239-246．

［38］TANG J B，ZHANG Y，CAO Y，et al．Core suture purchase affects strength of tendon repairs［J］．J Hand Surg，2005，30（6）：1262-1266．

［39］HAUSMANN J T，VEKSZLER G，BIJAK M，et al．Biomechanical comparison of modified Kessler and running suture repair in 3 different animal tendons and in human flexor tendons［J］．J Hand Surg，2009，34（1）：93-101．

［40］WINTERS S C，GELBERMAN R H，WOO S L，et al．The effects of multiple-strand suture methods on the strength and excursion excursion of repaired intrasynovial flexor tendons：a biomechanical study in dogs［J］．J Hand Surg，1998，23（1）：97-104．

［41］BARRIE K A，WOLFE S W，SHEAN C，et al．A biomechanical comparison of multistrand flexor tendon repairs using an in situ testing model［J］．J Hand Surg，2000，25（3）：499-506．

［42］SILFVERSKIÖLD K L，MAY E J，TÖRNVALL A H．Gap formation during controlled motion after flexor tendon repair in zone Ⅱ：a prospective clinical study［J］．J Hand Surg，1992，17（3）：539-546．

［43］DONA E，TURNER A W，GIANOUTSOS M P，et al．Biomechanical properties of four circumferential flexor tendon suture techniques［J］．J Hand Surg，2003，28（5）：824-831．

［44］WADE P J，WETHERELL R G，AMIS A A．Flexor tendon repair：significant gain in strength from the Halsted peripheral suture technique［J］．J Hand Surg（Edinburgh，Scotland），1989，14（2）：232-235．

［45］CAO Y，ZHU B，XIE R G，et al．Influence of core suture purchase length on strength of four-strand tendon repairs［J］．J Hand Surg，2006，31（1）：107-112．

［46］MCLARNEY E，HOFFMAN H，WOLFE S W．Biomechanical analysis of the cruciate four-strand flexor tendon repair［J］．J Hand Surg Br，1999，24（2）：295-301．

［47］XIE R G，XUE H G，GU J H，et al．Effects of locking area on strength of 2- and 4-strand locking tendon repairs［J］．J Hand Surg，2005，30（3）：455-460．

［48］XIE R G，ZHANG S，TANG J B，et al．Biomechanical studies of 3 different 6-strand flexor tendon repair techniques［J］．

J Hand Surg，2002，27（4）：621-627．

［49］GREENWALD D P，RANDOLPH M A，HONG H Z，et al． Augmented Becker versus modified Kessler tenorrhaphy in monkeys: dynamic mechanical analysis［J］． J Hand Surg，1995，20（2）：267-272．

［50］HATANAKA H，ZHANG J，MANSKE P R． An in vivo study of locking and grasping techniques using a passive mobilization protocol in experimental animals［J］． J Hand Surg，2000，25（2）：260-269．

［51］BOYER M I，GELBERMAN R H，BURNS M E，et al． Intrasynovial flexor tendon repair. An experimental study comparing low and high levels of in vivo force during rehabilitation in canines［J］． J Bone Joint Surg Am Vol，2001，83（6）：891-899．

［52］CEROVAC S，AFOKE A，AKALI A，et al． Early breaking strength of repaired flexor tendon treated with 5-fluorouracil［J］． J Hand Surg（Edinburgh，Scotland），2001，26（3）：220-223．

［53］TANG J B，CAO Y，ZHU B，et al． Adeno-associated virus-2-mediated bFGF gene transfer to digital flexor tendons significantly increases healing strength. An in vivo study［J］． J Bone Joint Surg Am Vol，2008，90（5）：1078-1089．

［54］HOTOKEZAKA S，MANSKE P R． Differences between locking loops and grasping loops: effects on 2-strand core suture［J］． J Hand Surg，1997，22（6）：995-1003．

［55］HATANAKA H，MANSKE P R． Effect of suture size on locking and grasping flexor tendon repair techniques［J］． Clin Orthop Relat Res，2000，375：267-274．

［56］MASHADI Z B，AMIS A A． The effect of locking loops on the strength of tendon repair［J］． J Hand Surg（Edinburgh，Scotland），1991，16（1）：35-39．

［57］TANAKA T，AMADIO P C，ZHAO C，et al． Gliding characteristics and gap formation for locking and grasping tendon repairs: a biomechanical study in a human cadaver model［J］． J Hand Surg，2004，29（1）：6-14．

［58］XIE R G，TANG J B． Investigation of locking configurations for tendon repair［J］． J Hand Surg，2005，30（3）：461-465．

［59］WU Y F，CAO Y，ZHOU Y L，et al． Biomechanical comparisons of four-strand tendon repairs with double-stranded sutures: effects of different locks and suture geometry［J］． J Hand Surg Eur Vol，2011，36（1）：34-39．

［60］SAVAGE R． In vitro studies of a new method of flexor tendon repair［J］． J Hand Surg（Edinburgh，Scotland），1985，10（2）：135-141．

［61］WANG B，XIE R G，TANG J B． Biomechanical analysis of a modification of Tang method of tendon repair［J］． J Hand Surg（Edinburgh，Scotland），2003，28（4）：347-350．

［62］CAO Y，TANG J B． Biomechanical evaluation of a four-strand modification of the Tang method of tendon repair［J］． J Hand Surg（Edinburgh，Scotland），2005，30（4）：374-378．

［63］THURMAN R T，TRUMBLE T E，HANEL D P，et al． Two-, four-, and six-strand zone Ⅱ flexor tendon repairs: an in situ biomechanical comparison using a cadaver model［J］． J Hand Surg，1998，23（2）：261-265．

［64］BARRIE K A，TOMAK S L，CHOLEWICKI J，et al． Effect of suture locking and suture caliber on fatigue strength of flexor tendon repairs［J］． J Hand Surg，2001，26（2）：340-346．

［65］ALAVANJA G，DAILEY E，MASS D P． Repair of zone Ⅱ flexor digitorum profundus lacerations using varying suture sizes: a comparative biomechanical study［J］． J Hand Surg，2005，30（3）：448-454．

［66］TSUGE K，YOSHIKAZU I，MATSUISHI Y． Repair of flexor tendons by intratendinous tendon suture［J］． J Hand Surg，1977，2（6）：436-440．

［67］TANG J B，SHI D，GU Y Q，et al． Double and multiple looped suture tendon repair［J］． J Hand Surg（Edinburgh，Scotland），1994，19（6）：699-703．

［68］SANDOW M J，MCMAHON M． Active mobilization following single cross grasp four-strand flexor tenorrhaphy (Adelaide repair)［J］． J Hand Surg Eur Vol，2011，36（6）：467-475．

［69］TANG J B，AMADIO P C，BOYER M I，et al． Current practice of primary flexor tendon repair: a global view［J］． Hand Clin，2013，29（2）：179-189．

［70］TANG J B，CHANG J，ELLIOT D，et al． IFSSH Flexor Tendon Committee report 2014: from the IFSSH Flexor Tendon Committee (Chairman: Jin Bo Tang)［J］． J Hand Surg Eur Vol，2014，39（1）：107-115．

［71］WU Y F，TANG J B． Recent developments in flexor tendon repair techniques and factors influencing strength of the tendon repair［J］． J Hand Surg Eur Vol，2014，39（1）：6-19．

［72］NEWPORT M L，POLLACK G R，WILLIAMS C D． Biomechanical characteristics of suture techniques in extensor zone Ⅳ［J］． J Hand Surg，1995，20（4）：650-656．

［73］WOO S H，TSAI T M，KLEINERT H E，et al． A biomechanical comparison of four extensor tendon repair techniques in zone Ⅳ［J］． Plast Reconstr Surg，2005，115（6）：1674-1681；discussion 1682-1683．

［74］ HOWARD R F, ONDROVIC L, GREENWALD D P. Biomechanical analysis of four-strand extensor tendon repair techniques ［J］. J Hand Surg, 1997, 22 (5): 838-842.

［75］ LEE S K, DUBEY A, KIM B H, et al. A biomechanical study of extensor tendon repair methods: introduction to the running-interlocking horizontal mattress extensor tendon repair technique ［J］. J Hand Surg, 2010, 35 (1): 19-23.

［76］ MILLER B, DODDS S D, DEMARS A, et al. Flexor tendon repairs: the impact of fiberwire on grasping and locking core sutures ［J］. J Hand Surg, 2007, 32 (5): 591-596.

［77］ TANG J B, WANG B, CHEN F, et al. Biomechanical evaluation of flexor tendon repair techniques ［J］. Clin Orthop Relat Res, 2001, 386: 252-259.

［78］ TANG J B, GU Y T, RICE K, et al. Evaluation of four methods of flexor tendon repair for postoperative active mobilization ［J］. Plast Reconstr Surg, 2001, 107 (3): 742-749.

［79］ OSEI D A, STEPAN J G, CALFEE R P, et al. The effect of suture caliber and number of core suture strands on zone Ⅱ flexor tendon repair: a study in human cadavers ［J］. J Hand Surg, 2014, 39 (2): 262-268.

［80］ TARAS J S, RAPHAEL J S, MARCZYK S C, et al. Evaluation of suture caliber in flexor tendon repair ［J］. J Hand Surg, 2001, 26 (6): 1100-1104.

［81］ CAO Y, XIE R G, TANG J B. Dorsal-enhanced sutures improve tension resistance of tendon repair ［J］. J Hand Surg (Edinburgh, Scotland), 2002, 27 (2): 161-164.

［82］ WU Y F, TANG J B. Effects of tension across the tendon repair site on tendon gap and ultimate strength ［J］. J Hand Surg, 2012, 37 (5): 906-912.

［83］ TANG J B, CAO Y, XIE R G. Effects of tension direction on strength of tendon repair ［J］. J Hand Surg, 2001, 26 (6): 1105-1110.

［84］ TANG J B, XU Y, WANG B. Repair strength of tendons of varying gliding curvature: a study in a curvilinear model ［J］. J Hand Surg, 2003, 28 (2): 243-249.

［85］ ELLIOT D, MOIEMEN N S, FLEMMING A F, et al. The rupture rate of acute flexor tendon repairs mobilized by the controlled active motion regimen ［J］. J Hand Surg (Edinburgh, Scotland), 1994, 19 (5): 607-612.

［86］ 韦加宁. 韦加宁手外科手术图谱 ［M］. 北京: 人民卫生出版社, 2003: 203.

［87］ 张友乐, 杨克非. 冷冻干燥异体肌腱移植的实验研究与临床应用 ［J］. 中华骨科杂志, 1997, 17 (1): 59-62.

［88］ 汤锦波. 肌腱外科学 ［M］. 上海: 上海科学技术出版社, 2015: 142.

［89］ 张友乐, 朱伟, 孙燕琨, 等. 手指鞘管区异体滑膜肌腱与自体非滑膜肌腱移植的比较学研究 ［J］. 中华手外科杂志, 2006, 22 (3): 131-132.

［90］ 张友乐, 杨克非. 异体肌腱移植的实验研究与临床应用 ［J］. 中华外科杂志, 1995, 33 (9): 539-541.

［91］ FRIDIANDER G E. Osteochondrai allog rftsbiology and clinical application ［M］. Boston: Little, Brown and Company, 1993: 353-356.

［92］ BOLLEN S R. Upper limb injuries in elite rock climbers ［J］. J R Coll Surg Edinb, 1990, 35 (6 Suppl): S18-S20.

［93］ BOLLEN S R. Injury to the A2 pulley in rock climbers ［J］. J Hand Surg (Edinburgh, Scotland), 1990, 15 (2): 268-270.

［94］ TROPET Y, MENEZ D, BALMAT P, et al. Closed traumatic rupture of the ring finger flexor tendon pulley ［J］. J Hand Surg, 1990, 15 (5): 745-747.

［95］ HOLTZHAUSEN L M, NOAKES T D. Elbow, forearm, wrist, and hand injuries among sport rock climbers ［J］. Clin J Sport Med, 1996, 6 (3): 196-203.

［96］ MARCO R A, SHARKEY N A, SMITH T S, et al. Pathomechanics of closed rupture of the flexor tendon pulleys in rock climbers ［J］. J Bone Joint Surg Am Vol, 1998, 80 (7): 1012-1019.

［97］ SCHÖFFL V, HOCHHOLZER T, WINKELMANN H P, et al. Pulley injuries in rock climbers ［J］. Wilderness Environ Med, 2003, 14 (2): 94-100.

［98］ SCHÖFFL V, JÜNGERT J. Closed flexor pulley injuries in nonclimbing activities ［J］. J Hand Surg, 2006, 31 (5): 806-810.

［99］ BAYAT A, SHAABAN H, GIAKAS G, et al. The pulley system of the thumb: anatomic and biomechanical study ［J］. J Hand Surg, 2002, 27 (4): 628-635.

［100］ DOYLE J R, BLYTHE W. The finger flexor tendon sheath and pulleys: anatomy and reconstruction. AAOS Symposium on tendon surgery in the hand ［M］. St. Louis: The CV Mosby Company, 1975: 81.

［101］ DOYLE J R, BLYTHE W F. Anatomy of the flexor tendon sheath and pulleys of the thumb ［J］. J hand Surg, 1977, 2 (2): 149-151.

［102］ KLEINERT H E, SCHEPL S, GILL T. Flexor tendon injuries ［J］. Surg Clin North Am, 1981, 61: 267.

［103］LIN G T，AMADIO P C，AN K N，et al. Functional anatomy of the human digital flexor pulley system ［J］. J Hand Surg，1989，14（6）：949-956.

［104］DOYLE J R. Anatomy of the finger flexor tendon sheath and pulley system ［J］. J Hand Surg，1988，13（4）：473-484.

［105］ELLIS F D，SEILER J G，SEWELL C W. The second annular pulley：a histologic examination ［J］. J Hand Surg，1995，20（4）：632-635.

［106］HUNTER J M，SCHNEIDER L H，MACKIN E J. Tendon surgery in the hand ［M］. St. Louis：The C.V. Mosby Company，1987：20.

［107］顾玉东，王澍寰，侍德. 手外科手术学 ［M］. 上海：上海医科大学出版社，1999：416-419.

［108］汤锦波，侍德. 肌腱修复时机及腱鞘处理的实验研究 ［J］. 中华外科杂志，1995，33（9）：532-535.

［109］BRAND P W，CRANOR K C，ELLIS J C. Tendon and pulleys at the metacarpophalangeal joint of a finger ［J］. J Bone Joint Surg Am Vol，1975，57（6）：779-784.

［110］MANSKE P R，BRIDWELL K，LESKER P A. Nutrient pathways to flexor tendons of chickens using tritiated proline ［J］. J Hand Surg，1978，3（4）：352-357.

［111］ROHRICH R J，TROTT S A，LOVE M，et al. Mersilene suture as vehicle for delivery of growth factors in tendon repair ［J］. Plast Reconstr Surg，1999，104（6）：1713-1717.

［112］HAMADA Y，KATOH S，HIBINO N，et al. Effects of monofilament nylon coated with basic fibroblast growth factor on endogenous intrasynovial flexor tendon healing ［J］. J Hand Surg，2006，31（4）：530-540.

［113］FUSSEY J M，CHIN K F，GOGI N，et al. An anatomic study of flexor tendon sheaths：a cadaveric study ［J］. J Hand Surg Eur Vol，2009，34（6）：762-765.

［114］TANG J B. Indications，methods，postoperative motion and outcome evaluation of primary flexor tendon repairs in Zone 2 ［J］. J Hand Surg Eur Vol，2007，32（2）：118-129.

［115］TANG J B，CAO Y，WU Y F，et al. Effect off A2 pulley release on repaired tendon gliding resistance and rupture in a chicken model ［J］. J Hand Surg，2009，34（6）：1080-1087.

［116］ARORA R，FRITZ D，ZIMMERMANN R，et al. Reconstruction of the digital flexor pulley system：A retrospective comparison of two methods of treatment ［J］. J Hand Surg Br Eur Vol，2007，32（1）：60-66.

［117］GREEN D P，Hotchkiss R N，Pederson W C，et al. Green's operative hand surgery ［M］. 5th ed. Philadelphia：Elsevier，2005：269-271.

［118］KAREV A. The "belt loop" techniques for the reconstruction of pulleys in the first stage of flexor tendon grafting ［J］. J Hand Surg，1984，9（6）：923-924.

［119］KAREV A，STAHL S，TARAN A. The mechanical efficiency of the pulley system in normal digits compared with a reconstructed system using the "belt loop" technique ［J］. J Hand Surg，1987，12（4）：596-601.

［120］DONA E，WALSH W R. Flexor tendon pulley V-Y plasty：an alternative to pulley venting or resection ［J］. J Hand Surg Br Eur Vol，2006，31（2）：133-137.

［121］BAKHACH J，SENTUCQ-RIGAL J，MOUTON P，et al. The omega "Omega" pulley plasty. A new technique to increase the diameter of the annular flexor digital pulleys ［J］. Ann Chir Plast Esthet，2005，50（6）：705-714.

［122］SEMER N B，BARTLE B K，TELEPUN G M，et al. Digital pulley reconstruction with expanded polytetrafluoroethylene (PT-FE) membrane at the time of tenorrhaphy in an experimental animal model ［J］. J Hand Surg，1992，17（3）：547-550.

［123］BARTLE B K，TELEPUN G M，GOLDBERG N H. Development of a synthetic replacement for flexor tendon pulleys using expanded polytetrafluoroethylene membrane ［J］. Ann Plast Surg，1992，28（3）：266-270.

［124］WEHBÉ M A，MAWR B，HUNTER J M，et al. Two-stage flexor-tendon reconstruction. Ten-year experience ［J］. J Bone Joint Surg Am Vol，1986，68（5）：752-763.

第 二 章

屈肌腱损伤的修复

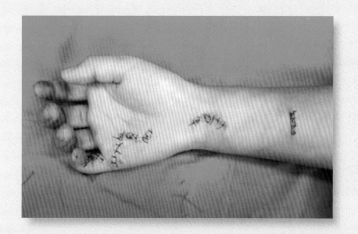

第一节

屈肌腱的解剖与分区

　　屈肌腱损伤是手部常见的急性创伤，多见于利器切割伤，也可见于挤压伤。运动损伤可导致屈肌腱从其止点处撕脱。

　　自1917年Kirchmayr第一次描述屈肌腱修复以来，已有多种修复方法用于临床。肌腱损伤的修复已经得到了广泛的研究，特别是肌腱愈合机制与粘连方面的研究取得了很大进展，肌腱修复后功能可达70%～90%。尽管如此，屈肌腱损伤的治疗仍然是手外科医生面临的一个难题。首先，屈肌腱断裂非经手术无法愈合，只有通过手术将肌腱的两个断端连接在一起，才能为损伤肌腱创造愈合的条件。其次，已有研究证明，肌腱修复术后早期功能锻炼对预防粘连和改善肌腱滑动至关重要，但是存在再次断裂的风险。此外，肌腱粘连仍然是一个大问题，因此术后康复管理非常重要。再次，腱鞘作为屈肌腱附属的独特解剖结构，对于维持屈肌腱的功能起着重要的作用，其质地坚韧、弹性较小、表面光滑，因此在屈肌腱修复过程中，需要防止屈肌腱缝合端直径变粗，并保持缝合处光滑，以便于肌腱顺利地通过腱鞘。

　　手部屈肌腱损伤的临床表现包括不能主动屈曲患指、屈曲时伴有疼痛、局部肿胀和开放性伤口等。肌腱损伤病史的采集与临床体验非常重要，术者需要详细了解患者的病史并进行详尽的查体。患者的年龄、性别、损伤机制和性质、受伤时间、伤口有无污染等，都是影响手术决策的重要因素。此外，术前还需了解受伤时手的功能位置，以帮助初步确定肌腱断端的退缩位置。体格检查包括双手系统性的全面检查。单纯的肌腱损伤较少见，常合并肌腱周围组织损伤，因此还需检查皮肤、血管、神经、骨与关节，查看伤口皮肤有无缺损和污染、损伤以远指端的血运状况、神经分布区的感觉有无异常等。如为运动伤、挤压伤或其他暴力损伤，除了需要检查相应关节的主被动活动、有无骨擦感等之外，还应该在术前行X线检查。闭合性损伤时，B超检查是必要的。肌腱的检查除了明确其损伤部位之外，还需分别检查指深屈肌腱和指浅屈肌腱，以免漏诊。

肌腱损伤应争取一期修复。由于肌腱断端肿胀、肌腱收缩、肌肉纤维化、腱鞘塌陷等，肌腱损伤3周以上时无法进行一期修复，可进行二期修复。

肌腱修复时常需扩大切口。临床上常用的切口有Bruner的之字形切口和Bunnell的侧正中切口。理想的肌腱缝合应该保证肌腱断端接触紧密，无间隙，对肌腱血管的干扰最小，线结较牢靠，肌腱连接处光滑平整，并具有足够的强度。

屈肌腱缝合包括中心缝合和周边缝合两部分，两者都有助于增强肌腱修复的强度。屈肌腱修复的强度与穿过修复部位的缝线股数成正比。肌腱端端缝合法是临床上最常用的缝合方法，如Bunnell缝合法、改良的Kessler缝合法、Tsuge缝合法、Kleinert缝合法等。其他缝合法还有编织缝合法、端侧缝合、腱-骨缝合法等。

肌腱缝合后，采用支具早期有效地控制活动是防止肌腱粘连的有力措施，可加速肌腱愈合，减少粘连发生。早期被动活动应在严格监督及指导下进行，避免再次断裂。

肌腱修复术后存在多种并发症，如感染、粘连、肌腱断裂、关节僵硬等。随着抗生素的应用，术后感染率有了明显降低。肌腱的粘连形成可见于所有患者，早期功能锻炼有助于降低粘连程度。肌腱断裂是术后最严重的并发症，术后3%～9%的患者可发生肌腱断裂。断裂原因可能是不恰当的功能练习，如肌腱过载、水肿、手部误用或缝合处直径过大无法通过腱鞘等。肌腱愈合的最薄弱时段是术后5～10天，应予以重视。

近年来随着外科新技术的应用，肌腱修复也取得了新的进展。但是，目前已有的修复技术各有优劣，还存在一些分歧，需要进一步研究以确定理想的缝合技术。此外，在肌腱功能的恢复上，康复起着重要的作用，需进一步研究和发展。

一、屈肌腱的解剖

手部共有9条屈肌腱，分别为拇长屈肌腱1条、指浅屈肌腱和指深屈肌腱各4条。拇长屈肌起自桡骨前面和前臂骨间膜，位于指浅屈肌的深层和指深屈肌的桡侧，远端续以长腱，止于拇指远节指骨底，功能为屈拇指指间关节和掌指关节。指浅屈肌为一块肌肉，起自肱骨内上髁、尺骨和桡骨前面。其肌束向远端移行为4条肌腱，通过腕管和手掌，分别进入第2～5指的屈肌腱鞘。在近节指骨远端，每个指浅屈肌腱分为两束，止于中节指骨的两侧，功能为屈近指间关节、掌指关节和腕关节。指深屈肌位于指浅屈肌深部、拇长屈肌尺侧，起自尺骨的前面和骨间膜，向远端分为4条肌腱，于指浅屈肌腱的深面分别进入第2～5指的屈肌腱鞘，再穿过指浅屈肌腱两束之间，止于远节指骨底，功能为屈远指间关节、近指间关节、掌指关节和屈腕。

肌肉、肌腱、关节三者的功能相互关联。肌肉作为动力，通过肌腱传导至远端，作用于关节，使其产生动作。肌腱是其中间环节，起传导作用。在肌腱发挥传导作用时，其各种附属组织结构也起着重要作用。

1. **腱周组织** 腱周组织是一种疏松的网状结缔组织。它连接肌腱与周围骨膜或筋膜等比较固定的组织，纤维较长且弯曲，富有弹性，内含丰富的血管网，营养肌腱及其周围的筋膜、肌间隔、骨膜等组织。腱周组织将肌腱与其他组织隔开，便于肌腱在硬韧组织上滑动（图2-1-1）。

指屈肌腱和腕屈肌腱位于前臂的部分，以及未进入腕管部分的肌腱和桡、尺侧滑囊近端，示、中指（有时包括环指）在掌部的一段指屈肌腱均被覆腱周组织（图2-1-2）。

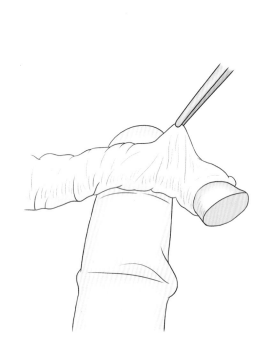

图2-1-1　腱周组织示意图

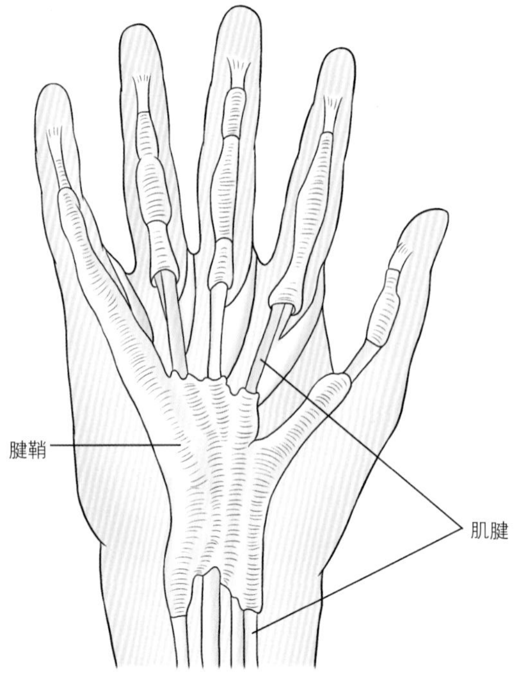

图2-1-2　指屈肌腱被覆腱周组织和滑膜鞘的部位示意图

2. 肌腱的滑膜鞘　位于手指纤维鞘管和腕管内的肌腱均包绕于滑膜鞘内（图2-1-3）。肌腱的滑膜鞘分为脏层和壁层。脏层被覆肌腱表面形成腱外膜，同时进入肌腱，将其分成若干束，形成间隔。将肌腱束包绕的滑膜部分称为腱内膜。壁层构成纤维鞘管的衬里。脏层和壁层两层滑膜鞘在纤维鞘管的远、近端反折，呈盲囊状、中空的滑膜腔，腔内有少许滑液，便于肌腱在其间滑动。滑膜鞘的脏层和壁层相连，形成半透明的薄膜，称腱系膜，内有血管、淋巴管等组织营养肌腱。滑膜鞘的完整性直接与滑液的生成和代谢有关，在肌腱愈合中起重要的营养与修复作用。

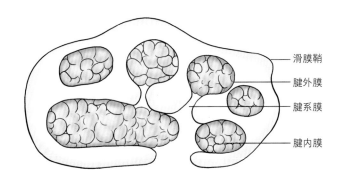

图2-1-3　肌腱与滑膜鞘断面示意图

拇长屈肌腱的滑膜从腕管起，至拇指的指间关节处，其位置与小指滑膜鞘的位置范围相似，构成手部的桡侧滑囊。示、中、环指在腕管内有一滑囊，并与小指滑囊相通，构成手部的尺侧滑囊（图2-1-4）。

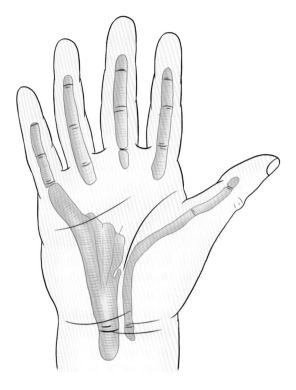

图2-1-4 手部桡、尺侧滑囊示意图

3. 指纤维鞘管 指屈肌腱鞘是由多个环形滑车或交叉滑车组成的。纤维鞘管的厚薄不一，其背侧附着于指骨的掌侧面，近端起自掌骨颈水平，止于手指远指间关节掌侧。指纤维鞘管有指屈肌腱滑车的作用，能有效地发挥指屈肌腱的滑动作用，使肌腱紧紧地贴附于骨面，不会因关节成角运动而绷紧或左右摆动。滑车不仅增加肌腱的有效滑动，发挥肌腱滑动的最大效力，也使手指动作的准确性增加，并加强屈指力量。

整个指纤维鞘管根据其结构不同可分为以下几个部分（图2-1-5）：1个掌腱膜滑车、5个环形滑车、3个交叉滑车。

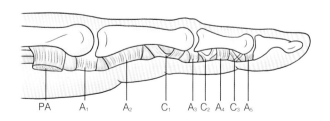

图2-1-5 指纤维鞘管分区示意图

A代表环形滑车，C代表交叉滑车，PA代表掌腱膜滑车

（1）掌腱膜滑车（PA滑车）：位于掌部指屈肌腱滑膜鞘的起始部远端1～3mm处，平均长度约9.3mm（2.9～20.1mm），由掌腱膜浅层横纤维连接肌腱两侧的垂直纤维及深层的掌横韧带组成。中、环指的掌腱膜滑车最厚，示、小指的较薄，起指屈肌腱滑车的作用。

（2）环形滑车A_1：起自掌指关节近端约5mm处，平均长度约7.9mm，部分附着于掌指关节的关节囊、掌板上，部分附着于近节指骨基底掌侧面骨膜。

（3）环形滑车A_2：自A_1以远约2mm处，近节指骨近端1/2处，平均长度约16.8mm，厚而韧。有65%的纤维鞘管A_1和A_2会合在一起。此滑车作用重要。

（4）交叉滑车C_1：起自A_2的远端，长约10mm，呈十字交叉状。此韧带部分纤维与A_2重叠，有一定的伸缩弹性，位于近指间关节近端。

（5）环形滑车A_3：为一窄环，长约3mm，位于近指间关节处，附着于近指间关节掌板上。约10%的鞘管此韧带缺如。

（6）交叉滑车C_2：位于中节指骨近端，长约3mm，较薄。

（7）环形滑车A_4：接C_2远端，位于中节指骨中部，平均长度约8mm，厚而韧，起重要滑车的作用。

（8）交叉滑车C_3：起自A_4的远端，薄而窄。约20%的鞘管此韧带缺如。

（9）环形滑车A_5：位于远指间关节处，平均长度约4mm，附着于远指间关节掌板上。

4. **拇指纤维鞘管** 拇指纤维鞘管由环形滑车A_1、斜行滑车、环形滑车A_2三部分组成（图2-1-6）。

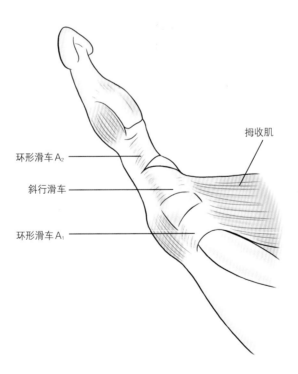

图2-1-6 拇指屈肌腱纤维鞘管示意图

（1）环形滑车A_1：位于拇指掌指关节处，附着于掌侧关节囊、掌板及近节指骨基底掌侧面骨膜，起重要滑车的作用。

（2）斜行滑车：位于近节指骨中部，长约11mm，从桡侧远端斜向尺侧近端，拇内收肌的肌腱部分止于此处。

（3）环形滑车A₂：接斜行滑车的远端，位于近节指骨的头颈部，部分附着于指间关节掌板上。

当手指伸直时，鞘管各韧带间出现间隙，滑膜鞘从间隙处微膨出。当手指屈曲时，各韧带的近、远端相衔接。形成鞘管的诸多韧带对指屈肌腱均起滑车作用，但作用、大小各不相同。生物力学研究显示，环形滑车A₂、环形滑车A₄及掌腱膜滑车起重要的作用。其中环形滑车A₂的作用最为明显。进行屈肌腱手术时，应尽量保留上述部位的滑车，以免缺损后导致手指屈曲时出现弓弦样畸形。鞘管缺损需行滑车重建时，其部位选择应在环形滑车A₂、A₄区域。

5. **腱纽** 指屈肌腱鞘内，腱系膜很少并且局限，腱系膜连同进出的血管及淋巴管称为腱纽。根据腱纽所在部位及形态，分为长腱纽和短腱纽。两种腱纽都有一定的长度和弹性，可随肌腱的屈伸滑动有一定的收缩范围（图2-1-7）。正常情况下，腱纽不会妨碍肌腱的滑动。

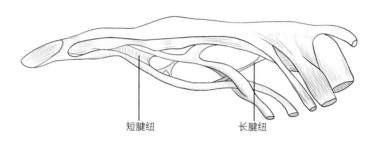

短腱纽　　　　　　长腱纽

图2-1-7 指屈肌腱的长腱纽和短腱纽示意图

腱纽不仅是鞘管内肌腱血液供给的主要途径，而且与滑液的生成、循环有密切关系。短腱纽分别位于指深、浅屈肌腱止点处背侧，其掌侧与指深、浅屈肌腱的背侧相连，其背侧与远、近侧指间关节囊掌侧相连，近端游离，侧面观呈三角形。指浅屈肌腱的短腱纽较指深屈肌腱的短腱纽稍大而厚。长腱纽多为细丝状，其数目及位置较不恒定。需要注意的是，环指浅屈肌腱长腱纽常缺如，而拇长屈肌腱鞘内没有长腱纽。

腱纽的血供来自指动脉。指动脉的桡、尺侧分支在远指间关节和近指间关节的近端侧方吻合，在掌板背侧形成弓形动脉，再发出分支，通过腱纽进入肌腱背侧。

拇长屈肌腱鞘内没有长腱纽，其血供由拇指主要动脉的分支发出的弓形动脉再发出分支，进入拇长屈肌腱，并提供其背侧1/3的血供。拇指主要动脉另有一部分分支进入拇指鞘管的近端，营养鞘管。拇长屈肌腱在拇指近节指骨中部有一段相对缺血区，血管分布少。

6.**腕掌侧支持带** 也称腕横韧带，韧带横架在腕骨掌侧构成腕管。腕管有四壁：桡侧为舟骨、大多角骨；尺侧为豌豆骨、钩骨；背侧为月骨、头状骨和小多角骨；掌侧为腕掌侧支持带，即腕横韧带。腕管内共有9条肌腱、1条神经通过，分别是指深、浅屈肌腱各4条，拇长屈肌腱1条，正中神经1条。腕管的作用同指纤维鞘管功能，可改变肌腱作用力方向，起滑车的作用。

肌腱的腱周组织、滑膜鞘、纤维鞘管及腕掌侧支持带等组织是保障肌腱滑动、营养肌腱、发挥肌腱功能的重要结构。

二、屈肌腱的分区

（一）指屈肌腱的分区

指屈肌腱自前臂肌肉和肌腱交界处至该肌腱抵止处，经前臂、腕管、手掌和手指纤维鞘管，各部分有不同的解剖特点，可分为5个区域（图2-1-8）。

1. 指屈肌腱Ⅰ区　由指浅屈肌腱止点至指深屈肌腱止点，鞘管内仅有指深屈肌腱一条肌腱。

2. 指屈肌腱Ⅱ区　从远侧掌横纹，即指纤维鞘管起始处，至中节指骨中远处（或指浅屈肌腱抵止处）。此段肌腱位于鞘管内，指深、浅屈肌腱在此区互相交叉换位。根据指深、浅屈肌腱位置的变化，又将Ⅱ区分为3个亚区。

（1）远端区：指浅屈肌腱抵止处至指深屈肌腱自浅肌腱分叉处穿出段。在该区内指浅屈肌腱位于指深屈肌腱的背侧。

（2）中间区：位于指浅屈肌腱分叉处，其终末两股环绕指深屈肌腱的两侧并环抱指深屈肌腱。

（3）近端区：相当于指屈肌腱鞘的A_1和A_2区，为鞘管最为狭窄的区域。指浅屈肌腱位于指深屈肌腱的掌侧，两者平行走行。

3. 指屈肌腱Ⅲ区　从腕横韧带远端到远侧掌横纹，即指纤维鞘管起始处。此段肌腱包括指深、浅屈肌腱，示、中、环指屈肌腱被覆腱周组织，小指屈肌腱位于滑膜鞘内。蚓状肌起自此段的指深屈肌腱。

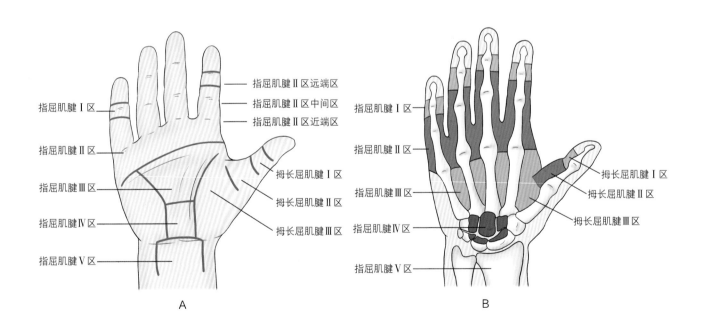

图2-1-8　屈肌腱分区示意图

A. 屈肌腱分区在体表的投影　B. 屈肌腱分区和骨关节的对应关系

4. 指屈肌腱Ⅳ区 为位于腕管内的屈肌腱。腕管掌侧为硬韧的掌横韧带，尺侧、桡侧、背侧均为腕骨。在此狭窄的隧道里，共有9条肌腱和1条正中神经通过。腕管内肌腱排列为三层：浅层为中、环指浅屈肌腱，中层为示、小指浅屈肌腱，深层为指深屈肌腱、拇长屈肌腱。

5. 指屈肌腱Ⅴ区 为腕管近端至肌肉和肌腱交界处的一段肌腱。此段肌腱均被覆丰富的腱周组织。

（二）拇长屈肌腱的分区

拇长屈肌腱也分为5个区。

1. 拇长屈肌腱Ⅰ区 自近节指骨中部至末节指骨基底部肌腱抵止处。此区内的肌腱仅有滑膜鞘而无纤维鞘管。

2. 拇长屈肌腱Ⅱ区 自近节指骨中部至掌指关节近端。此区内的肌腱位于拇指纤维鞘管内。在掌指关节掌侧，有两枚并列的籽骨，中间形成一条狭窄的通路，很像两山之间的峡谷，拇长屈肌腱正从"峡谷"中通过。

3. 拇长屈肌腱Ⅲ区 自拇长屈肌腱鞘起始处至腕管远端。此区内的肌腱包绕在滑膜鞘中，位置较深，处于拇收肌和拇短屈肌之间。

4. 拇长屈肌腱Ⅳ区 在腕管内，拇长屈肌腱位置较深，紧贴腕管桡侧壁。该肌腱单独包裹在一个滑膜鞘内。

5. 拇长屈肌腱Ⅴ区 起自拇长屈肌肌腹与肌腱移行处至腕管近端。拇长屈肌为单羽肌，肌腹位于肌腱的桡侧，肌肉中的肌腱部分较长。

（张友乐　杨辰）

第二节
屈肌腱损伤的临床表现

手部屈肌腱损伤因受伤部位、程度和受伤肌腱数量不同而表现各异。如果对肌腱损伤后的临床表现掌握不够或查体不谨慎，容易造成漏诊或误诊，特别是肌腱的闭合损伤尤应予以注意。

1. 指深、浅屈肌腱均断裂　手指屈侧肌腱张力消失，手指处于伸直位，不能主动屈曲远指间关节和近指间关节。由于骨间肌和蚓状肌的存在，伤指仍可屈掌指关节。

2. 单纯指深屈肌腱断裂　不能主动屈曲伤指末节。可通过控制近指间关节于伸直位，检查远指间关节有无主动屈曲功能（图2-2-1）。

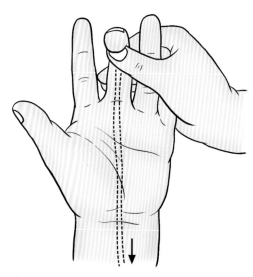

图2-2-1　指深屈肌腱检查方法示意图

3. **单纯指浅屈肌腱断裂**　因指深屈肌腱正常，伤指主动屈曲常无明显异常。可通过固定其余健指于完全伸直位，使健指指深屈肌处于拉伸的紧张状态，嘱患者主动屈曲伤指，如指浅屈肌腱断裂，则不能主动屈曲近指间关节（图2-2-2）。需要注意的是，由于示指常有单独的指深屈肌肌腹，此时虽然固定健指于完全伸直位，但示指仍可通过单独的指深屈肌肌腹进行主动屈指，所以示指浅屈肌腱断裂者不宜用此方法检查。

4. **拇长屈肌腱断裂**　控制拇指掌指关节于伸直位，患者不能主动屈曲拇指指间关节（图2-2-3）。

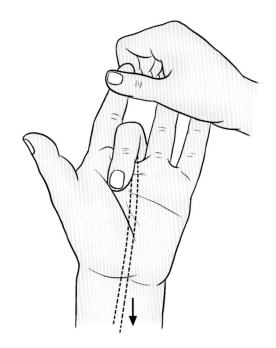

图2-2-2　指浅屈肌腱检查方法示意图

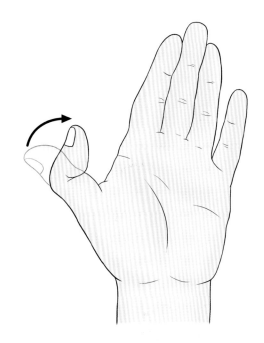

图2-2-3　拇长屈肌腱检查方法示意图

（张友乐　杨辰）

第三节
屈肌腱损伤的诊断与治疗原则

一、屈肌腱损伤的诊断

肌腱损伤的患者，由于活动伤指时造成疼痛而常不配合医生检查，特别是儿童、婴幼儿的肌腱损伤，易造成漏诊、误诊。陈旧性肌腱损伤也会因肌腱断端粘连，或合并其他组织损伤所致的功能障碍而给检查者造成困难。对肌腱损伤患者应按照问诊、望诊、触诊及活动检查的程序进行。

1. 问诊　询问患者受伤的经过、致伤物及伤手活动的情况。

2. 望诊　观察手部受伤部位、伤口形态、伤口瘢痕及其类型、手的姿势等，与正常手的休息位对照，常可提供肌腱损伤的线索。正常情况下，手不用任何力量时，手内在肌与外在肌的张力处于相对平衡的状态，手的位置为腕关节轻度背伸10°～15°，并有10°尺偏；掌指关节、指间关节呈半屈曲状，从示指至小指，屈曲角度逐渐加大，各指尖指向腕舟骨结节；拇指轻度外展，指腹接近或触及示指远指间关节桡侧（图2-3-1）。

当指屈、伸肌腱损伤后，其肌腱的平衡力被破坏，肌腱张力变化造成手姿势的改变。如指屈肌腱断裂，由于指伸肌张力的作用，休息位时手指呈伸直位（图2-3-2）。

3. 触诊　检查者利用手指的触觉检查患者肌腱的功能、肌腱滑动或张力的变化、肌腱的连续性是否存在，以及断端在什么位置等情况。

4. 手指的活动与测量　根据手指屈伸活动的特点，分别检查手指主动、被动屈伸活动（详见本章第二节"屈肌腱损伤的临床表现"），记录其活动范围、活动方式及力量。

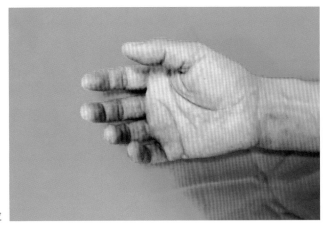

图 2-3-1 手的休息位

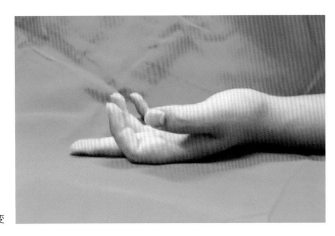

图 2-3-2 中指屈肌腱断裂后手的休息位改变

通过患者的病史和详细的查体，一般较易做出手部屈肌腱损伤的诊断。对肌腱损伤诊断的描述，可按照下列顺序书写：肌腱损伤类别（侧别、指别、部位）。举例：指深屈肌腱断裂（左、示指、Ⅱ区）。

二、屈肌腱损伤的治疗原则

（一）选择合适的修复时机

1. 一期缝合　指屈、伸肌腱无论在哪个区域断裂，只要情况允许，都应该在进行一期清创和创面闭合的同时做肌腱缝合术。肌腱修复时应注意以下几种情况：

（1）了解开放性损伤的时间、地点、致伤原因和致伤物、伤口污染情况。一般情况下，伤后24小时以内、伤口内无严重污染、无特殊细菌（如产气荚膜梭菌等）感染、利器切割损伤等，均应一期缝合。

（2）根据肌腱损伤平面、指屈、伸肌腱断裂时手指的位置和状态，初步估计肌腱断端回缩部位以及可能需要的探查切口。

（3）确定肌腱断裂的数目，有无合并神经、血管及关节损伤，有无局部软组织缺损及其范围。如肌腱损伤的同时伴有重要神经、血管损伤，应同期修复相关的神经、血管。伴有关节损伤时，应予以适当的固定和制动。如局部软组织缺损范围小，可直接闭合或通过局部转移皮瓣覆盖时，均应一期修复损伤肌腱。

（4）术者应具备熟练的肌腱修复技术。

2. 延迟缝合　延迟缝合一般指伤后24小时至3周的肌腱修复。出现以下情况时，可考虑行肌腱延迟缝合。

（1）肌腱损伤时无明显缺损，但伤口污染严重，不能一期闭合伤口。

（2）合并其他严重损伤或危及生命时，需优先治疗，以挽救患者生命和保存其他重要功能。可先予以清创，关闭伤口，待患者病情稳定后再行延迟修复。

（3）受制于当地的医疗水平或术者不熟悉肌腱外科手术操作，一期缝合不能保证效果时，可先予以清创，关闭伤口，再转往上级医院治疗。

（4）创面污染较重，虽经清创早期覆盖创面，但仍有较高感染风险时，可行延迟修复术。

肌腱延迟缝合也应尽早进行，待伤口清洁、条件适宜时立即手术；否则时间过久，肌腱断端回缩，肌肉继发挛缩，直接缝合较困难。

3. 二期缝合　在条件具备的情况下，均应行肌腱一期缝合。有下列问题时，可考虑行肌腱二期缝合。二期缝合时往往需要进行自体或异体肌腱移植。

（1）肌腱有缺损，直接缝合有困难。

（2）肌腱缝合部位皮肤缺损，需先行皮肤移植或皮瓣覆盖。

（3）严重的挤压伤，软组织大量缺损、坏死，合并骨与关节粉碎性骨折。

（4）伤口污染严重，无法一期关闭创面。

（二）对肌腱缝合的要求

多种因素影响肌腱修复术后的愈合质量。肌腱损伤处抗断端的裂隙作用和修复的最终强度是相互关联的，主要受缝线股数、缝合方法以及缝线直径大小的影响。其他影响因素还包括缝线的材质、有无锁边缝合、线结数量、中心线的张力以及缝合边距等。此外，肌腱缝合后影响功能结果的主要原因还有肌腱粘连。因此，在肌腱缝合方法与应用材料的选择方面应有所讲究，力求肌腱缝合方法简便、可靠，有一定的抗张能力，并尽可能减少腱端缝合处的绞勒，减少术后肌腱粘连的概率。

一个好的肌腱缝合手术应具备以下条件：①正确对合肌腱断端，断端间无分离、无重叠；②接合缝合而非绞勒缝合；③肌腱表面平滑无结；④选择对肌腱创伤较小、与组织反应较小的缝合材料。肌腱缝合术的常用方法详见第一章第二节。

肌腱缝合效果的好坏不仅与缝合方法和术者的缝合水平有关，还与缝合材料有关。一个好的缝合材料需要具备以下特点：①结实、可靠、强度高，抗牵张力大；②惰性强或组织相容性好，组织反应极小；③表面光滑，对缝合组织无切割效应；④不可吸收或有足够长的吸收前期，避免缝合组织尚未愈合即被分解吸收。目前临床上多采用不可吸收的无创伤缝线或可吸收缝线，如普迪思（PDS）缝线。

（三）对局部条件的要求

肌腱愈合所需营养主要是血液供给与滑液作用，所以修复的肌腱应位于较完整的滑膜鞘内，或位于血液循环丰富的松软组织床内，以保证肌腱愈合质量好，粘连少。在缺血的组织内，瘢痕基床上或瘢痕覆盖部位的裸露而硬韧的组织，如鞘管、韧带、肌膜、骨创面等部位，不宜修复肌腱。

（四）腱鞘的处理

早期人们认为，修复的肌腱需从周围组织长入侧支循环才能愈合，缝合肌腱如在腱鞘内必须行鞘管切除，使缝接处直接与周围组织接触。近些年认识到损伤或修复后的肌腱自身可以愈合，滑液的作用对愈合也很重要。完整的鞘管不仅不会妨碍肌腱的愈合，而且还是防止肌腱粘连的很好屏障。因此，应尽可能在手指屈肌腱鞘内做肌腱缝合。较完整的鞘管不应被切除，应予以修复。破损较重或壁层滑膜已不存在的鞘管应予以切除。要考虑在适当的部位（如A_2、A_4区）保留滑车，以利于肌腱功能的恢复。

（五）早期功能练习

肌腱缝合后，早期有控制地活动是防止肌腱粘连的有力措施，可加速肌腱愈合，减少粘连的发生。早期被动活动应在严格监督及指导下进行，避免在锻炼时发生肌腱缝合处断裂的情况。

目前，手部肌腱修复手术已经得到较大的普及，所以手部新鲜的肌腱损伤应尽量予以一期缝合。如果肌腱缝合技术有困难，尤其是对指屈肌腱鞘内的肌腱损伤修复技术掌握有限时，不强求每位首诊医生都必须做一期缝合，可以和患者做充分的沟通，留待较有经验者行延迟缝合或二期缝合。这样做虽不理想但情有可原，比未掌握肌腱修复技术勉强施行手术的结果要好。

（张友乐　杨辰）

第四节
屈肌腱损伤的修复

一、指屈肌腱损伤修复前的技术准备和注意事项

1. 了解肌腱损伤的原因及特点

（1）锐器伤：致伤物为玻璃切割、刀刺伤等。一般伤口整齐、污染不严重，以指屈肌腱Ⅱ、Ⅲ区断裂多见。

（2）复合性肌腱损伤：肌腱断裂合并神经、血管及骨与关节损伤。致伤物多为机械伤，如电锯、电刨、车床、铡草机等。其特点是多指、多部位，部分病例有肌腱缺损或皮肤缺损。如果是农用机具损伤，往往污染严重。

（3）非开放性损伤：常为突发性暴力所致，肌腱自止点处撕裂。有的是不完全断裂。

2. 肌腱损伤修复手术注意点　必须做到仔细消毒、彻底清创，术中严格无菌操作，避免感染发生。术中完善止血，避免术后血肿形成而加重粘连，影响疗效。

3. 肌腱手术应遵守的原则　无创伤操作，腱端缝合要光滑，保护腱周组织，术中使肌腱保持湿润，减少肌腱在空气中、热光源下的暴露时间，防止其表面过于干燥。

4. 肌腱断端的寻找方法　指屈肌腱滑动范围较大，屈肌收缩力大，肌腱断裂后，近断端回缩较多，手术时不易寻找。肌腱断端回缩多少与断裂部位有关，指深、浅屈肌腱在腱组远端断裂时，近断端由于腱组的牵拉，回缩较少；在腱组的近端断裂时，则回缩较多。指屈肌腱在手掌部位断裂，指深屈肌腱因有蚓状肌附着，回缩较少；指浅屈肌腱的断端回缩较多，常缩至腕管内或前臂远

端。拇长屈肌腱从腕管到拇指远节指骨抵止处，均位于滑膜鞘内，无腱纽附着，无论何处肌腱断裂，近断端常缩至大鱼际部、腕管内或前臂远端。

手术时从伤口深处寻找肌腱断端，不宜用血管钳或其他器械探入伤口盲目地探找、钳夹肌腱的断端（图2-4-1），否则不仅增加组织创伤，破坏鞘管或夹伤周围神经、血管，扩散创面污染范围，而且也常达不到目的。

肌腱远断端比较容易寻找，可通过被动屈曲伤指，远断端即可自行突出伤口（图2-4-2）。寻找屈肌腱的近断端，可极度被动屈曲腕关节、掌指关节，术者用手自患者前臂掌侧由近端向远端推挤，或用弹性胶带从前臂近端向远端做螺旋状缠绕，近断端多可自行突出伤口（图2-4-3）。如仍不奏效，则根据肌腱断裂水平及受伤时手所处的位置，判断肌腱断端位置，在手掌近端或前臂远端另做切口，则不难找到断端。

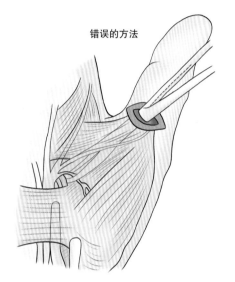

错误的方法

图 2-4-1 不宜用血管钳或其他器械探入切口盲目地探找、钳夹肌腱

图 2-4-2 肌腱远断端寻找方法示意图

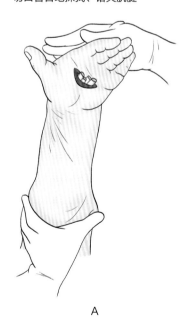

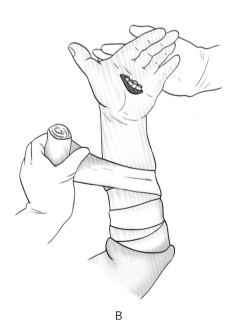

图 2-4-3 肌腱近断端寻找方法示意图

A. 推挤法 B. 胶带缠绕法

A

B

另做切口时，肌腱手术切口设计要合理，应避免与肌腱的纵轴重叠或平行，以免使切口瘢痕与肌腱形成纵向粘连。设计切口时，垂直或斜行越过肌腱，这样切口与肌腱之间只有点的接触，粘连机会和范围就可以大为减少。

肌腱断端找到后，由于张力等因素的影响，不便进行肌腱缝合操作，常用注射器针头横穿肌腱，将肌腱断端固定在伤口外。穿针时要注意稍远离断端，以免妨碍肌腱缝合操作。穿针动作要稳，入针要准确，不要反复穿插，以免造成肌腱额外损伤。肌腱缝合完毕后将针头取出，切勿将针头遗留在伤口内。

5. 肌腱一期缝合技术　指屈肌腱无论在哪一区断裂，必要时都应将原切口延长（图2-4-4），便于肌腱清创、缝合。但切口延长时不应与手部皮肤横纹垂直交叉，避免术后瘢痕挛缩而影响关节活动。

在腕部切割伤做肌腱缝合时，勿将肌腱与神经缝合。正中神经与指屈肌腱所在位置不同，神经干略显浅黄色，外膜有营养的轴型血管，神经断端的神经纤维束清晰可见。肌腱硬韧，为鱼肚白色，无轴型血管。

6. 麻醉　妥善的麻醉有利于手术的进行和保证患者的安全。若麻醉处理不当，不但麻醉效果不好，也给手术带来很多困难，甚至影响手术治疗效果。肌腱损伤往往同时伴有神经和血管损伤，手术操作过程较精细，所以要求麻醉止痛效果完全，患者情绪稳定且无痛，为手术的顺利进行创造良好条件。进行指屈肌腱修复术时常用臂丛神经阻滞麻醉，一般都可获得良好的麻醉效果。

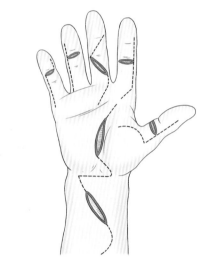

图2-4-4　修复手部屈肌腱时切口延长设计示意图

二、指屈肌腱Ⅰ区损伤的修复

1. 指深屈肌腱距止点1cm以内断裂或从止点处撕脱　可切除远断端，将近端前移，做肌腱止点重建术（图2-4-5）。

根据手指的伤口特点合理设计切口，显露回缩的指深屈肌腱近断端，用细钢丝将近断端做8字形缝合备用。再于拟固定的肌腱处用小骨刀掀起一块骨皮质或用骨钻钻孔，以接纳肌腱。将近断端用细钢丝分别从远节指骨两侧穿向背侧，拉紧钢丝，使肌腱端嵌入骨创面内。穿出的钢丝在指背侧用纽扣或纱布卷固定，以防压迫指甲。拆线时剪断一侧钢丝，牵引出另一端即可（图2-4-6）。

该方法的并发症主要有潜在的感染风险、钢丝断裂、指甲畸形、指甲不适感等。拧紧钢丝时避免过度用力，注意保护伤口，一般可以避免上述并发症的发生。

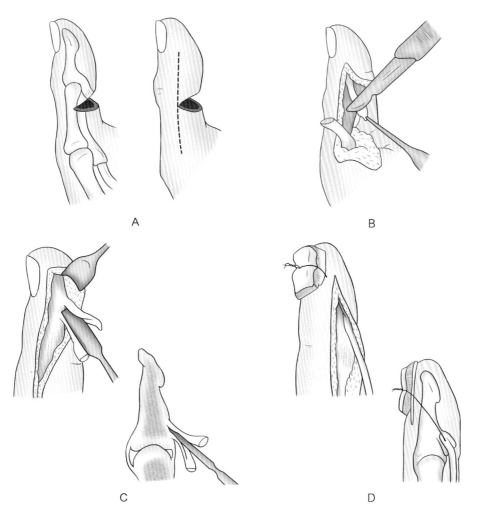

A   B

C   D

图2-4-5 指屈肌腱Ⅰ区断裂的处理——肌腱近端前移术示意图

A. 伤口处理   B. 肌腱断端处理   C. 肌腱止点骨面处理   D. 肌腱止点重建

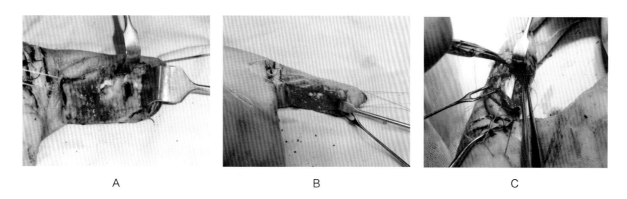

A   B   C

图2-4-6 左拇长屈肌腱止点处断裂，行肌腱止点重建术

A. 显露拇长屈肌腱近断端，用肌腱缝线做8字形缝合备用；于肌腱止点处用小骨刀凿开骨皮质，呈孔状，以接纳肌腱   B. 将肌腱缝线的两个尾端分别从远节指骨两侧穿入背侧   C. 拉紧肌腱缝线，将肌腱近断端嵌入骨孔内，收紧肌腱缝线，并在指背侧用纱布卷固定

2. **拇长屈肌腱断裂距止点1cm以内** 不宜直接缝合，可将近断端前移，重新做止点。肌腱有缺损时，可在腕关节近侧行拇长屈肌腱延长、远端做止点重建手术（图2-4-7），使鞘管区内无缝合点，减少粘连机会。

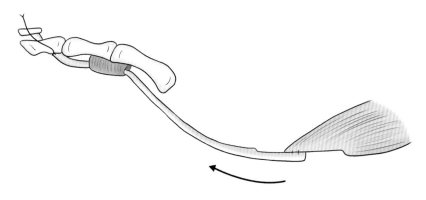

图2-4-7 拇长屈肌腱延长术示意图

于腕横纹水平，沿桡侧腕屈肌的桡侧做一纵行切口，逐层分离，保护桡侧神经、血管，显露拇长屈肌腱。术中测量拇长屈肌腱缺损的长度，再于近肌腱腹段做Z形延长并缝合。用一根硬橡胶管（如导尿管）从远端伤口经拇长屈肌腱鞘管送至近端，并与拇长屈肌腱近断端捆绑缝合，再沿原鞘管退回，将拇长屈肌腱近断端导回远侧伤口，再缝合肌腱远、近断端。

3. **指深屈肌腱断裂距止点1cm以上** 不宜做肌腱前移，应行肌腱直接缝合，否则肌腱张力加大，伸指活动受限（图2-4-8）。

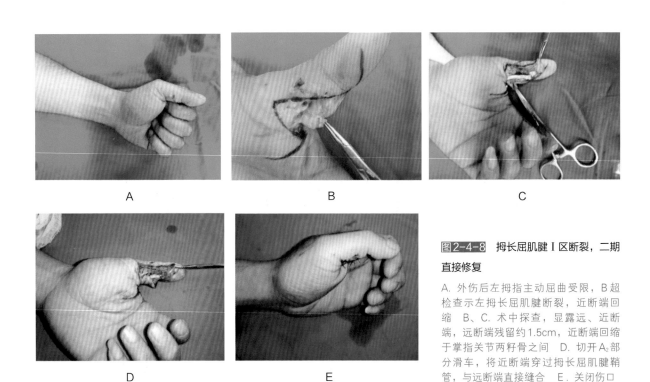

A

B

C

D

E

图2-4-8 拇长屈肌腱I区断裂，二期直接修复

A. 外伤后左拇指主动屈曲受限，B超检查示左拇长屈肌腱断裂，近断端回缩 B、C. 术中探查，显露远、近断端，远断端残留约1.5cm，近断端回缩于掌指关节两籽骨之间 D. 切开A₂部分滑车，将近断端穿过拇长屈肌腱鞘管，与远断端直接缝合 E. 关闭伤口

指深屈肌腱Ⅰ区断裂行肌腱前移术时，需避免肌腱前移过多，否则容易导致修复术后指深屈肌腱张力过大而发生手指关节屈曲挛缩畸形。术后需进行充分和良好的制动，以免再次断裂后行二期手术修复。指深屈肌腱修复术后易与周围组织产生粘连，且因术后制动易引起肌腱滑动受阻，导致远侧指间关节发生僵硬而活动困难（或称固定关节）。一般予以锻炼以恢复功能，无须再行手术治疗。

三、指屈肌腱Ⅱ区损伤的修复

（一）指屈肌腱Ⅱ区损伤的分区

指屈肌腱Ⅱ区分为近端区、中间区和远端区3个亚区，指深、浅屈肌腱在这3个亚区内的走行和相互关系各有特点，所以指屈肌腱Ⅱ区断裂时的处理需根据具体断裂部位和断裂数量予以相应处理。

1. **近端区屈肌腱断裂** 指浅屈肌腱位于指深屈肌腱掌侧。单纯指浅屈肌腱断裂应予以缝合。缝合断腱后牵拉肌腱近端及手指被动伸直，观察肌腱缝合处是否与腱鞘破损处嵌顿，如有上述情况可做部分鞘管切除，以免吻接点绞缠、粘连。此区指深、浅屈肌腱断裂时，应同时予以缝合。被动屈、伸手指，如深肌腱缝合处与浅肌腱分叉处或鞘管有嵌顿，可只缝合深肌腱，切除部分浅肌腱以保留鞘管。

指浅屈肌腱需要切除时，远断端不要切除过多，否则会造成近指间关节囊松弛，术后导致此关节过伸畸形（图2-4-9），或损伤关节囊，发生指间关节屈曲挛缩。切除残腱过短还可伤及腱纽，特别是由指浅屈肌腱短腱纽发出至指深屈肌腱的长腱纽，影响深肌腱的血液循环。但也不宜保留过长，过长的残腱与近节指骨处粘连，影响近节指关节伸直。浅肌腱则以从短腱纽的近侧缘切除为宜。

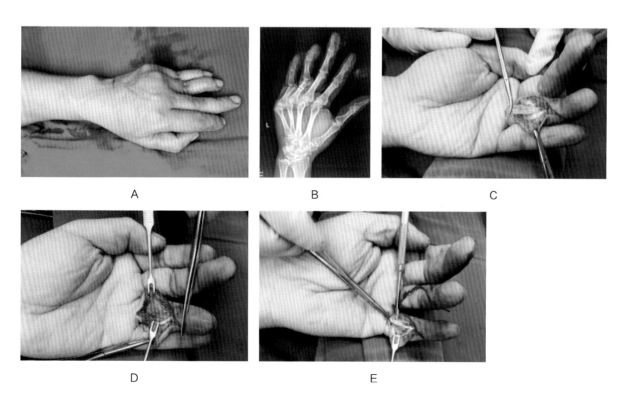

A   B   C

D   E

图2-4-9　外伤后指浅屈肌腱远断端保留过少致左环、小指鹅颈样畸形

A. 术前外观　B. 术前X线片　C、D. 术中游离显露左环、小指浅屈肌腱远断端，可见残留少，断端瘢痕菲薄　E. 将左环、小指浅屈肌腱远断端及掌板紧缩缝合

2. 中间区屈肌腱断裂　指浅屈肌腱在此处分为两股，变薄，包绕指深肌腱。指深肌腱渐从指浅肌腱背侧穿出，移行至掌侧。此部位指屈肌腱断裂有以下两种情况：

（1）单纯指浅屈肌腱一股断裂，不需缝合，指浅屈肌腱功能不受影响。

（2）指深、浅屈肌腱均断裂，指浅屈肌腱断裂两股中的一股，有一部分止于指骨，近端不会回缩，仍起浅腱作用，只需修复指深屈肌腱。若指浅屈肌腱两股全断并已回缩，除缝合指深屈肌腱外，应缝合一股指浅屈肌腱（图2-4-10）。

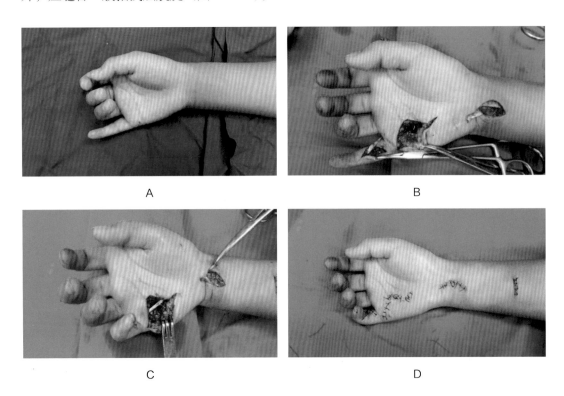

A　　　　　　　　　　　　　　　B

C　　　　　　　　　　　　　　　D

图2-4-10　外伤后右小指深、浅屈肌缺损，自体掌长肌腱移植修复指深屈肌腱

A. 术前麻醉后休息位，右小指呈伸直状态　B. 术中探查右小指深、浅屈肌腱断裂回缩，无法直接缝合修复；显露小指深屈肌腱远、近端，备用　C. 取同侧掌长肌腱，先与指浅屈肌腱远断端缝合，再经鞘管和腕管将掌长肌腱引导至腕部，与指深屈肌腱近断端缝合　D. 关闭伤口

3. 远端区屈肌腱断裂　指浅屈肌腱已抵止在指骨上。多为指深屈肌腱单独断裂，应一期行端端缝合。

拇长屈肌腱Ⅱ区位于拇指掌指关节部位，肌腱缝合后易在籽骨处嵌顿，可切除部分鞘管解除嵌顿以减少粘连，也可采用肌腱延长前移的方法，使缝合处避开籽骨区。

（二）指屈肌腱Ⅱ区损伤的修复方法

指屈肌腱Ⅱ区及其以近各区屈肌腱断裂，均采用端端缝合术。常用的肌腱端端缝合方法有多种，临床上以Kessler缝合法及其改良法最为常用。

1. Bunnell缝合法　采用3-0无创尼龙线或涤纶线双直针缝合，在距肌腱断端6mm处横穿一针，将肌腱缝线的一半拉出肌腱对侧缘后，反复4次。然后，用同样的方法缝合断腱的另一端，最后将断腱两端对合，结扎缝合（图2-4-11）。

此缝合方法缝接处抗张力较强，可用于鞘管内屈肌腱的缝合。但由于缝线反复穿插易造成肌腱断端血管束窄，现多不采用。

2. Kessler 缝合法及其改良法　这是目前常采用的肌腱缝合方法之一。采用4-0可吸收缝线（PDSⅡ），从肌腱一侧断端进针，距断端5mm处出针，先横行穿过肌腱，再纵行进针，从断端穿出。以同样的方法缝合对侧断端，两断端对合，结扎缝线（图2-4-12）。此方法缝接处结扎线埋在肌腱内，抗张力较强，且缝线作用力为纵向，无肌腱断端束窄血管的作用。

改良的Kessler方法，是在上述缝合方法的基础上，在肌腱断端周边加一圈连续缝合，以加强缝合处的抗张能力，并使缝合处光滑平整。

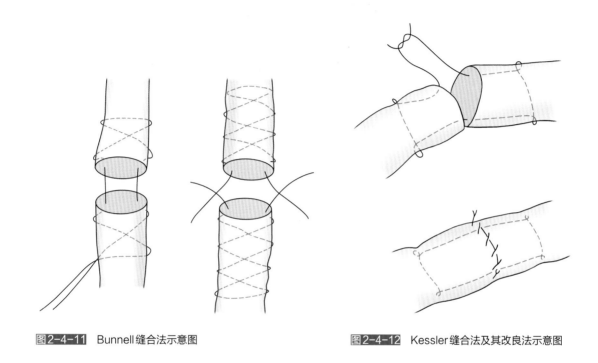

图2-4-11　Bunnell缝合法示意图　　　　　　　　　图2-4-12　Kessler缝合法及其改良法示意图

3. Kleinert 缝合法　适用于新鲜或陈旧性肌腱损伤的缝合。采用单针或双针无创缝线，以单针为例，在肌腱的一侧断端斜行进针并水平穿出，并再次斜行穿出，然后在另一侧断端进行同样的操作（图2-4-13）。此缝合方法简便易行，抗拉力强。和Kessler缝合法一样，该方法对肌腱断端血液循环影响小。

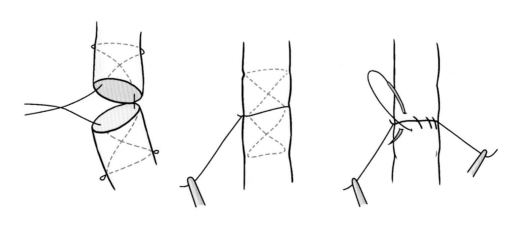

图2-4-13　Kleinert缝合法示意图

4. Koch-Mason 缝合法　该方法与 Kleinert 缝合法类似，但采用两根针分别从肌腱两端进针的方法，故在断端间有两个结（图2-4-14）。另外，在断端间采用的是一圈间断缝合而非连续缝合。此法简单方便，对肌腱血液循环干扰较少，且抗张力较强。

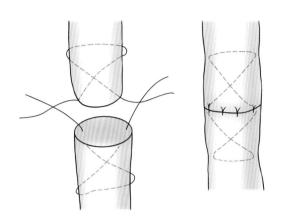

图2-4-14　Koch-Mason 缝合法示意图

5. 津下（Tsuge）缝合法　包括单套圈缝合法和双套圈缝合法。单套圈缝合法是用圆圈形肌腱缝线在距肌腱断端约1cm表浅处横穿一针，出针后将针套入线圈内穿出，拉紧，锁住少量肌腱纤维。然后，将缝针纵向刺入肌腱，并从断端引出，再传入对侧断端，在离断端约1cm处将缝针穿出，牵引拉紧，使其断端对合。将线圈一端剪断，在其近旁表浅处再横穿一针，出针后，与已经剪断的另一线头打结。双套圈缝合法与单套圈缝合法相同，只是将两缝线分别置于肌腱两侧，可以增加抗张力（图2-4-15）。

粗的肌腱可做双套圈缝合或三套圈缝合，抗拉力较强。此缝合方法对断端肌腱血液循环干扰较少。

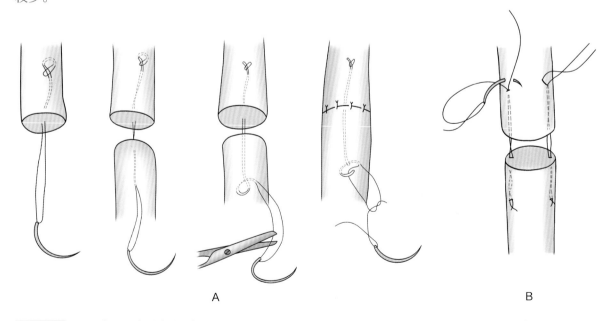

A

B

图2-4-15　津下（Tsuge）缝合法示意图

A. 单套圈缝合法示意图　B. 双套圈缝合法示意图

四、指屈肌腱Ⅲ～Ⅴ区损伤的修复

1. **Ⅲ区损伤** 指浅屈肌腱Ⅲ区单一断裂或与指深屈肌腱同时断裂，都应一期缝合。此区内指深屈肌腱断裂常涉及蚓状肌损伤，而蚓状肌不需修复，缝合后会造成该肌挛缩，引起手内蚓状肌亢进现象。

用蚓状肌包裹指深屈肌腱缝合部的方法，试图将指深、浅屈肌腱分隔以防止粘连的方法是不可取的，这同样容易造成蚓状肌短缩或瘢痕化，影响手指屈伸活动。

拇长屈肌腱无长腱纽及蚓状肌附着，断裂后近端常回缩至腕部或前臂远端，故常需在腕部近端另做一切口才能找出，再行端端缝合。手术方法同上述。

2. **Ⅳ区损伤** 指屈肌腱Ⅳ区位于腕管内，该区肌腱断裂多为锐器伤所致。此处肌腱集中，有正中神经与肌腱并行，故几条肌腱断裂合并正中神经损伤较常见。肌腱缝接后，局部肿胀，狭窄的腕管内没有缓冲的余地，容易发生粘连，故断裂的肌腱不宜全部缝合。单纯指浅屈肌腱断裂应一期缝合。指深、浅屈肌腱及拇长屈肌腱断裂，可以只修复指深屈肌腱及拇长屈肌腱，切除一段指浅屈肌腱，使其避开腕管，减少腕管内容积，便于指深屈肌腱及拇长屈肌腱修复后的早期功能练习，减少粘连的机会（图2-4-16）。

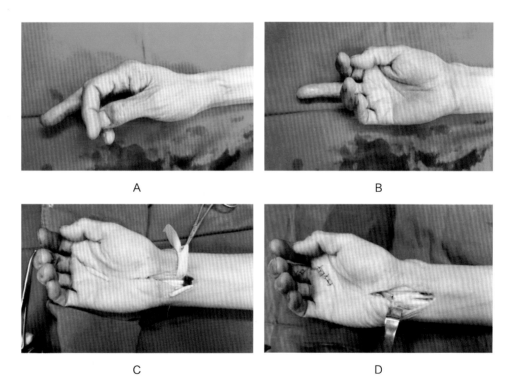

A

B

C

D

图2-4-16 闭合性损伤致右中指深屈肌腱断裂，探查后直接修复

A、B. 术前麻醉后休息位，右中指呈伸直状态　C. 术中探查发现，右中指深、浅屈肌腱于腕管内断裂
D. 切开腕管，缝合右中指深屈肌腱

腕管内的肌腱缝合点尽可能错开，如不能错开，可用近端的指浅屈肌腱为动力，与远端的指深

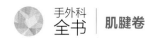

屈肌腱缝接。术中需认真辨认组织，勿将正中神经与肌腱缝合。

拇长屈肌腱位置较深，紧贴腕管的桡侧壁，故此区的肌腱断裂较少见。如有断裂，也需一期探查缝合。

3. V区损伤　指屈肌腱V区位于前臂远端，该区指屈肌腱断裂均应一期缝合。该区肌腱周围组织松软，缝合后粘连少，即使有少许粘连，对肌腱滑动影响也不大。

拇长屈肌腱V区断裂应予一期缝合。

指屈肌腱V区缺损，近端可选用指浅屈肌移位修复指深屈肌功能（图2-4-17）。

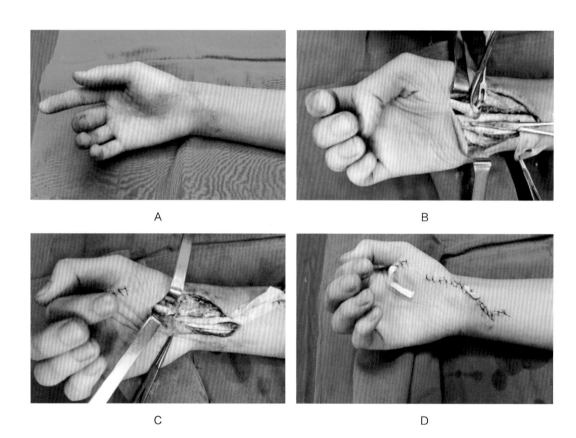

图2-4-17　外伤后右拇长屈肌腱及示指深、浅屈肌腱缺损，手术探查修复

A. 术前右拇、示指不能主动屈曲，麻醉后右拇、示指伸直位　B. 术中探查，分别游离松解拇长屈肌腱远断端和近断端、示指深屈肌腱远断端、示指浅屈肌腱近断端，游离切取掌长肌腱　C. 将示指深屈肌腱远断端与指浅屈肌腱近断端缝合，自体掌长肌腱桥接修复拇长屈肌腱远断端和近断端　D. 关闭伤口

五、指屈肌腱损伤修复术后的处理

1. 妥善包扎患指，用合适的石膏或支具固定伤指于功能位或屈曲位。

2. 早期行术后被动保护下活动，主动伸指、被动屈指。

3. 术后常规抗感染治疗。

4. 术后4周拆除钢丝或缝线，循序渐进地加强主动屈伸手指锻炼，禁止被动伸指锻炼，以免撕裂未愈合的肌腱。

六、指屈肌腱损伤修复后早期被动活动

指屈肌腱修复术后进行坚强固定一般适用于儿童患者、无法配合进行保护性锻炼的患者，或者是伴有骨折或软组织损伤的患者。

研究表明，对于其他大多数患者来说，指屈肌腱修复术后早期进行有控制的活动，除了具有减少粘连、增强愈合强度和增加肌腱活动度的作用外，还有促进肌腱内源性愈合的作用。据相关资料统计，肌腱端端缝合后的肌腱松解率为30%，而缝合后早期进行有控制的活动的松解率则下降为14%～17%。

在前臂及手背侧装置一个限制手腕及手指伸直的背侧支托，从患指的指端到前臂掌侧远端装一个弹性牵引带，中间经过一个掌侧滑轮，使患指能够做有限制的活动，即手指由于弹性牵引而被动屈曲，然后用指伸肌腱主动伸直手指，使肌腱缝合部位做有效滑动，同时保护缝接处不受张力作用，以免断裂（图2-4-18）。

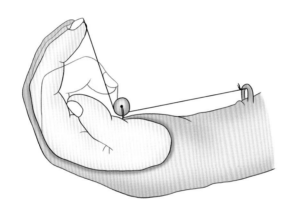

图2-4-18 指屈肌腱修复术后被动活动装置

前臂及手背侧支托控制腕关节60°屈曲位、掌指关节45°屈曲位、近指间关节10°～20°屈曲位、远指间关节0°～10°屈曲位。

支托材料以可塑性能好、制作方便的聚乙烯板为好。牵引带为橡皮条或输液用的橡胶管，劈开成条，取其1/3。当手指放松时，弹性牵引装置能将手指拉到完全屈曲位，主动伸指不费力，则表明张力适当。术后24～48小时，在严格指导下开始功能锻炼。练习时令患者主动伸指，当手指伸直到背侧支托阻挡时放松，依靠弹性牵引手指被动屈曲。开始时每天6～8次，每次做2～3次屈伸手指活动，以后逐渐增加。4周后去除支具，开始主动屈伸手指练习。6周后增加主动活动及被动活动力量。每日检查支具是否松动、制动角度有无改变、弹力带张力是否合适等，以防张力过松而使患指达不到牵引屈曲的目的，肌腱不能有效地被动滑动而发生粘连；或因牵引松弛而使患指产生主动屈指动作，致使肌腱缝合部断裂。

（张友乐 杨辰）

第五节

屈肌腱损伤的延迟缝合和二期修复

肌腱因缺损或其他原因未能行一期修复以及一期缝合失败者，应予延迟缝合或二期修复。伤后1周左右，伤口的炎症已被控制，但伤口尚未完全愈合，此时是进行肌腱延迟缝合的最佳时机。伤后3周之内，腱鞘还没有出现塌陷和瘢痕化，肌腱回缩不明显，近端肌腹未出现挛缩，此时也是进行肌腱延迟缝合的较好时机。如伤后3周以上，因腱鞘塌陷和瘢痕化，近端肌腹也出现较明显的挛缩，肌腱回缩明显，此时宜行肌腱二期修复。

肌腱延迟缝合或二期修复时常用的修复方法有肌腱直接缝合术、肌腱移植和肌腱移位术。延迟缝合时因肌腱回缩较少，尚可牵拉回位，所以常用肌腱直接缝合术。如肌腱损伤时即有肌腱缺损，则宜行肌腱移植术。二期修复时因肌腱回缩明显，常伴有肌腱缺损，故常用肌腱移植术或肌腱移位术。

一、屈肌腱各区损伤的延迟缝合和二期修复

（一）指屈肌腱各区陈旧性损伤的修复

1. Ⅰ区　指屈肌腱Ⅰ区损伤时，指深屈肌腱有不同程度的回缩。由于断腱近端腱纽与蚓状肌的作用，回缩距离不会很多，临床上表现为患指远指间关节主动屈曲功能丧失，指浅屈肌腱功能正常，近指间关节有主动屈曲。

（1）肌腱断端直接缝合或肌腱近断端前移术：如指深屈肌腱近断端有足够的长度，且远断端长度在1cm以上，断端可直接缝合。如远断端长度在1cm以下，可将其远端断腱切除，近断端前移，

行屈肌腱止点重建术。

（2）远指间关节融合术：指深屈肌腱近端已有短缩或缺损，指浅屈肌腱功能正常，远侧指间关节被动活动不良或关节已有损伤者，可行远指间关节功能位融合术。此方法对恢复伤指捏握功能效果可靠。

（3）肌腱固定术：如指深屈肌腱近端回缩较多不能直接缝合，远断端有1cm以上的长度，可将断腱远断端固定在中节指骨上，使远指间关节保持稍屈曲的功能位。

应用Bunnell缝合法，用钢丝将远断端肌腱行8字形缝合，远指间关节屈曲30°位，将肌腱固定在中节指骨基底。同时，用克氏针将远指间关节做屈曲位制动（图2-5-1）。

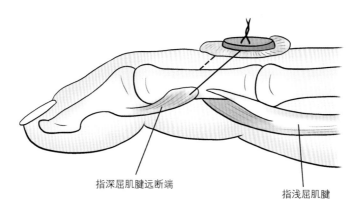

指深屈肌腱远断端　　　　　　　　　　指浅屈肌腱

图2-5-1 远指间关节肌腱固定术

（4）肌腱移植术：远、近侧关节被动活动正常，手指皮肤条件好者，可行肌腱移植术。在指深屈肌腱移植修复时，如指浅屈肌腱完好，移植腱应穿过腱鞘内移植；若腱鞘已塌陷，则在腱鞘外移植，重建滑车。

2. Ⅱ区 单一的指浅屈肌腱Ⅱ区损伤，可不必修复。指深屈肌腱断裂已不能直接缝合时，如指浅屈肌腱完好，可做远指间关节融合或肌腱固定。指深、浅屈肌腱均断裂且不能直接缝合时，应行游离肌腱移植重建指深屈肌腱。可取同指浅屈肌腱或异体肌腱移植重建指深屈肌腱。

3. Ⅲ区 如此区伤后时间较短，肌腱回缩不多，无论指深、浅屈肌腱均可直接缝合。如时间过久，肌肉已发生挛缩，肌腱相对长度不足，则行肌腱移植术。

4. Ⅳ区 此区腕管内肌腱较多，如指浅屈肌腱、指深屈肌腱及拇长屈肌腱全部断裂，可仅修复指深屈肌腱和拇长屈肌腱。需行肌腱移植时，应将肌腱缝接点置于Ⅲ区与Ⅴ区内（图2-5-2）。

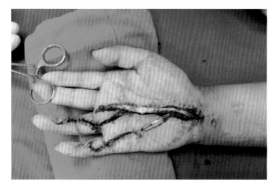

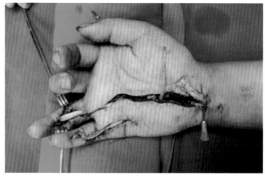

A　　　　　　　　　　　　B

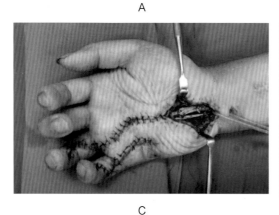

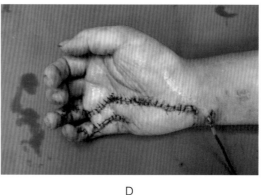

C　　　　　　　　　　　　D

图2-5-2　外伤后右环、小指屈肌腱多发断裂伤，异体肌腱修复

A. 术中探查见环、小指深屈肌腱于Ⅰ区断裂，远断端残留约1cm。屈肌腱远断端质地差，多处裂伤，予以弃用；近断端修剪至腕管处　B、C. 取异体肌腱，分别与环、小指深屈肌腱远断端缝合，穿过鞘管，引导至腕管处，分别与环、小指深屈肌腱近断端缝合。注意不要缝合腕横韧带　D. 关闭伤口

5. Ⅴ区　此区内多条肌腱损伤的情况较多见，常合并正中神经、尺神经、尺动脉、桡动脉的损伤。经验不足的医生早期容易漏诊，以致遗留到后期处理。如断裂的肌腱无缺损，可直接缝合。如肌腱断裂不在一个平面，又因肌腱短缩或缺损不能直接缝合时，可将指浅屈肌腱与指深屈肌腱交替移位缝合。拇长屈肌腱可用肌腱近端延长的方法来解决，或选用其他手指废弃的肌腱来移植。

（二）拇长屈肌腱陈旧性损伤的修复

拇长屈肌腱在拇指的任何区域断裂，张力不大时，均可做肌腱直接缝合。如受伤时间短，肌肉挛缩较轻，利用腕关节屈曲可克服长度不足，经术后锻炼，可达到正常的滑动范围。如肌腱有缺损，应行肌腱延长、移植或移位术。当各种修复方法均无条件时，可行拇长屈肌腱远断端肌腱固定术或指间关节融合术。

二、屈肌腱损伤的延迟缝合和二期修复常用术式

1. 肌腱直接缝合术　详见第一章第二节"肌腱缝合术"。

2. 肌腱移植术　详见第一章第三节"游离肌腱移植术"。

肌腱移植术适用于手部各区域内肌腱缺损的修复。如肌腱缺损部位无明显瘢痕，手指关节被动屈伸良好，手指感觉存在，则可行游离肌腱移植。幼儿不适宜做肌腱移植术，术后效果常不理想。

（1）游离肌腱的来源：分为自体肌腱和异体肌腱两大来源。可用于移植的自体肌腱有掌长肌腱、趾长伸肌腱、示指固有伸肌腱和指浅屈肌腱等。

修复多条肌腱缺损时，自体肌腱移植的来源受到限制，可应用同种异体肌腱移植。随着同种异体肌腱移植免疫学研究的进展，经处理的异体肌腱，其组织抗原性明显降低，使异体肌腱移植在临床上的应用成为可能。

1）深低温冷冻异体肌腱移植。使用时，采用快速复温法，于术前30分钟从冷冻箱内取出异体肌腱，置入16～20℃生理盐水或林格氏液中，10～15分钟肌腱恢复正常形态后即可应用。

2）冷冻干燥异体肌腱移植。使用时，于术前4小时从容器中取出肌腱，置入16～20℃林格氏液中，2～4小时肌腱恢复正常形态后即可应用。

（2）游离肌腱移植缝合：如指深屈肌腱远端有1cm以上的长度，移植肌腱可直接做端端缝合；如长度短于1cm，则行肌腱止点重建。游离肌腱的近端缝合点置于手掌（Ⅲ区）内。移植肌腱多较受体肌腱细，故常采用编织缝合的方法，尽量保留完整的鞘管。如不可能，也应在近节指骨基底部及中节指骨中部保留 A_2、A_4 滑车或重建2个滑车。

（3）移植肌腱的张力调整：如移植肌腱张力过大，则手指伸直受限；如张力过小，则手指屈曲不完全。适当调整肌腱张力是取得肌腱移植术后良好功能的重要因素之一。

调节肌腱张力时，以相邻指的休息位姿势为参照，使患指的屈曲度与其相邻处于休息位的手指角度相一致。

如肌腱近断端在原伤口附近粘连或受伤时间较短，断腱的肌肉本身张力尚无明显改变，则应将患指调整为与邻指相一致的屈曲位。

如受伤时间较长，肌肉有继发性挛缩，牵拉肌腱近断端感到肌肉张力较大、收缩范围较少，则移植肌腱的张力应适当放松些。肌腱缝接后，伤指位置较处于休息位的邻指稍伸直些，以免术后患指伸直受到影响。

如肌肉有失用性萎缩，牵拉断腱时肌肉松弛，则移植肌腱的张力可适当大些，以免术后手指屈曲范围减少而且无力。

（4）蚓状肌的影响：指深屈肌腱在手掌部位有蚓状肌附着，近端选用指深屈肌腱为动力时，要考虑该肌腱张力变化对蚓状肌的影响。移植肌腱张力较大时，指深屈肌腱向远端牵拉较多，致使蚓状肌松弛，术后近指间关节伸直力变弱；如移植肌腱过长，指深屈肌腱近端回缩较多，则蚓状肌被拉长，可出现手指蚓状肌功能亢进畸形。

此外，利用蚓状肌包裹移植肌腱的缝合点以防止粘连的方法，也容易造成该肌挛缩，手指同样可出现蚓状肌功能亢进畸形，应予以避免。

3. **肌腱移位术** 屈肌腱损伤后，肌腱移位术主要应用于肌腱缺损过多或断腱的肌腹已丧失功能时的二期修复，多用于拇长屈肌腱损伤的二期重建。如拇长屈肌腱损伤发生于手掌部，可用环指浅屈肌腱移位重建。在环指掌指关节做横行切口，并在拇指处以掌指关节为中心做弧状切口，先找到环指浅屈肌腱并予以切断，再从大鱼际切口将其抽出，与拇长屈肌腱远断端缝合（图2-5-3）。缝合时注意维持拇指末节轻度屈曲位。如拇长屈肌腱损伤发生在前臂远端，无法直接修复时，也可以用掌长肌腱移位重建拇长屈肌腱（图2-5-4）。

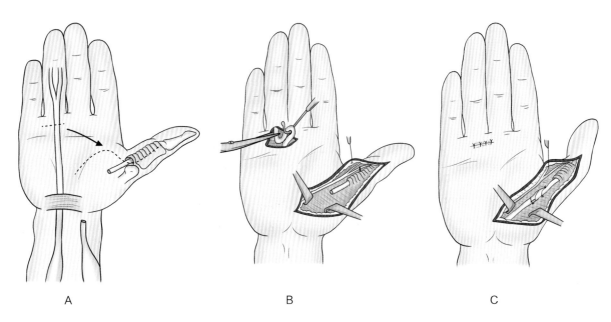

A B C

图2-5-3 环指浅屈肌腱移位修复拇长屈肌腱缺损（手掌部）示意图

A. 切口设计 B. 找到环指浅屈肌腱并予以切断，再从大鱼际切口处抽出 C. 与拇长屈肌腱远断端缝合

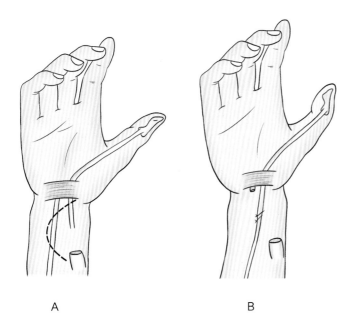

A B

图2-5-4 掌长肌腱移位修复拇长屈肌腱缺损（前臂远端）示意图

A. 切口设计 B. 掌长肌腱移位，与拇长屈肌腱缝合

（张友乐 杨辰）

参考文献

［1］TRUMBLE T. Hand surgery update IV ［M］. Rosemont，IL：American Society for Surgery of the Hand，2007：343-358.

［2］DOYLE J R. Anatomy of the flexor tendon sheath and pulley system: a current review ［J］. J Hand Surg Am，1989，14（2 Pt 2）：349-351.

［3］BAYATT A，SHAABAN H，GIAKAS G，et al. The pulley system of the thumb: anatomic and biomechanical study ［J］. J Hand Surg Am，2002，27（4）：628-635.

［4］PETERSON W W，MANSKE P R，BOLLINGER B A，et al. Effect of pulley excision on flexor tendon biomechanics ［J］. J Orthop Res，1986，4（1）：96-101.

［5］LUNDBORG G. Experimental flexor tendon healing without adhesion formation—a new concept of tendon nutrition and intrinsic healing mechanisms. A preliminary report ［J］. Hand，1976，8（3）：235-238.

［6］KLEINERT H E，VERDAN C. Report of the Committee on Tendon Injuries（International Federation of Societies for Surgery of the Hand）［J］. J Hand Surg Am，1983，8（5 Pt 2）：794-798.

［7］王澍寰. 手外科学 ［M］. 2版. 北京：人民卫生出版社，1999：435.

［8］LUTSKY K F，GIANG E L，MATZON J L. Flexor tendon injury, repair and rehabilitation ［J］. Orthop Clin North Am，2015，46（1）：67-76.

［9］王澍寰. 手部肌腱损伤的处理原则 ［J］. 中华创伤杂志，1987，3（2）：89-90.

［10］韦加宁. 韦加宁手外科手术图谱 ［M］. 北京：人民卫生出版社，2003：174.

［11］LEDDY J P. Avulsions of the flexor digitorum profundus ［J］. Hand Clin，1985，1（1）：77-83.

［12］VUCEKOVICH K，GALLARDO G，FIALA K. Rehabilitation after flexor tendon repair, reconstruction, and tenolysis ［J］. Hand Clin，2005，21（2）：257-265.

［13］韦加宁. 韦加宁手外科手术图谱 ［M］. 北京：人民卫生出版社，2003：245.

第 三 章

伸肌腱损伤的修复

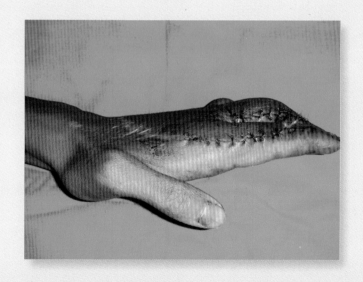

第一节
指伸肌腱的基本解剖和分区

　　手指的伸展功能非常复杂，既有手外在肌的作用，又有手内在肌的参与，两者极为巧妙的分布和结合，是正常手指伸展功能的基础。指伸肌腱通常分为桡侧组和尺侧组。桡侧组与拇指运动有关，有拇长伸肌腱和拇短伸肌腱；尺侧组与示指、中指、环指、小指的伸指运动有关，包括4条指总伸肌腱、示指伸肌腱和小指伸肌腱（图3-1-1）。

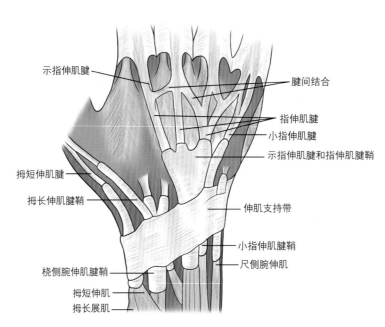

图3-1-1 指伸肌腱与腱鞘示意图

一、指伸肌腱的形态特点

1. 指伸肌腱均起于前臂背侧伸肌的远端，在腕背部经伸肌支持带的深面，通过4个不同的肌腱滑液鞘走向手背；在手背和指背侧位置表浅，均走行于皮下，在手外伤时容易受损伤。

2. 除中指和环指是1条伸肌腱外，其他手指均为2条。除拇指的2条伸肌腱走行方向不同外，示指和小指伸肌腱与指总伸肌腱发出至这两指的指伸肌腱合并，其止点和形成结构没有明显区别。

3. 在手背侧，指伸肌的4条肌腱之间常有不同类型的腱间结合相连。腱间结合具有加强手指伸展运动的稳定性和限制各指单独活动的功能，其中以环指和小指的单独活动受限更为明显。

4. 指伸肌除位于腕背伸肌腱鞘内的部分属于滑膜内肌腱，其余均属滑膜外肌腱。

二、指伸肌腱装置的组成

指伸肌腱装置又称指背腱膜，位于掌指关节以远手指背侧，由手外在肌的指伸肌腱和手内在肌及其固定纤维结构共同组成。

1. 拇指伸肌腱装置　拇长伸肌腱和拇短伸肌腱的腱束在掌指关节处已经靠近会合，较深层的纤维止于近节指骨底中部；较浅层的纤维前行，形成指伸肌腱的指背腱膜。指背腱膜又称指伸肌腱扩张部，是由指伸肌腱向两侧扩张形成的，也称伸肌腱帽，最后止于远节指骨。在掌指关节背侧，拇长、短伸肌接受来自手内在肌的短纤维。在其桡侧加入的主要是拇短展肌的肌腱，偶尔有拇短屈肌纤维；在其尺侧加入的是拇收肌纤维。这些手内在肌纤维的加入，形成了拇指伸肌腱扩张部的两侧缘。其结构形成与示、中、环、小指伸肌腱扩张部近似。

依据对拇指的指背腱膜结构的分析，可以了解拇短伸肌的牵拉作用。拇短伸肌仅能使指背腱膜产生屈伸滑动，并不产生侧方移动。由于拇长伸肌腱有偏向尺侧的牵拉力量，除了使指背腱膜有屈伸滑动外，还可出现偏向尺侧移动的情况，使拇指极度内收、尺偏至腕部桡偏。由于拇指的指背腱膜两侧有鱼际肌纤维的加入，当桡神经或拇长伸肌损伤后，部分患者仍能伸展拇指的指骨间关节，仅表现为力量较弱而已。

2. 示、中、环、小指伸肌腱装置　来自手外在肌的伸肌腱至掌指关节以远部分，扩张形成结构复杂的指背腱膜。在指背腱膜处，有3个较结实的纵行腱束，称为中央束。此腱束间有细薄的横行和斜行的扩张纤维连接。指伸肌腱的深层有纤维与掌指关节囊远侧部融合，止于近节指骨底。中央束前行，接受两侧束的部分纤维加入，止于中节指骨底和关节囊。在近节指骨两侧，有从掌侧绕向背侧的骨间肌和蚓状肌加入指背腱膜，组成2个侧束。2个侧束除有部分纤维加入中央束外，其主体部分在中节指骨背面逐渐靠拢，最后会合成一条终腱，止于远节指骨底背侧及关节囊（图3-1-2）。伸肌腱装置的主要功能是稳定掌指关节和伸指骨间关节，为手内在肌发挥作用的结构基础。

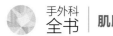

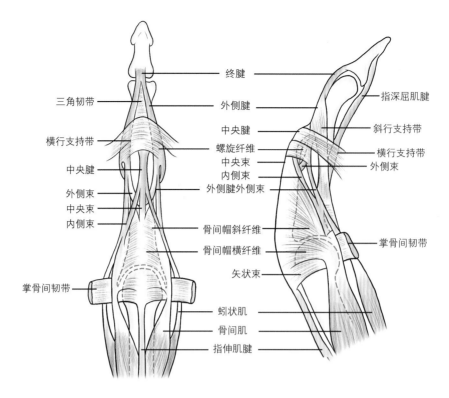

图 3-1-2 指伸肌腱装置的组成示意图

三、指伸肌腱的血液供应

指伸肌腱的大部分被腱旁组织包被,血管分布较丰富。不同部位的肌腱其血供来源和分布方式不同。

1. **肌腱始段和手背部** 指伸肌腱只有腱旁组织包绕,血管穿行于由疏松结缔组织构成的腱旁组织内。血管来自骨间前动脉腕背支的小分支,分布于手背部肌腱。在肌腱移行处,许多纵行动脉支延续到肌腱。这些血管大多走行于肌腱之间的筋膜内。

2. **腕部** 指伸肌腱位于滑液鞘内,其血供来自腕背网的分支,经系膜分布到肌腱;尚有来自腱鞘两端经壁层滑膜与腱外膜之间走行的纵行血管。此段指伸肌腱有较复杂的腱系膜结构:在腕、掌骨背面先形成基底系膜;从基底系膜的尺侧发出至环指和小指的肌腱总系膜,从桡侧发出至示指的肌腱固有系膜;至中指的肌腱固有系膜则是基底系膜向背侧的延续。

3. **掌指部** 从掌骨中部至掌指关节,指伸肌腱由腱旁组织内的血管网供应。在手指部,指背肌腱的血供来自腱膜浅层和深层的血管网,经由腱旁组织供给。指背腱膜浅层(背侧)血管网的血供来自掌指侧固有动脉的分支和掌指侧动脉弓的分支。动脉沿着腱膜的边缘走行,分布至其浅层,再分为升支、降支,沿指伸肌腱的长轴走行。这些纵行分支与横行分支吻合,形成多边形的血管网。浅层血管有分支穿过指背腱膜,与其深层(掌侧)的血管网吻合(图 3-1-3)。指背腱膜深层血管网的血管来自掌指动脉弓的分支、指骨骨膜血管网和关节囊浅层血管网的分支。指伸肌腱内的血管分布与指屈肌腱相似。动脉走行于腱束间结缔组织内,常有 2 条小静脉伴行。腱束内无血管分布。

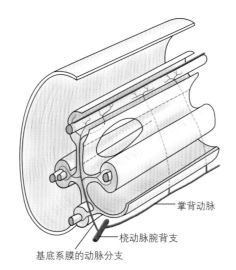

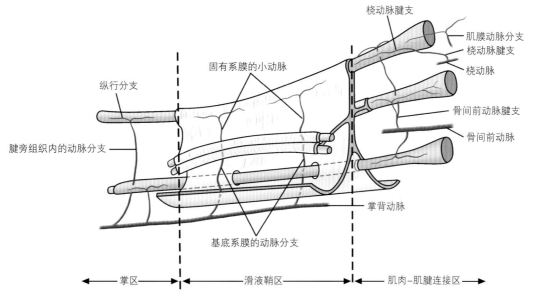

掌背动脉

桡动脉腕背支

基底系膜的动脉分支

桡动脉腱支

肌膜动脉分支

桡动脉腱支

桡动脉

固有系膜的小动脉

纵行分支

骨间前动脉腱支

骨间前动脉

腱旁组织内的动脉分支

掌背动脉

基底系膜的动脉分支

掌区　　　　滑液鞘区　　　　肌肉–肌腱连接区

图3-1-3　掌指部肌腱的血供来源示意图

四、指伸肌腱的分区

指伸肌腱的损伤可以发生在任何部位。在不同的部位，指伸肌腱的解剖结构、功能特点和损伤后的临床表现各不一样。Kleinert 和 Verdan 将指伸肌腱分成 8 个区（图3-1-4）。不同解剖分区的临床表现和手术治疗方法各有其特点。

1. 指伸肌腱Ⅰ区　在远节指骨背侧的部分，由两侧束汇集而成。
2. 指伸肌腱Ⅱ区　由指伸肌腱在中节指骨背侧的部分构成。
3. 指伸肌腱Ⅲ区　位于近指间关节背面及两侧。
4. 指伸肌腱Ⅳ区　位于近节指骨水平。此区内伸肌腱呈扁平状覆盖于指骨背侧。
5. 指伸肌腱Ⅴ区　为掌指关节水平的肌腱。
6. 指伸肌腱Ⅵ区　位于手背部和掌骨背侧。

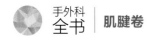

7. **指伸肌腱Ⅶ区** 位于腕部伸肌支持带下。

8. **指伸肌腱Ⅷ区** 位于前臂远端。

1995年，Schroeder和Botte通过对尸体的解剖学研究，描述了各手指伸肌腱的类型。最常见的类型为：1根示指固有伸肌腱止于指总伸肌腱示指分支的尺侧，从指总伸肌腱分出1根示指支、1根中指支、2根环指支，小指支缺如。另外，还有两止点的2根小指固有伸肌腱（图3-1-5）。

在手背掌指关节近侧，环指伸肌腱分别向小指和中指发出一条非常坚韧的纤维束带，从中指向示指也有一条连接带，称为腱间结合。腱间结合的作用是将指伸肌腱连为一体，保护伸指功能。另外，当各指的掌指关节屈曲时，腱间结合限制中、环指独立伸指。Hirai等人曾描述了腱间结合的各种形态。

拇伸肌腱分为5个区：Ⅰ区为在拇指远节指骨背侧的部分；Ⅱ区由指伸肌腱在近节指骨背侧的部分构成；Ⅲ区为位于拇指掌指关节水平的肌腱段，该区的伸肌腱损伤会累及拇长、短伸肌腱；Ⅳ区为位于第1掌骨平面的拇长伸肌腱及拇短伸肌腱；Ⅴ区是位于拇指腕掌关节部位的拇短伸肌腱和拇长展肌腱（图3-1-4）。

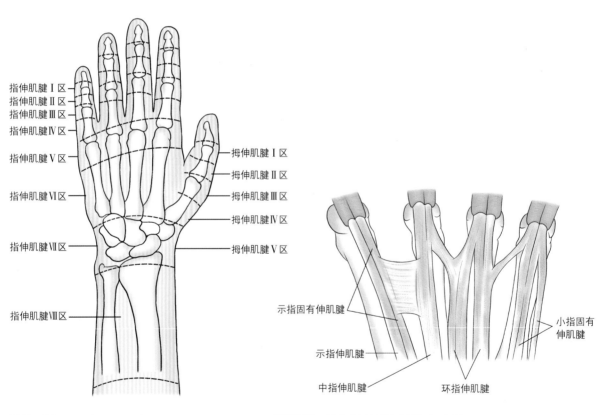

图3-1-4 伸肌腱的分区示意图　　　　**图3-1-5** 指伸肌腱最常见的类型示意图

（庄永青　熊洪涛）

第二节
指伸肌腱各分区损伤的修复

一、指伸肌腱的修复技术

关于伸肌腱损伤的修复技术，文献报告得较少，大多是利用屈肌腱修复方法加以改良后应用于伸肌腱损伤的修复。1992年，Newpont 和 Williams 通过尸体标本研究伸肌腱缝合，发现采用改良的 Kessler 缝合法和改良的 Bunnell 缝合法的缝合强度最大。1997年，Howard 等人在尸体标本上做指伸肌腱Ⅵ区撕裂伤的修复试验，通过比较 MGH 缝合法、改良的 Bunnell 缝合法和改良的 Krackow-Thomas 缝合法，认为 MGH 缝合法更佳。2005年，Woo 等人使用4-0不可吸收缝线修复指伸肌腱Ⅰ区损伤，认为改良的 Becker 缝合法修复强度最大。Lee 比较了加强的 Becker 缝合法、改良的 Bunnell 缝合法和一种新型的连续锁边水平褥式缝合法，发现后者修补更为坚固，短缩少且缝合速度快，此法被称为紧身衣缝合法（图3-2-1）。

Doyle 对于伸肌腱的修复提出了具体方法：①指伸肌腱Ⅰ区（远指间关节）：皮肤和肌腱一起连续缝合（图3-2-2）。②指伸肌腱Ⅱ区（中节指骨）：用5-0缝线沿肌腱断端连续缝合，可采用编篮式连续交叉缝合（图3-2-3）。③指伸肌腱Ⅲ～Ⅴ区及拇指伸肌腱Ⅰ～Ⅲ区：于肌腱最厚部位用4-0缝线行改良的 Kessler 缝合法，再于肌腱背侧表面用5-0缝线做连续交叉缝合。④指伸肌腱Ⅵ～Ⅶ区：缝合方法同Ⅲ～Ⅴ区，稍有不同的是，最后沿肌腱行绕圈的连续交叉缝合。

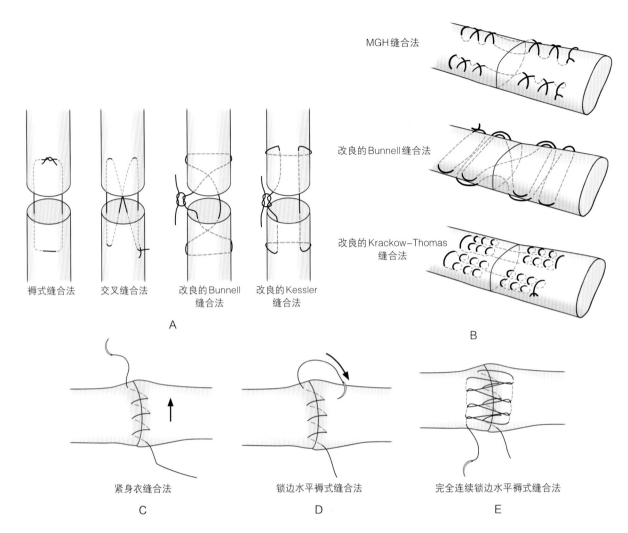

MGH缝合法

改良的Bunnell缝合法

改良的Krackow-Thomas
缝合法

B

褥式缝合法　交叉缝合法　改良的Bunnell
缝合法　改良的Kessler
缝合法

A

紧身衣缝合法

C

锁边水平褥式缝合法

D

完全连续锁边水平褥式缝合法

E

图3-2-1　常用的伸肌腱修复方法示意图

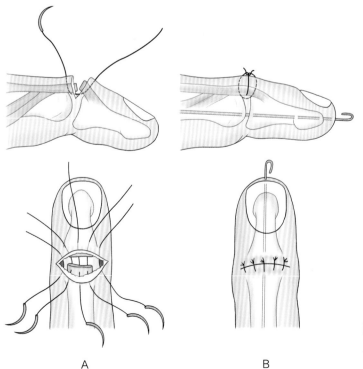

A

B

图3-2-2　指伸肌腱Ⅰ区断裂的修复方法示意图

A. 指伸肌腱Ⅰ区断裂，经皮缝合各肌腱　B. 皮肤和指伸肌腱全层缝合，克氏针内固定

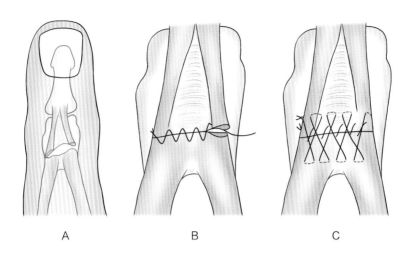

图3-2-3 指伸肌腱Ⅱ区断裂的修复方法示意图

A. 指伸肌腱Ⅱ区断裂　B. 连续缝合　C. 编篮式连续交叉缝合

二、指伸肌腱修复术后的处理

1.指伸肌腱Ⅰ区、Ⅱ区损伤　术后用夹板或克氏针将远指间关节固定在伸直位，固定6周。

2.指伸肌腱Ⅲ～Ⅴ区损伤　术后固定在腕关节背伸40°、掌指关节轻度屈曲、近指间关节完全伸直位，持续固定4周。

3.指伸肌腱Ⅵ～Ⅶ区损伤　术后固定在腕关节背伸40°、掌指关节轻度屈曲位，不固定指间关节，持续固定4周。

伸肌腱修复术后需进行早期的保护性活动，既要保护肌腱修复的完整性避免再次断裂，又要减少粘连形成。伸肌腱损伤常伴有复杂损伤，涉及多个结构（如肌腱、骨、神经等）。在控制关节运动弧度的前提下，允许伸肌腱早期被动滑动3～5mm，可减少肌腱粘连。Evans和Burkhalter等发现，掌指关节屈曲30°可使指总伸肌腱在指伸肌腱Ⅵ～Ⅶ区内滑移5mm，拇指指间关节屈曲60°可使拇长伸肌腱在Lister结节处滑行约5mm。

三、指伸肌腱损伤修复后的并发症

肌腱粘连是伸肌腱修复术后的最常见并发症，常引起关节伸直和屈曲均受限。通常在修复术后6个月，如患者仍有功能障碍，则考虑肌腱松解。在松解伸肌腱时，有时需要同时进行关节松解或屈肌腱松解。对肌腱松解术前关节被动活动不良的患者，术后改善效果不理想。Steichen报告，骨折后进行肌腱松解术，总体功能改善率为31%。

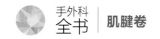

四、指伸肌腱各分区损伤

（一）指伸肌腱 I 区损伤

指伸肌腱 I 区断裂可导致远节手指不能伸直，呈屈曲畸形，称为锤状指（图3-2-4）。锤状指分为两类：软组织性（单纯肌腱断裂）和骨性（撕脱性骨折）。锤状指发生后未得到及时治疗，会发生肌腱断裂部分分离，瘢痕形成，关节面有时也会发生变性。经过较长时间后，由于伸肌腱中央束的牵拉，可引起近指间关节过伸畸形，即鹅颈畸形。

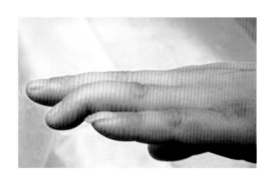

图3-2-4　锤状指

锤状指可因开放性损伤引起，但更多的是闭合性伸肌腱终腱断裂。锤状指损伤的机理是：当手指远指间关节在伸直状态时，突然受到外力快速作用于指端，使远指间关节在极短时间内由伸直状态变成屈曲状态，从而造成紧张的伸肌腱止点处肌腱断裂或远节指骨基底部骨折。值得注意的是，文献报告有不少比例的锤状指患者并无十分明确而严重的手指损伤，而是发生于较轻度的手指外伤之后。锤状指按受伤时间的长短分为陈旧性锤状指和新鲜性锤状指，发病3周以内的称为新鲜性锤状指，发病超过3周的称为陈旧性锤状指。锤状指按照发生原因的不同可以分为骨性锤状指和腱性锤状指两种。所谓骨性锤状指，就是手指末节肌腱止点处的撕脱性骨折，根据撕脱骨块的大小可合并远指间关节脱位或半脱位。如果不能得到及时有效的治疗，手指会遗留屈曲畸形而出现伸指功能障碍，对手指的功能及外形带来影响，给工作及日常生活带来极大的不便，严重地影响患者身心健康，甚至导致患者心理扭曲。骨性锤状指多见于男性，常见于小指、环指、中指；腱性锤状指多见于儿童。

临床上将锤状指按Doyle分型法分成4种类型（图3-2-5）：①I型：闭合型或钝性损伤，肌腱连续性丧失，伴或不伴有撕脱性骨折，为最常见的类型。②II型：伸肌腱断裂处于远指间关节水平以近，肌腱连续性丧失。③III型：挫压伤造成皮肤、皮下组织和肌腱实质性损伤。④IV型：伸肌腱断裂伴有撕脱性骨折，又称为骨性锤状指，其下又可以分为3种亚型，即A型（远节指骨干骺端损伤）、B型（远节指骨基底部骨折，骨折块累及关节面在20%～50%之间）、C型（远节指骨基底部骨折，骨折块累及关节面大于50%）。

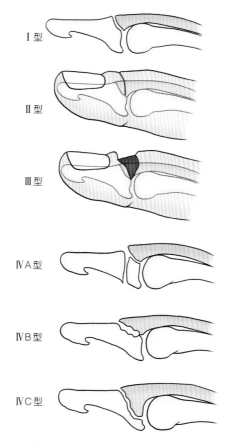

I 型

II 型

III 型

IVA 型

IVB 型

IVC 型

图3-2-5　锤状指的Doyle分型示意图

锤状指的治疗目的是恢复伸肌腱的连续性，纠正指间关节畸形，最大限度地恢复功能。远侧指间关节对伸肌腱终腱的长度变化十分敏感，如伸肌腱在中节指骨或远指间关节处延长1mm，可导致远指间关节伸直受限25°；延长0.5mm，则有10°的伸直受限。

指伸肌腱 I 区损伤的治疗包括手术治疗和非手术治疗。非手术治疗适用于新近发生的锤状指，无骨片撕脱，即 I 型锤状指，可以采取多种弹性支具或塑形支具、泡沫铝夹板等，将手指远侧指间关节固定在伸直位6~8周（图3-2-6）。

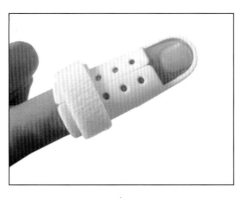

A

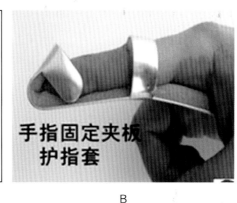

B

图3-2-6　锤状指的非手术治疗

A. 远指间关节固定支具　B. 泡沫铝夹板

1. 急性锤状指的手术治疗

（1）克氏针临时固定术：适用于不便长期佩戴夹板或不能忍受持续夹板固定的患者。手术时将远指间关节置于伸直位，在C臂X光机透视下，从指尖将克氏针穿入，经远节指骨的远端，轴向或斜行穿入，超过远指间关节至中节指骨中部水平（图3-2-7）。固定6~8周，拔除克氏针。有学者从指尖侧方穿入2根交叉的克氏针，经远指间关节固定到中节指骨。该方法虽然被用于临床，但是一般认为对锤状指不需要做复杂的固定，因为内固定会损伤手指关节面，加上可能有指屈肌腱鞘或指伸肌腱装置损伤而影响手指运动。

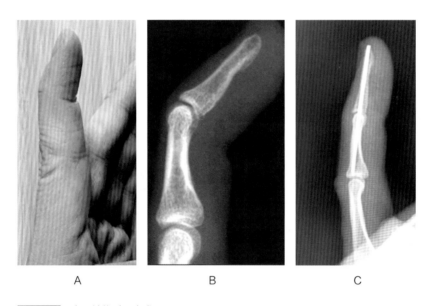

A　　　　　　　B　　　　　　　C

图3-2-7　克氏针临时固定术

A. 术前外观　B. 术前X光片　C. 克氏针固定后X光片

（2）指伸肌腱断端缝合术治疗闭合性锤状指：1930年，Mason推荐对闭合性锤状指采取切开患指，做指伸肌腱断端吻合术的方法。后来，Rosenzwerg观察到手术修复的效果并不理想，因为指伸肌腱的止点处相当薄弱，缝合时易被撕裂。Robb、Stark和Wilson等认为，闭合性锤状指常无须做手术切开断端缝合；而Nichols、Boyes等则认为，指伸肌腱在远指间关节水平受到损伤后，还是可以在急性期例行直接缝合修补，再加外部支具固定。缝合修补的方法可以是4-0或5-0尼龙线对断端做褥式缝合，也可以采用连续缝合法。

（3）伸指阻滞钢针法治疗有骨片撕脱的锤状指（又称石黑法）：1988年，日本手外科医生石黑隆最先提出对锤状指行闭合复位、克氏针阻挡法治疗骨性锤状指，并命名为石黑法。该方法是在C臂X光机透视下，将远指间关节、近指间关节屈曲到最大程度，以直径为1mm的克氏针作为阻挡针，在撕脱骨折块的背侧缘，从中节指骨头进针并穿入，观察其正、侧位片，使阻挡针达到合适的位置；然后牵拉远节指骨，同时逐渐伸直远指间关节，在透视下再次确认骨折复位良好。取另一枚直径为1mm的克氏针固定远指间关节，最后修整克氏针尾端，包扎。此方法的优点是不用切开皮肤，术后感染概率低，对切口周围组织损伤也小。但该方法也存在一些不足：当撕脱性骨折块较大时，常伴有远指间关节脱位，阻挡针不能很好地阻止撕脱性骨折块再次向背侧移位，所以需再增加一枚克氏针直接固定撕脱性骨折块。

石黑法适用于：①急性远节指骨撕脱性骨折大于25%关节面，无明显移位者；②急性远节指骨撕脱性骨折小于25%关节面，但移位明显者。其手术方法是将远节指骨置于最大屈曲位，用细克氏针（直径为1～1.2mm）以45°打入中节指骨头部，用克氏针阻止撕裂的骨片向近侧移位，再将远侧指间关节置于伸直位或轻度过伸位，在骨片复位后用另一枚克氏针（直径为1mm）纵行贯穿远节指骨和中节指骨，保持复位的骨片（图3-2-8）。术后6周，拔除克氏针，开始功能锻炼。

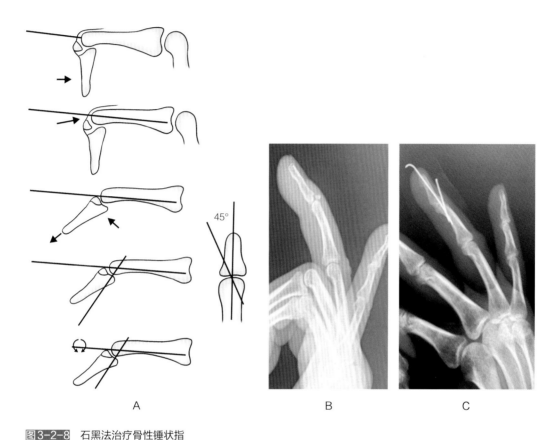

图3-2-8 石黑法治疗骨性锤状指

A. 克氏针固定的位置示意图　B. 术前X光片　C. 克氏针固定后X光片

（4）伸肌腱缝合术治疗开放性锤状指：适用于开放性指伸肌腱损伤无明显肌腱缺损者。其手术方法是在伤口彻底清创后直接以4-0缝线连续缝合肌腱断端，术后用支具固定远指间关节于伸直位，术后第6周取下外固定，开始功能锻炼。对于Doyle Ⅲ型损伤，则采用皮瓣覆盖创面，患指用支具固定，6周后开始功能锻炼，创面稳定后行肌腱移植手术。

（5）撕脱性骨折切开复位伸肌腱修复术（抽出钢丝纽扣法）：儿童的锤状指有撕脱性骨折且移位不明显时，不需要手术处理，只需要伸直位或过伸位固定即可获得满意的愈合结果。但是，成人的锤状指伴有骨折时，往往需要手术治疗才能获得较满意的愈合结果并恢复功能。本方法适用于急性或陈旧性锤状指伴有撕脱性骨折超过关节面25%，且伴有远节指骨掌侧半脱位者。手术步骤：①采取背面Z形切口，暴露远节指骨和远指间关节。②由远节指骨基底关节面逆向穿入克氏针。在完全复位远指间关节后，于伸直位用克氏针（直径为0.8～1mm）贯穿关节。③将背侧撕裂的骨片用细钢丝（通常采用牙科正畸钢丝，直径为0.3～0.4mm）做拉出式缝合，用纽扣固定于掌侧指腹处（图3-2-9）。术后用保护性支具支撑患指于近指间关节半屈曲位6周，6周后去除支具，拔除克氏针及钢丝，开始主动功能锻炼。

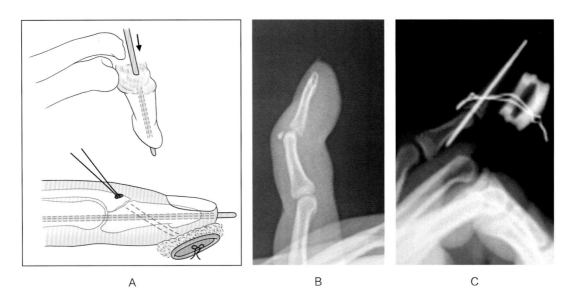

A   B   C

图3-2-9 撕脱性骨折切开复位伸肌腱修复术（抽出钢丝纽扣法）

A. 抽出钢丝纽扣法示意图　B. 术前X光片　C. 术中X光片

（6）微型骨锚钉技术：应用骨锚钉对上肢各关节韧带以及手部肌腱损伤进行修复比传统手术修复方法操作更容易，且安全牢固，适用于伸肌腱 I 区止点撕脱及伸肌腱止点撕脱性骨折。具体方法：于远指间关节背侧行 Z 形切口，用克氏针斜行穿入指骨，固定远指间关节于过伸位10°～15°，以远节指骨基底背侧伸肌腱终腱附着处中央作为钻孔点，采用专用钻头沿尾端斜向近端45°，由背侧向掌侧进行钻孔，植入锚钉。适当牵拉锚钉上附着的缝线以确定锚钉固定是否牢靠，在 C 臂 X 光机透视下观察锚钉和克氏针的位置。最后用锚钉尾部自带的4-0爱惜邦缝线与指伸肌腱做双针交叉褥式缝合，重建伸肌腱止点。

该方法中应用的骨锚钉是一种新型的材料，被广泛应用于锤状指的修复中。随着此方法在临床上的广泛应用，也逐渐发现了一些并发症，如排异反应、皮肤红肿及指甲畸形等。同时，骨锚钉价格昂贵，给患者带来较沉重的经济负担，且手术过程中可能需将撕脱的骨折块去除，会导致关节面缺损，尤其当撕脱的骨折块较大时，可能会破坏远指间关节的稳定性（图3-2-10）。

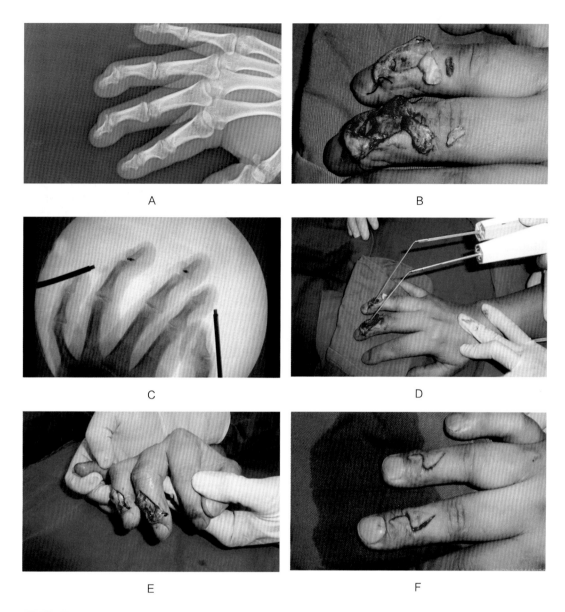

A   B

C   D

E   F

图 3-2-10 微型骨锚钉治疗锤状指伴指伸肌腱止点撕脱性骨折

A.、B. 中、环指指伸肌腱Ⅰ区损伤伴撕脱性骨折　C. 锚钉固定术中透视　D. 锚钉固定　E.、F. 缝合肌腱断端，缝合切口

2. 陈旧性锤状指的手术治疗

（1）经皮肌腱紧缩术：方法是包括皮肤、肌腱一起做楔形切除，然后将皮肤、肌腱做一体缝合，用克氏针固定远指间关节于伸直位6周。

（2）单纯肌腱紧缩缝合术：①在远指间关节背侧做Z形切口，于肌腱和皮下组织之间向两侧掀起皮瓣，注意不要损伤甲基质，暴露伸肌腱及其瘢痕组织。②找到正常肌腱与瘢痕组织的连接处，于远指间关节的近端切除足够的瘢痕，伸直远节指骨，使肌腱断端连在一起。③用直径为1mm的克氏针固定远指间关节于伸直位。④用4-0缝线连续缝合肌腱断端。⑤掌侧用小夹板保护手指，6周后拔除克氏针，改为夜间用掌侧小夹板继续固定2周，然后开始功能锻炼。

（3）中央束重建术（Fowler法）：适用于陈旧性锤状指，远指间关节伸直受限小于40°，病程大于6个月的患者。如果远指间关节伸直受限大于40°，采用本方法则不能矫正。手术步骤：①采用手指侧方切口，自中节指骨基底至近节指骨中部，切开横行支持带。②将骨膜起子插入中央束近端伸肌腱下方及远端侧束的下方，松解整个近节指骨背侧的伸肌腱。③保留完整的三角韧带，直视下用刀片自近端向远端剥离中央束的止点，使整个伸肌装置滑向近端。④术后用夹板固定近侧指间关节轻度屈曲20°、远指间关节完全伸直位3周后，改为单独固定远指间关节伸直位4周，然后逐步开始功能锻炼（图3-2-11）。

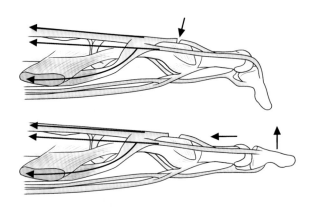

图3-2-11 中央束重建术（Fowler法）示意图

（4）侧束切断转位术（Milford法）：适用于被动活动良好，远指间关节改变不严重的陈旧性锤状指的治疗。具体方法：①于手指侧方做切口，显露伸肌腱装置和屈肌腱鞘。②在掌指关节远端切断1根侧束，并将其完整游离至远端止点处。③在近指间关节掌面的屈肌腱鞘上做2个平行的小切口，形成宽约5mm的滑车。④将切断的侧束从远端向近端穿过滑车，断端缝合至伸肌装置侧面比原先位置稍靠背侧的腱帽上，张力调整为近指间关节轻度屈曲位，保持远指间关节完全伸直的位置。⑤用直径为1mm的克氏针固定近指间关节。⑥4周后拔除克氏针，改用近指间关节伸直位夜间支具继续固定4周，然后开始功能锻炼（图3-2-12）。

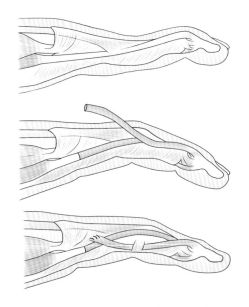

图3-2-12 侧束切断转位术（Milford法）示意图

（5）螺旋固定斜行支持带重建术：适用于陈旧性锤状指，病程大于6个月，远指间关节伸直受限大于40°的患者。手术方法：①在远节指骨背侧做L形切口，暴露远节指骨；再做桡、尺侧正中切口，分别显露近指间关节桡侧面和近节指骨尺侧面。②于远节指骨伸肌腱止点处，由背侧向掌侧做一个垂直骨孔。③在中节指骨桡侧，沿侧束向近端钝性分离至近指间关节桡侧，于血管神经束和屈肌腱鞘掌侧之间分出一条穿至掌侧的螺旋状隧道，自近节指骨基底的尺侧切口穿出。④于近节指骨基底侧束的掌侧，自尺侧向桡侧做一个水平骨孔。⑤切取掌长肌腱，将掌长肌腱沿远节指骨桡侧穿过屈肌腱鞘掌侧的隧道，穿过近节指骨孔。⑥用顺行抽出钢丝纽扣法固定掌长肌腱远端于远节指骨上，钢丝穿过衬垫一枚纽扣，固定于末节指腹。⑦牵拉移植肌腱近端，调整移植肌腱张力至近指间关节和远指间关节于中立伸直位，以钢丝纽扣固定掌长肌腱近端于近节指骨基底的桡侧。⑧观察被动伸直近指间关节时远指间关节是否可以完全伸直，用直径1mm的克氏针固定近指间关节屈曲10°~15°、远指间关节中立位。⑨术后3周，抽出缝合的钢丝，拔除近侧克氏针；4周时拔除远侧克氏针，用夹板固定，保护患指远指间关节于中立位2周后，开始主动辅助屈曲练习（图3-2-13）。

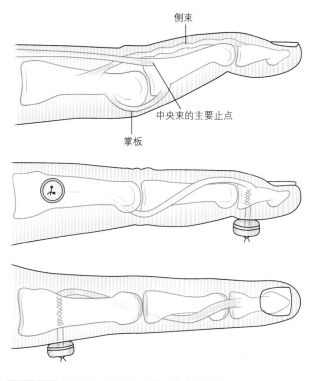

侧束

中央束的主要止点

掌板

图3-2-13 螺旋固定斜行支持带重建术示意图

（二）指伸肌腱Ⅱ区损伤

指伸肌腱Ⅱ区损伤与Ⅰ区不同，大多由于切割伤或压榨伤引起。多数患者可以用Ⅰ区损伤类似的方式进行治疗。中节指骨背侧伸肌腱包括一侧或双侧侧束损伤或三角韧带损伤。如果只有一侧侧束损伤，远指间关节仍可以完全伸直。

对不完全性损伤（损伤小于50%），可以仅处理局部外伤，加支具固定，此时可做主动或被动功能锻炼。如完全断裂，则可以采用Doyle描述的连续交叉缝合法，术后将远指间关节固定于伸直位6周。慢性的指伸肌腱Ⅱ区损伤，可行自体肌腱移植修复或螺旋固定斜行支持带重建（图3-2-14）。

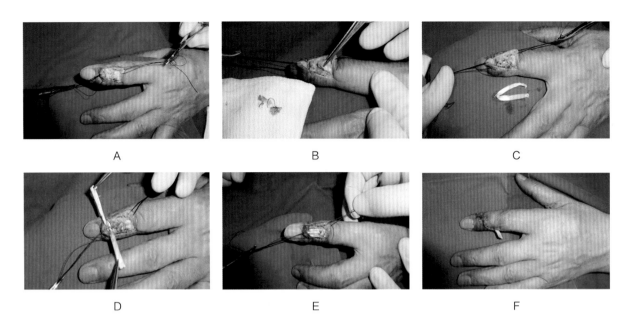

图3-2-14 指伸肌腱Ⅱ区缺损行自体肌腱移植修复

A. 示指指伸肌腱Ⅱ区损伤　B. 探查见指伸肌腱长段缺损　C. 自体肌腱移植　D. 指伸肌腱止点重建　E. 缝合肌腱　F. 术后外观

（三）指伸肌腱Ⅲ区损伤

指伸肌腱Ⅲ区损伤时，中央束在其止点处或附近断裂，导致近指间关节不能主动伸直，指伸肌腱侧腱束由于张力增大而发生掌侧滑移，引起近指间关节屈曲、远指间关节代偿性过伸。如未能及时治疗，近指间关节的侧副韧带和掌板会出现继发性挛缩，向两侧滑移的侧束被挛缩的横行支持带固定，从而形成钮孔状畸形（图3-2-15）。手指是由多个关节连接而成的，指伸肌腱Ⅲ区损伤使正常力学平衡丧失，侧束移位至近指间关节掌侧，导致关节屈曲；挛缩的斜行支持带和侧束使远指间关节过伸，形成代偿性畸形。被动伸直近指间关节，可加重远指间关节的过伸畸形。

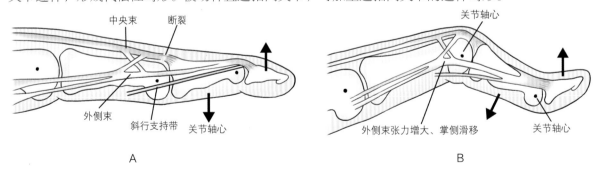

图3-2-15 中央束损伤钮孔状畸形形成原理

A. 中央束撕裂导致近指间关节屈肌力量过强　B. 近指间关节屈曲，侧束滑向掌侧，三角韧带支持力减弱及横行支持带挛缩，使得背侧支持力丧失，导致侧束维持在掌侧的位置。陈旧性损伤则继发近指间关节侧副韧带和掌板挛缩

近指间关节屈曲位遭受暴力旋转时，近节指骨头从关节囊内顶出，造成中央束和侧束之间的三角韧带撕裂、关节的侧副韧带撕裂，导致关节处于持续屈曲状态，半脱位的侧束和横行支持带也发生挛缩，从而产生钮孔状畸形（图3-2-16）。

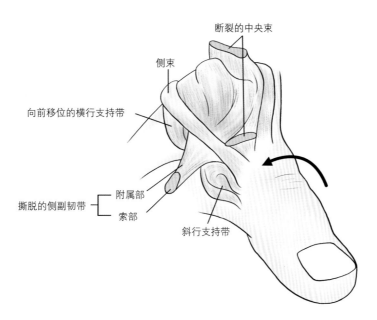

断裂的中央束

侧束

向前移位的横行支持带

撕脱的侧副韧带 { 附属部
索部

斜行支持带

图3-2-16 近指间关节前脱位伴中央束断裂，侧副韧带撕脱及横行支持带撕裂，侧束下滑

在指伸肌腱Ⅲ区损伤中，急性中央束损伤时如不出现钮孔状畸形，并不能排除指伸肌腱损伤。近侧指骨间关节背侧疼痛、压痛、肿胀和主动伸指能力减退时，应注意观察指伸肌腱Ⅲ区有无损伤。采用Elson试验诊断中央束断裂是比较可靠的方法。中央束损伤后，侧束下滑挛缩，远侧指间关节主动或被动屈曲能力也下降。

钮孔状畸形的治疗目的是修复损伤的指伸肌腱结构，恢复肌腱各束之间合理力量的传递比例，保持指伸肌腱装置的力学平衡。急性闭合性指伸肌腱Ⅲ区损伤，损伤肌腱及关节尚未发生挛缩之前，将近指间关节用支具或经关节用克氏针固定于伸直位4周，远指间关节仍做主动或被动活动，促使滑移至侧方的两侧束恢复到原位，使分离的中央束能被对合，同时能起到纠正关节挛缩的作用。

1. 急性指伸肌腱Ⅲ区损伤

（1）急性闭合性指伸肌腱Ⅲ区损伤的治疗：适用于中央束撕脱伴有撕脱性骨片已完全脱出至关节背侧而不能闭合复位者。手术步骤：①在近指间关节背侧做Z形切口或弧形切口，向两侧拉开皮肤，暴露薄层皮下组织的指伸肌腱中央束。②骨片复位后，选择克氏针或微型骨锚钉固定；如骨片较小，或骨片已粉碎或不平，可做切除。③用Silfverskiöld交叉肌腱缝合法修复断裂的中央束。④用直径为1mm的克氏针斜向固定近指间关节于伸直位，或用支具固定近指间关节于伸直位；6周后去除克氏针或外固定，开始主动活动患手，做功能锻炼（图3-2-17）。

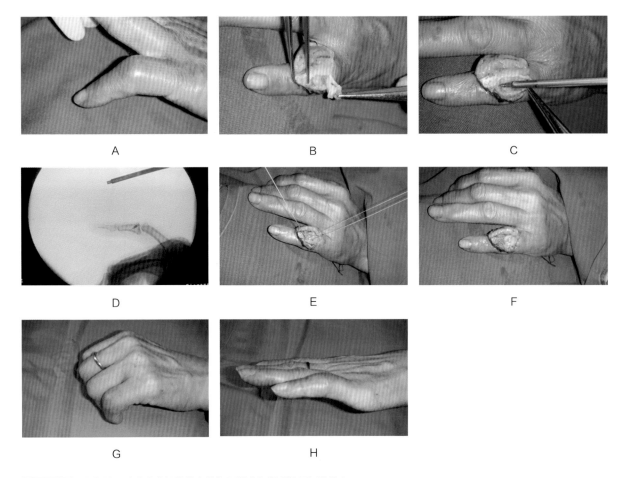

A   B   C

D   E   F

G   H

图3-2-17 小指伸肌腱中央束损伤伴中节指骨基底部撕脱性骨折的修复

A. 小指中央束损伤钮孔状畸形 B. 术中探查证实伴中节指骨基底部撕脱骨折 C. 拧入锚钉固定骨折块 D.术中定位 E. 缝线牵引 F. 缝合肌腱 G. 术后随访近指间关节屈曲情况 H. 术后随访近指间关节伸直情况

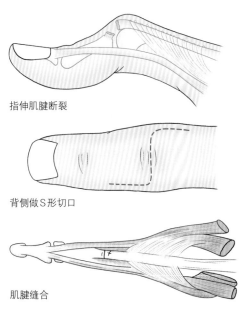

指伸肌腱断裂

背侧做S形切口

肌腱缝合

图3-2-18 指伸肌腱中央束直接缝合修复示意图

（2）急性开放性指伸肌腱Ⅲ区损伤的治疗：适用于急性开放性指伸肌腱Ⅲ区损伤，伴有或不伴有肌腱实质性缺失者。手术步骤：①充分冲洗，彻底清创。②背侧做S形切口，显露指伸肌腱。③用直径为1mm的克氏针斜向固定近指间关节于伸直位。④如果中央束无明显缺损，可以用尼龙线做间断缝合或连续缝合（图3-2-18）。如果缺损不多（小于0.5cm），则做中央束前移，肌腱直接缝合，或者肌腱和中节指骨做抽出式缝合，或用锚钉固定中央腱于中节指骨。术后用支具将掌指关节固定于屈曲20°、近指间关节伸直位3周。3周后去除外固定，进行手指主动功能锻炼。

（3）指伸肌腱中央束翻转肌腱瓣修复术（Snow法）：对于急性指伸肌腱Ⅲ区中央束损伤，断端间缺损超过0.5cm者，可采用指伸肌腱中央束翻转肌腱瓣修复术。手术步骤：①做延长切口或Z形切口，暴露创口远、近端各1～1.5cm的中央束。②在近断端的中央束上做一个逆行翻转的肌腱瓣，其远端仍和指伸肌腱中央束的侧方组织相连，肌腱瓣长度一般需要2～2.5cm，和侧方组织相连的中央束部分至少需要0.5cm以上。③肌腱瓣翻转后，和远侧的中央束断端重叠缝合。④向中央拉拢，直接缝合中央束。⑤缝合断裂的侧束。术后处理同急性闭合性指伸肌腱Ⅲ区损伤（图3-2-19）。

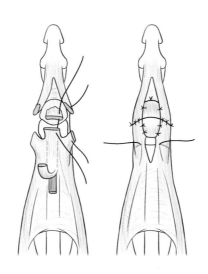

图3-2-19 指伸肌腱中央束翻转肌腱瓣修复术示意图

（4）指伸肌腱侧束肌腱瓣中央移位术（Aiache法）：适用于急性指伸肌腱Ⅲ区中央束缺损超过0.5cm者。手术步骤：①在近指间关节背侧做Z形切口或弧形切口，暴露损伤的中央束。②在近侧指间关节两旁的侧束中线切开，分为内、外两侧半。③将位于内侧半的侧束向指骨中间合并，替代中央束的位置，用4-0缝线做连续交叉缝合，侧束的外侧半仍留在原位，保留蚓状肌附着。④局麻手术时，可以让患者主动伸指，观察缝合张力是否合适及手指关节活动情况。术后处理同急性闭合性指伸肌腱损伤（图3-2-20）。

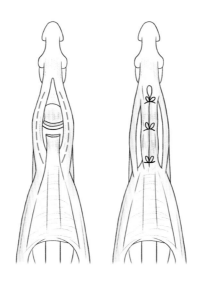

图3-2-20 指伸肌腱侧束肌腱瓣中央移位术示意图

2. 陈旧性指伸肌腱中央束损伤（陈旧性钮孔状畸形） 在陈旧性钮孔状畸形中，指伸肌腱中央束回缩，侧束松弛并发生掌侧半脱位，近指间关节出现固定性屈曲挛缩，并伴有远指间关节过伸。尽管是近指间关节挛缩，但是很多患者的主诉都是远指间关节不能屈曲。对于固定的关节屈曲挛缩，治疗极为困难，因为屈肌腱收缩和侧束半脱位都是导致关节畸形出现的力学因素。在进行手术前，应首先用夹板和牵拉手法松解近指间关节和远指间关节的挛缩。

Burton 将陈旧性钮孔状畸形分为4期：①Ⅰ期：畸形柔软，可被动矫正。②Ⅱ期：关节固定屈曲挛缩，侧束挛缩。③Ⅲ期：关节固定屈曲挛缩，关节纤维化，侧副韧带及掌板挛缩。④Ⅳ期：在Ⅲ期的基础上合并近指间关节炎。

Ⅰ、Ⅱ期陈旧性钮孔状畸形可以通过石膏、支具、动态夹板等，使近指间关节伸直完全后，继续固定6～12周。在此期间允许远指间关节做主动屈伸活动。如不能伸直近指间关节或Ⅲ期陈旧性钮孔状畸形，则可采取手术治疗。Ⅳ期病变则需要关节融合。

Burton 提出了处理陈旧性钮孔状畸形的7条原则：①手术需要由具备多年手外科手术经验的医生操作。②近指间关节仍然柔软的钮孔状畸形，保守治疗大多有效，很少需要手术干预。③需要详细的术前、术后治疗及康复计划，术后功能锻炼及夹板制动需要数月时间。④术前关节获得完全的被动活动后再进行肌腱手术；对于关节僵硬的患者，可先期行关节松解术，二期再行肌腱重建术。⑤如果X线片提示有明显的关节炎改变，可行伸肌腱动力平衡术加近指间关节融合术或人工关节置换术。⑥多数伴有钮孔状畸形的患者，手指仍能正常地屈曲和握拳，手功能依然良好。对于计划手术治疗的患者，手术医生要时刻注意在获得伸指功能的同时一定不能破坏患者的屈指功能。⑦所有涉及伸肌腱再平衡的手术原理都是减少远端关节张力，增加近端关节张力。

（1）伸肌腱终腱束切断术（Dolphoin法或Fowler法）：适用于近指间关节能完全被动伸直的患者，禁用于近指间关节固定屈曲畸形、不能被动伸直者。

手术切口位于中节指骨背侧，于中节指骨近1/3处横行切断伸肌腱，远端至三角韧带，松解伸肌腱侧束中央腱远端止点，使伸肌装置向近端移动，降低远指间关节的伸肌张力，增加近指间关节的张力，恢复近指间关节的伸直能力，使远指间关节也能够屈曲。术后，支具固定近指间关节伸直位6周，每天间断去除，允许患者主动活动练习（图3-2-21）。

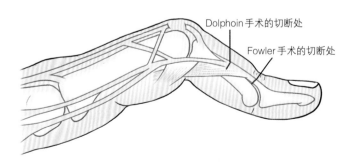

图3-2-21 Dolphoin法或Fowler法伸肌腱切断术示意图

（2）伸肌腱侧束背侧转位术（Littler法）：适用于近指间关节能完全被动伸直的患者。近指间关节不能被动伸直者，需先行近指间关节松解术。

手术方法：①以近指间关节为中心做背侧Z形切口，显露侧束。②游离每个起自掌板附近而止于侧束的横行支持带并切断。③充分游离侧束的止点，以便将其重新置于背侧。④对桡侧束进行锐性剥离，保留连接蚓状肌及斜行支持带的桡侧纤维。⑤保留桡侧束，完全切断侧束，将侧束移向背侧和近侧，并缝合至中节指骨近侧1/3的软组织及骨膜上。⑥在近指间关节完全伸直的情况下，将侧束与中央束缝合在一起，用直径为1mm的克氏针斜行穿入关节固定。⑦术后4周，拔除克氏针，允许在保护下进行活动。再用掌侧夹板保护近指间关节4周，允许远指间关节进行屈曲锻炼（图3-2-22）。

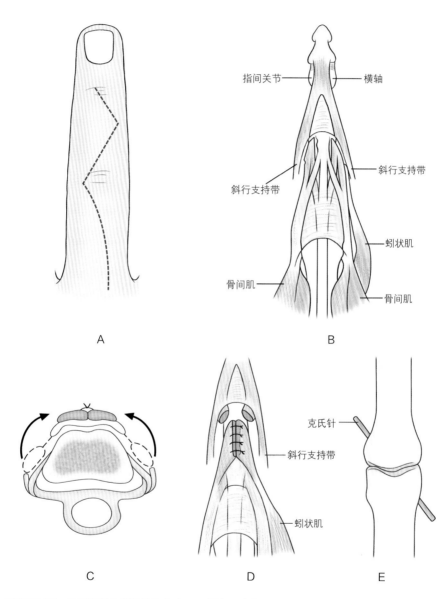

图3-2-22 伸肌腱侧束背侧转位术（Littler法）示意图

A. 背侧切口　B. 除保留桡侧束最靠近桡侧的一些纤维外，完全切断侧束止点　C、D. 将侧束移向背侧和近侧，将两侧束缝合在一起，并与中节指骨近侧1/3的软组织及中央腱缝合　E. 用克氏针将近指间关节固定于完全伸直位

（四）指伸肌腱Ⅳ区损伤

指伸肌腱Ⅳ区是指近节指骨上方的区域。这部分肌腱较宽阔，因近节指骨骨面而突出。手指背

侧的裂伤通常伴有伸肌腱损伤,尤其在骨折时更为多见。同其他部位的损伤一样,评估这部分肌腱损伤范围的最理想方式是手术探查。由于该部分肌腱较厚,对于断裂大于50%或完全断裂的肌腱,可采用4-0缝线行改良的Kessler缝合法,然后用5-0缝线于肌腱背侧行交叉缝合。术后允许在支具保护下进行早期活动,或通过使用动态伸直支具活动近指间关节(图3-2-23)。

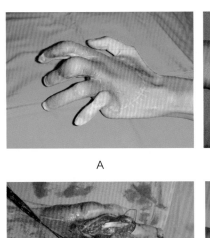
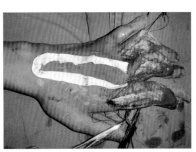

A   B

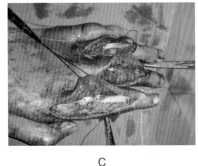
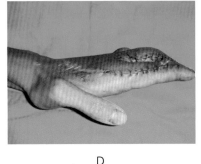

C   D

图3-2-23 伸肌腱Ⅲ、Ⅳ区损伤游离肌腱移植修复

A. 示、中、环指伸肌腱Ⅲ、Ⅳ区损伤 B. 游离肌腱移植 C. 修复缝合 D. 术后指间关节伸直情况

(五)指伸肌腱Ⅴ区损伤

指伸肌腱Ⅴ区的位置较浅表,在掌指关节屈曲时常突出于体表,是指伸肌腱常见的损伤部位之一。

1. **指伸肌腱Ⅴ区开放性损伤** 开放性损伤为切割伤、捻挫伤或打架时被牙齿咬伤。此区中的指伸肌腱损伤后,由于伸肌腱帽的存在,断端回缩不多,肌腱加强缝合修复后固定掌指关节于半屈曲位,并间歇进行保护性掌指关节伸屈功能锻炼。如果损伤累及伸肌腱帽,则需修复伸肌腱帽,使指伸肌腱保持在掌指关节背侧中央位置。如果伸肌腱帽损伤后未及时治疗,会导致伸肌腱脱位及掌指关节伸展幅度丧失,故需一并修复伸肌腱帽(图3-2-24)。

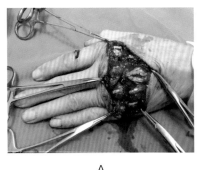
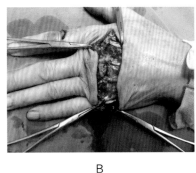
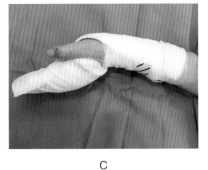

A   B   C

图3-2-24 指伸肌腱Ⅴ区损伤的修复

A. 示、中、环、小指伸肌腱Ⅴ区损伤 B. 修复肌腱的同时一并修复伸肌腱帽 C. 固定术后

2. 指伸肌腱 V 区损伤中，伸肌腱帽闭合性损伤 指伸肌腱在掌指关节背侧向远端延续时，分出横行和斜行两种纤维向两侧扩展，形成指伸肌腱周围较薄弱的、致密的结缔组织层，成为指背腱膜的扩张部，即为伸肌腱帽。中央束在掌指关节膜状止点处进入腱帽下，行至指背远端，止于中节指骨基底背侧。两侧束从掌指关节两侧斜向背侧，构成腱帽的两侧缘，止于远节指骨基底。中央束与两侧束之间由矢状束、横行纤维及斜行纤维相连，矢状束构成腱帽结构的起始部，并分为深、浅两层。深层从掌指关节背侧转向侧方至掌侧，与掌指关节的掌板、环形滑车及屈肌腱鞘相连。矢状束远端为横行纤维与斜行纤维，它们与两侧束共同构成腱帽的三角形膜状结构。矢状束在中央束伸掌指关节时，随指伸肌腱由远端向近端滑动，并向两侧下方拉紧，使指伸肌腱紧附于掌骨而不产生弓弦状畸形。屈曲掌指关节时，矢状束向远侧滑动。由于掌骨头周径加大，使矢状束向两侧下方拉紧，指伸肌腱不因掌骨头突出而产生下滑作用。腱帽中的横行纤维、斜行纤维构成的侧束三角形膜状结构，近指间关节屈伸活动时侧束不下滑，伸指力量传向远端，共同完成伸指动作。

闭合性矢状束损伤最常见于中、环指，而桡侧矢状束最常受累，尺侧矢状束损伤极为少见，多因抗阻力伸指（如弹指）或背侧掌指关节的直接创伤所致。握拳时，因中指掌指关节最突出，且中指伸肌腱与矢状束连接松弛，故矢状束断裂多见于中指。伸肌腱损伤后，在尺侧沟及掌骨头的正常位置间来回移动时可有咔嗒声响，掌指关节自屈曲位难以自动伸直，患指向尺侧偏斜。

矢状束分为浅、深两层。Ishizuki 认为矢状束浅层损伤仅发生在做自主动作时，如弹指、揉指；矢状束浅、深两层同时损伤见于创伤，如直接暴力或挫伤、摔倒等，致掌指关节屈曲（图 3-2-25）。Rayan 和 Murray 将矢状束损伤分为 3 型：Ⅰ型为矢状束挫伤无断裂，不伴不稳定；Ⅱ型为矢状束断裂，伴伸肌腱咔嗒声响，但非完全脱位；Ⅲ型为伸肌腱脱位于掌骨头沟内。

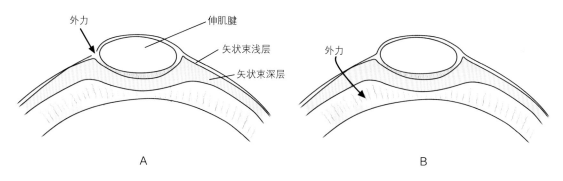

A   B

图3-2-25 矢状束损伤解剖示意图

A. 矢状束浅层损伤 B. 矢状束深、浅两层均损伤

新鲜的腱帽损伤仅做关节制动固定就能使损伤的腱帽愈合，然后用夹板固定掌指关节于伸直位，纠正伸肌腱脱位，固定 4 周。3～4 周后随访，疗效不好者需行切开探查，行腱帽修补术。方法是将撕裂的横行纤维束或斜行纤维束对合良好后行加强缝合，指伸肌腱复位，术后用铝支具将掌指关节固定于 15°～20° 屈曲位 4 周。

对于陈旧性腱帽损伤，或者手术切开探查腱帽不能直接缝合者，可采取腱间联合或翻转的伸肌腱瓣缝合固定指伸肌腱，纠正指伸肌腱脱位（图 3-2-26，图 3-2-27）。

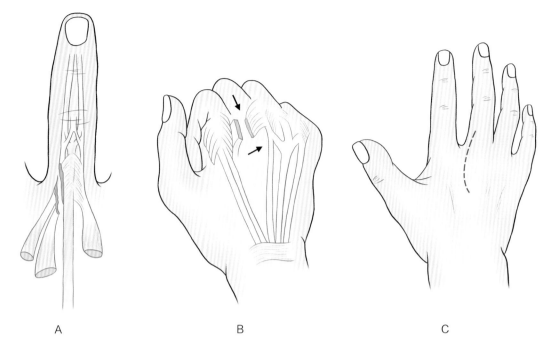

A   B   C

图3-2-26 腱帽损伤及手术切口示意图

A. 伸肌腱帽损伤　B. 腱间联合　C. 手术切口

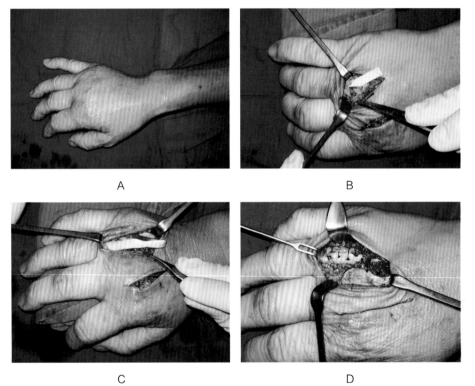

A   B

C   D

图3-2-27 中、环指伸
肌腱Ⅴ区陈旧性损伤

A. 中、环指伸肌腱Ⅴ区
陈旧性损伤　B. 术中探
查见伸肌腱缺损　C. 游
离肌腱移植　D. 修复缝合

　　（1）Carroll法：①局部浸润麻醉，在掌指关节桡侧做弧形切口。皮瓣向一侧翻起，暴露损伤的
伸肌腱帽及脱位的指伸肌腱。②松解挛缩的尺侧矢状束。③从伸肌腱的腱帽损伤侧切取半片伸肌
腱，长为3～5cm，做成襻状，肌腱襻的蒂部位于指伸肌腱帽组织的近侧起始部，蒂部和原位肌腱
缝合固定。④暴露及分离掌指关节腱帽损伤侧的侧副韧带，将伸肌腱襻向远端翻折，从侧副韧带深

层穿过，环绕侧副韧带，再将伸肌腱拉回掌指关节背侧正常位置。⑤调整伸肌腱襻至较合适张力后，检查患者此时的掌指关节能否正常主动或被动屈伸，如掌指关节活动时伸肌腱不发生滑脱，则缝合肌腱襻与伸肌腱（图3-2-28）。⑥术后用支具固定掌指关节于10°～15°屈曲位，4周后去除支具，改邻指固定2～4周，逐渐增加活动。

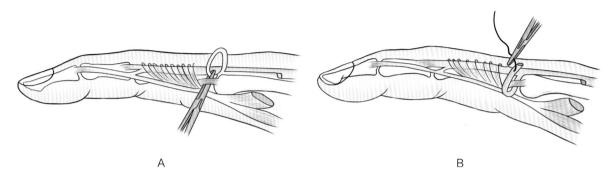

图3-2-28 Carroll法示意图

A. 将伸肌腱襻向远端翻折，从侧副韧带深层穿过 B. 环绕侧副韧带，再将伸肌腱拉回掌指关节背侧正常位置，缝合肌腱襻与伸肌腱

（2）McCoy法：①采用如Carroll法相同的切口。②从指伸肌腱的掌指关节以远部分切取半片指伸肌腱，长度约3cm，做成襻状，肌腱襻的蒂部位于掌指关节水平。③将肌腱帽损伤侧的蚓状肌游离，游离的肌腱襻从蚓状肌深层穿过，环绕蚓状肌后自身缝合固定（图3-2-29）。缝合时注意确认肌腱襻能否满足掌指关节的正常活动要求。④术后处理同Carroll法。

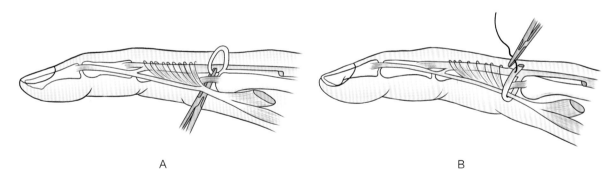

图3-2-29 McCoy法示意图

A. 游离的肌腱襻从蚓状肌深层穿过 B. 环绕蚓状肌后自身缝合固定

（3）Wheeldon法：①采用Carroll法相同的切口，暴露损伤的伸肌腱帽。②切取损伤指伸肌腱帽对侧的伸肌腱间结合，将腱间结合翻向对侧，与撕裂的指伸肌腱帽及掌指关节囊缝合。在缝合时同样要注意检查缝合张力是否影响掌指关节的主动屈伸。③缝合后关闭切口。④术后处理同Carroll法。

（六）指伸肌腱Ⅵ区损伤

指伸肌腱Ⅵ区位于掌骨部位，其损伤有如下特点：①此区伸肌腱绝大部分无关节，肌腱损伤很少伴有关节损伤。②肌腱周围的软组织相对较多，形成致密性粘连的机会较少。③无复杂结构，便于端端缝合。④此区内肌腱滑动距离较大，轻度的滑动受限不会引起关节功能明显缺失。⑤肌腱的生物力学平衡要求较低。因此，指伸肌腱Ⅵ区损伤后功能恢复较其远侧部位损伤明显较好。

此区内伸肌腱损伤的修复方法也较为单纯，通常采用断端直接缝合术进行治疗（图3-2-30），即使有1～2cm的肌腱缺损，也可直接拉拢缝合，且缝合后不致引起力学平衡失调，一般不需移植修复。陈旧的指伸肌腱Ⅵ区损伤，由于有腱间结合的牵拉，数周后进行延期修复手术往往也可以直接缝合。术后用石膏托或支具将腕关节固定在40°～50°伸展位、掌指关节30°～40°屈曲位，4周后去除外固定，进行功能训练（图3-2-31）。

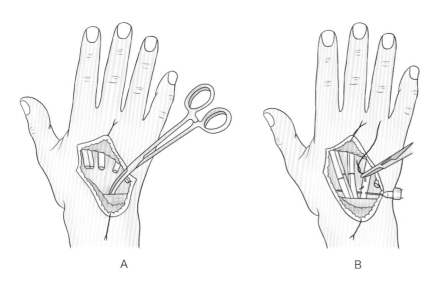

A B

图3-2-30 指伸肌腱Ⅵ区损伤的修复示意图

A. 从鞘管内拉出肌腱断端　B. 两断端直接缝合

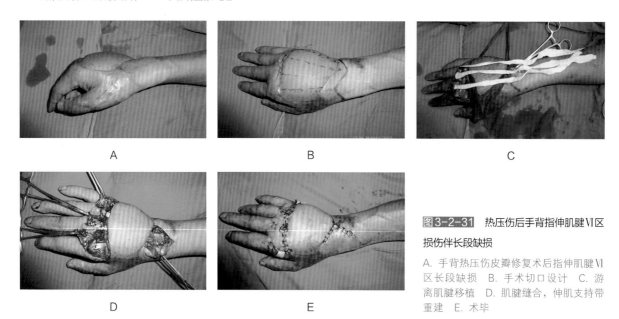

A B C

D E

图3-2-31 热压伤后手背指伸肌腱Ⅵ区损伤伴长段缺损

A. 手背热压伤皮瓣修复术后指伸肌腱Ⅵ区长段缺损　B. 手术切口设计　C. 游离肌腱移植　D. 肌腱缝合，伸肌支持带重建　E. 术毕

（七）指伸肌腱Ⅶ区损伤

指伸肌腱Ⅶ区位于腕背伸肌支持带下方的滑膜鞘内，除切割伤外，闭合性骨折如科利斯骨折（Colles骨折）也可引起拇长伸肌腱、指总伸肌腱断裂。有报告史密斯骨折（Smith骨折）或加莱亚齐骨折（Galeazzi骨折）会引起伸肌腱断裂。

指伸肌腱Ⅶ区被伸肌支持带覆盖，过去认为此区损伤易形成粘连，主张做部分伸肌支持带切除。近20年来临床报告表明，此区内伸肌腱损伤的修复效果和Ⅵ、Ⅷ区并无统计学差别。Brown、Ribik和Evans等报告，Ⅶ区损伤后用动力性支具做早期功能锻炼可获得良好的功能恢复，认为做伸肌支持带切除并非十分重要。手术中根据损伤程度和指伸肌腱的损伤水平决定伸肌支持带的处理方式为：对伴有一定程度伸肌腱及其支持带挫压伤的患者做部分伸肌支持带切除术。术中需做伸肌支持带切除，但不宜超过原长度的1/2。切开部分指伸肌支持带有助于暴露断腱和修复手术操作，也能避免缝合的肌腱被伸肌支持带卡压，同时保留部分伸肌支持带，可预防伸肌腱弓弦现象的出现。另一种方法是Z形切开伸肌支持带，肌腱缝合后可修复伸肌支持带。此区内伸肌腱的形状比较规整，截面为椭圆形，采用Kessler缝合法、Tsuge缝合法或双Tsuge缝合法均可，对缝合方法有较大选择余地。与Ⅵ区损伤不同，此区肌腱近侧断端有时回缩较多，需延长切口至前臂背侧寻找肌腱断端。该区伸肌腱损伤后采用的术后处理方法和Ⅵ区伸肌腱损伤修复相似，一般用掌侧支具将腕关节固定在40°～50°伸展位，固定3～4周（图3-2-32）。

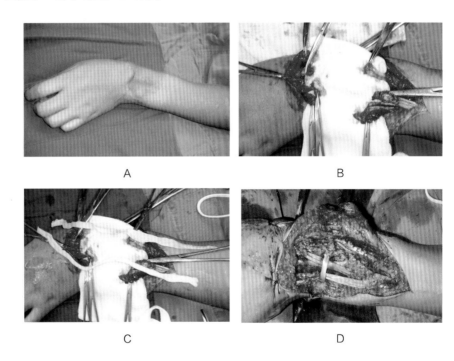

A   B

C   D

图3-2-32 指伸肌腱Ⅶ、Ⅷ区损伤的治疗

A. 指伸肌腱Ⅶ、Ⅷ区损伤　B. 术中探查见伸肌腱长段缺损　C. 游离肌腱，移植修复　D. 缝合肌腱，重建伸肌支持带

（八）指伸肌腱Ⅷ区损伤

指伸肌腱Ⅷ区位于前臂远侧，与掌面前臂远端肌腱损伤相似，常见于急性开放性损伤，污染机会较多，手术时应彻底清创，避免术后感染。此区损伤常累及肌腱和肌腹交界处，一些伸肌腱分别被肌肉覆盖。分离时应仔细辨认肌腹近端，采用3-0缝线褥式缝合或8字缝合，将肌腱结构的腱状部分缝合至肌腹，可以减少缝线割断肌肉或从肌肉中脱出。术后采用从肘部至近指间关节的支具，以保持术后腕部处于完全伸展的状态，这样可以最大限度地松弛肌腱。

（庄永青　熊洪涛）

第三节
拇指伸肌腱损伤的修复

一、拇指伸肌腱Ⅰ区损伤和Ⅱ区损伤的修复

拇指伸肌腱Ⅰ区是指间关节的区域，Ⅱ区是近节指骨的区域。拇长伸肌腱的闭合性损伤及锤状指损伤，可采用超过指尖的支具固定8周。合并有超过关节50%或更大范围的远节指骨基底骨折、远节指骨半脱位者，常需复位和内固定。拇长伸肌腱在指间关节开放性断裂时，因为拇收肌、拇短展肌和拇短伸肌附着在伸肌腱的扩张部，其近端通常不会发生回缩，可以采取一期直接修复肌腱，采用4-0缝线做中心缝合后，再用5-0缝线做周边连续交叉缝合。术后用直径为1mm的克氏针固定指间关节于伸直位3～4周，可进行掌指关节的主动活动。拔除克氏针后，支具继续固定3～4周后开始主动活动（图3-3-1）。

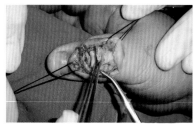

A

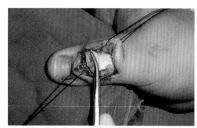

B

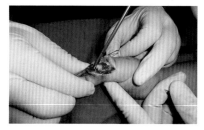

C

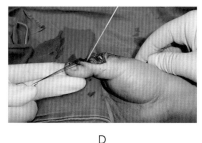 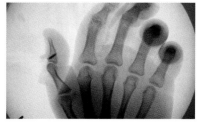 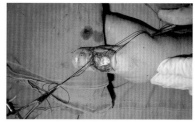

D   E   F

图3-3-1 微型骨锚钉治疗拇指锤状指伴伸肌腱止点撕脱性骨折

A. 拇指末节肌腱止点撕脱性骨折、锤状指 B. 复位骨折块 C. 拧入骨锚钉固定骨折 D. 缝线牵引 E. 术中定位 F. 缝合

二、拇指伸肌腱Ⅲ区损伤的修复

拇指伸肌腱Ⅲ区位于拇指掌指关节水平，此范围包括拇长、短伸肌腱。该区损伤多为开放性损伤，仅拇短伸肌腱损伤，在急性期拇指仍可正常活动，到中、晚期才表现出拇指掌指关节伸直受限。拇长、短伸肌腱Ⅲ区损伤采用直接端端缝合法，先用4-0缝线做中心缝合，再用5-0缝线做周边连续交叉缝合，掌指关节囊需单独进行修补。术后用石膏托将腕关节固定于40°伸直位，指间关节固定于轻度桡偏位。如果只是拇短伸肌腱损伤，可不固定指间关节。术后共固定4周。

三、拇指伸肌腱Ⅳ区损伤的修复

拇指伸肌腱Ⅳ区为第1掌骨背侧的区域。这个区域内的拇短伸肌腱损伤通常可以直接修复。当拇长伸肌腱断裂时，其近侧断端常发生回缩。拇长伸肌腱陈旧性损伤、缺损，断裂近端明显回缩且不能拉拢直接缝合者，可行示指固有伸肌腱移位重建伸拇功能。手术步骤：①在示指掌指关节背侧做一纵行切口。在示指伸肌腱尺侧深层找到示指固有伸肌腱，在其附近止点处切断。②在腕背偏桡侧做一横行切口，寻找并确认示指固有伸肌腱，将其从腕部切口中抽出。③在原拇长伸肌腱损伤的创口附近做一个S形的纵行切口，切除瘢痕组织，将断端修剪至正常腱组织。④在暴露的拇长伸肌腱切口和腕背侧切口内做一条皮下隧道，将示指固有伸肌腱通过皮下隧道从拇长伸肌腱切口中拉出。⑤在腕背伸、拇外展、指骨间关节伸直位情况下，将示指固有伸肌腱近端与拇长伸肌腱断端做编织缝合。⑥术后处理：采用前臂掌侧支具将患肢固定于腕背伸、拇外展伸直位。4周后拆除外固定，进行拇指功能锻炼（图3-3-2）。

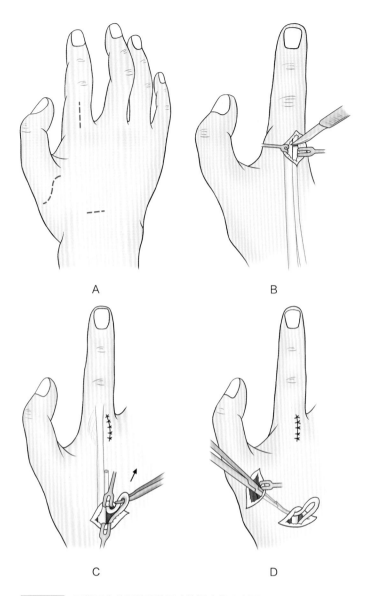

图 3-3-2 示指固有伸肌腱移位重建伸拇功能示意图

A. 手术切口　B. 显露示指固有伸肌腱并切断　C. 将示指固有伸肌腱从
腕部切口中抽出　D. 找出拇长伸肌腱，向腕部切口方向做皮下隧道，将
示指固有伸肌腱近端与拇长伸肌腱断端做编织缝合

四、拇指伸肌腱 Ⅴ 区损伤的修复

拇指伸肌腱 Ⅴ 区包括腕背第 3 伸肌间室的拇长伸肌腱、第 1 伸肌间室的拇短伸肌腱和拇长展肌腱。拇短伸肌腱和拇长展肌腱损伤后，通常需要将其从第 1 伸肌间室游离出来，以尽可能减少粘连的形成。对于新鲜的肌腱损伤，可采用断端直接缝合。对于接近拇指掌骨底部的拇长展肌腱损伤，修复时注意不要使拇长展肌腱明显缩短，可以将拇长展肌腱和拇指腕掌关节囊或其周围韧带及拇长展肌腱残端一起做加强缝合。术后用支具将腕关节固定于 40°～50° 伸展位、约 5° 桡偏位，固定 3～4周。如果仅为拇长展肌腱损伤，固定时不包括拇指掌指关节；如果有拇短伸肌腱损伤，则需同时固

定拇指掌指关节。第3伸肌间室的拇长伸肌腱损伤时，可采用示指固有伸肌腱转位修复或采用游离肌腱移植（图3-3-3）。移植肌腱的走行必须避开Lister结节，以防止移植物粘连和磨损。

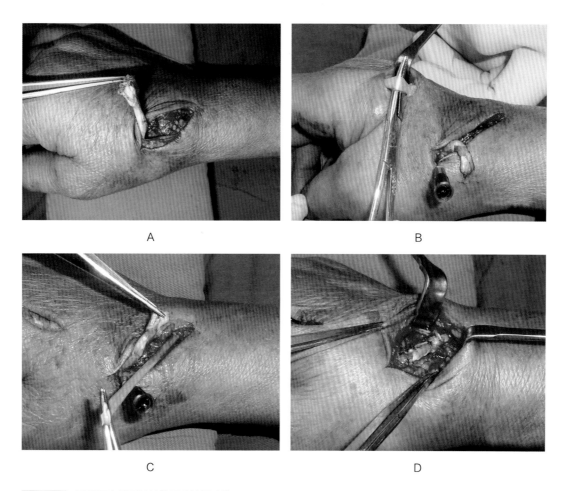

图3-3-3 示指固有伸肌腱转位重建伸拇功能

A. 拇长伸肌腱损伤，断端回缩　B. 示指固有伸肌腱探查　C. 示指固有伸肌腱转位　D. 肌腱编织缝合

（庄永青　熊洪涛）

第四节
手伸肌腱紧张症的松解

　　手伸肌腱紧张症分为手外在性伸肌腱紧张症和手内源性伸肌腱紧张症，两者都与粘连或肌肉挛缩使手指关节活动受限有关，属于损伤后期的表现之一。手外在性伸肌腱紧张症是由于外源性原因，使伸肌腱呈现紧张状态，肌腱不能滑动，从而限制了手指屈曲；而手内源性伸肌腱紧张症是由于手内在肌挛缩，导致与之相连的指伸肌腱外侧束紧张，在掌指关节伸直的情况下，近指间关节屈曲受限（图3-4-1）。

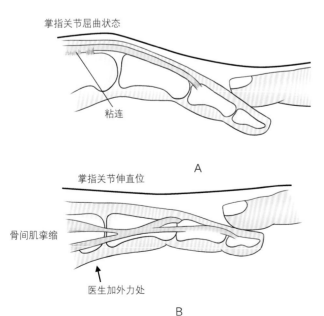

掌指关节屈曲状态

粘连

A

掌指关节伸直位

骨间肌挛缩

医生加外力处

B

图3-4-1　手外在性伸肌腱紧张症和手内源性伸肌腱紧张症的鉴别方法示意图

A. 手外在性伸肌腱紧张症　B. 手内源性伸肌腱紧张症

一、手外在性伸肌腱紧张症的松解

手外在性伸肌腱紧张症多发生于手部严重创伤的伸肌腱修复、肌腱移植或肌腱转位之后，尤其是伴有腕骨或掌骨骨折的情况下。由于指伸肌腱在腕部或掌骨水平损伤，肌腱在腕部形成粘连或与掌骨形成粘连，掌指关节保持屈曲时，伸肌腱滑动距离为10mm；如果指间关节屈曲，则伸肌腱滑动距离会进一步增加4mm。伸肌腱粘连限制了手外在肌腱的滑移，阻止了掌指关节、近指间关节和远指间关节三个关节同时完全屈曲。肌腱移位后，肌腱张力调节得过紧或前臂伸肌的瘢痕和纤维化，也会导致外在性伸肌腱紧张症的发生。在临床查体时，当伸肌腱在掌指关节近侧、掌骨水平发生粘连时，可发现当掌指关节伸直时，手指部伸肌腱放松，近指间关节和远指间关节可屈曲；当掌指关节屈曲时，近指间关节和远指间关节不能屈曲。如果在前臂部分的伸肌腱粘连，当腕关节背伸时，掌指关节、近指间关节和远指间关节都可屈曲；在腕关节屈曲时，掌指关节、近指间关节和远指间关节都不能屈曲。据此，可推知肌腱粘连的部位。

手外在性伸肌腱紧张症的治疗包括手术治疗和非手术治疗。多数患者通过非手术治疗就能显著改善症状，尤其在诊断较早、手背侧瘢痕和粘连尚未成熟、有较大重塑余地时。术后（术后1.5～2个月）早期进行正规的功能锻炼，可以防止或纠正相当比例的患者发生此状况。锻炼的方法是同时主动屈曲或被动屈曲掌指关节和近指间关节。锻炼时注意确认关节活动幅度的增加是肌腱本身移动度增加的结果，而非锻炼中使肌腱缝合处被拉长所致。

对于经过严格的非手术治疗至少6个月但疗效不显著的患者，可采用如下手术方法治疗：

1. 伸肌腱粘连松解术 伸肌腱修复、移植或肌腱转位后，伸肌腱粘连的松解手术应首先解决缝线部位的粘连。将肌腱缝合处周围的粘连进行分离，将伸肌腱与骨面或瘢痕化的筋膜组织进行分离。如果患者曾经使用过肌腱移植，则需要考虑转换为肌腱移位。肌腱移位后的伸肌腱紧张，可能需要调节张力后重新缝合，或者在近端游离部分肌腹以允许肌腱更好地滑动。肌腱松解完成后，必须被动活动手指，以确认伸肌腱紧张现象已消失。术后第2天即可开始掌指关节和指间关节的早期主动功能锻炼。

2. Littler伸肌腱松解术

（1）适应证：①伸肌腱修复长度明显较正常缩短者。②在手背的腱间结合近侧有较大范围瘢痕者。

（2）禁忌证：手内肌及其肌腱功能丧失或不全者。

（3）手术步骤：①沿近节指骨背侧的近端2/3处做弧形切口，长2～3cm。②暴露伸肌腱及其斜行纤维，将近节指骨干近2/3处背侧的伸肌腱切除，同时将此处肌腱两侧的斜行纤维也一并切除。③注意保护伸肌腱在中节指骨抵止点及其近侧1～2cm长的肌腱组织、掌指关节背侧的伸肌腱及横行纤维。④如果在指神经阻滞麻醉下手术，可嘱患者主动伸屈掌指关节和近指间关节，以检查手术效果。⑤术后不做特殊外固定。术后第2天即可开始手指主动伸展和屈曲功能锻炼，以防粘连发生。

指伸肌腱装置的中央束的切除范围应在近指间关节以近5～8mm，如果中央束切除得过多，会引起钮孔状畸形。术后活动锻炼应坚持1～2个月。由于切除伸肌腱装置中央束可能使伸展无力，如发现近指间关节出现伸直受限现象，应在锻炼的间歇用支具将近指间关节固定在伸直位，以利于周围组织形成瘢痕，充填于切除腱组织的部分，以增加伸指力量。

3. Kilgore法中央腱束延长术　Kilgore采用阶梯状切口切开中央腱束，在近节指骨背侧中央腱束上做3个切口，呈阶梯状排列。分别切断不超过2/3的中央腱束，注意不要损伤斜行纤维和侧束。最远端的肌腱切口不要超过近节指骨颈水平，避免损伤近指间关节背侧的伸肌装置，必要时可将矢状束做部分切开。术中被动轻柔地屈曲掌指关节和近指间关节，使中央腱束延长（图3-4-2）。

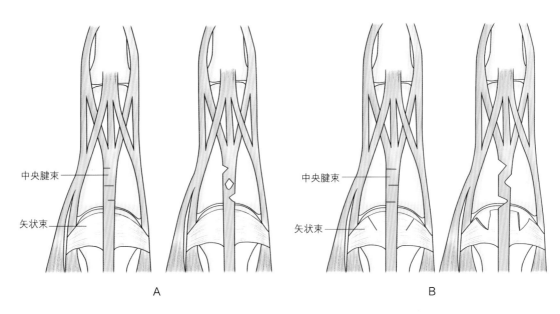

图3-4-2 Kilgore法中央腱束延长术示意图

A. 阶梯状切口，切开中央腱束　B. 矢状束部分切开

（庄永青　熊洪涛）

二、手内源性伸肌腱紧张症的松解

手内源性伸肌腱紧张症是由于内源性的指伸肌腱，即蚓状肌和骨间肌挛缩，使指伸肌腱装置张力失去平衡，导致手指畸形，常为手部筋膜间室综合征所致。Finochiotto（1920）最早报告了手内在肌缺血挛缩的病理生理、临床表现和治疗方法，认为手掌深部血肿压迫是缺血挛缩的主要原因。当掌指关节处于屈曲位时，近指间关节、远指间关节可以很容易地屈曲，这称为手内在肌紧张试验（intrinsic tightness，IT）阳性。手内在肌紧张发生的解剖学基础是由于蚓状肌起源于指深屈肌腱，当蚓状肌松弛时，指深屈肌腱收缩，指间关节屈曲；当蚓状肌收缩时，指间关节则伸直。伸直指间关节需要蚓状肌在伸肌腱装置和指深屈肌腱之间具有足够的长度，以保持伸掌指关节时能伸指间关节。

手内在肌阳性征（内在肌挛缩）者，切断受累骨间肌和拇内收肌能获得良好疗效。Bunnell（1948）提出在近指间关节平面松解骨间肌止点或切断内在肌侧束上的止点，可解除挛缩。Littler（1949）对上述方法做了改进，提出在伸肌腱帽上切除斜行纤维的方法治疗手内在肌挛缩。

手内源性伸肌腱紧张症主要表现为手指畸形，掌指关节屈曲，指间关节过伸，掌横弓变大

（图 3-4-3）。手鱼际部肌紧张表现为拇指畸形呈前倾内收位，处于示、中指掌面，拇指的掌指关节屈曲，指间关节伸直的拇指内在肌阳性征（图 3-4-4）。

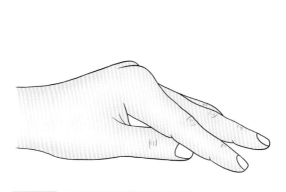

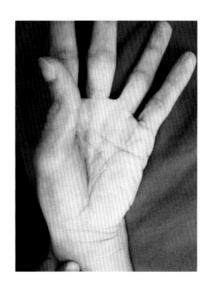

图3-4-3 骨间肌紧张手指畸形示意图　　　　　　　图3-4-4 拇指内在肌阳性征

根据手内在肌受累程度，将手内源性伸肌腱紧张症分为三度。①轻度紧张：手内在肌轻微挛缩，手指能完全屈伸，握拳时先屈曲掌指关节后屈曲指间关节，称内在肌阳性征性屈曲。②中度紧张：多个手指受累。掌指关节的屈曲程度视挛缩程度而定，近指间关节伸直或过伸，远指间关节轻度屈曲，呈鹅颈畸形。③重度紧张：除手内在肌挛缩外，伴有不同程度的指间关节并发症，主要有掌指关节部位的掌板和侧副韧带粘连及挛缩。

对于轻度的手内源性伸肌腱紧张症，可采取保守疗法，如康复锻炼、支具固定，逐步消除挛缩。对于中、重度内源性伸肌腱紧张症，则多采取手术治疗。

1. 侧束和腱帽斜行纤维切除术（Littler法）　在近节指骨背侧，自掌指关节至指间关节做一中线纵行切口，并暴露至腱帽两侧。辨识腱帽的侧束、斜行纤维和横行纤维，切除侧束和腱帽斜行纤维（图 3-4-5）。术中被动活动手指，如松解充分，则内在肌阳性征消失，在掌指关节伸直位时可被动屈曲指间关节；如内在肌阳性征仍存在，则需向近侧继续进行松解，直至内在肌阳性征消失为

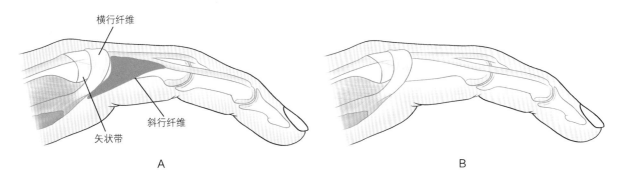

图3-4-5 侧束和腱帽斜行纤维切除示意图

A. 在掌指关节平面，伸肌腱膜包括指伸肌腱、横行纤维（屈曲掌指关节）和斜行纤维（伸直指间关节）。阴影部分表示从腱帽两侧切除的部分　B. 松解术后，伸肌腱膜外观

止。术中注意保护好腱帽的横行纤维，因为此横行纤维一旦被切断，掌指关节会过伸，伸肌腱会发生脱位，故必须将其缝回原位。术后，前臂背侧用支具固定腕及掌指关节于伸直位，指间关节不固定。术后立即开始手指主动活动和被动活动。2～3周后改用功能支具，以防止畸形复发。

2. 侧束延长术　本手术的目的是通过延长紧张的侧束，在正常张力下重新缝合，使残留的骨间肌功能继续得到发挥。于近节指骨背侧做正中全长切口，游离双侧侧束，做Z形切断。保持掌指关节伸直位，被动屈曲指间关节。如腱帽纤维紧张，切断其紧张部分，直至指间关节能正常屈曲。保持手指屈曲位，拉紧已切断的侧束，以5-0缝线做端端缝合或重叠缝合（图3-4-6）。术后，背侧用石膏托固定掌指关节于伸直位、指间关节屈曲位3周。

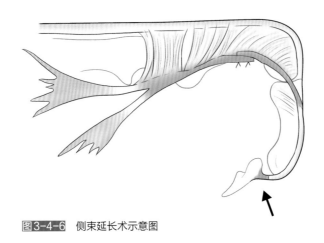

图3-4-6　侧束延长术示意图

3. 骨间肌起点前移术　在手背中部做横切口，向两侧游离皮瓣，暴露第2～5掌骨间的骨间肌。在相邻两掌骨上剥离骨间肌起点，直至掌指关节能被动伸直、指间关节能被动屈曲（图3-4-7）。骨间肌的血管、神经由其掌侧进入肌肉，要注意保护。术后用石膏托固定3周。固定体位同侧束延长术。

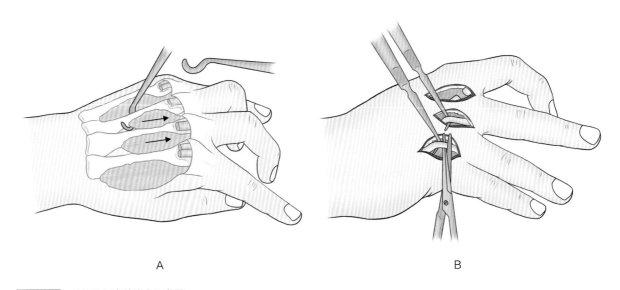

A   B

图3-4-7　骨间肌起点前移术示意图

A. 骨间肌剥离、推开，使其松弛后，容许掌指关节伸直及远侧两个指间关节屈曲　B. 手内在肌重度挛缩时，骨间肌功能完全丧失，故行骨间肌肌腱切断术侧束和腱帽斜行纤维切除术使内在肌残留功能丧失；骨间肌起点前移术虽能保存内在肌残留功能，但肌起点剥离范围较大，加重了挛缩肌肉的缺血和创伤；侧束延长术中由于切断紧张的侧束后重新修复了侧束，使其恢复了正常张力，不但保存了骨间肌残留功能，而且手术范围小、创伤小，对正常解剖结构影响也小。

4. **骨间肌、侧副韧带和掌板松解术（Smith 法）** 对重度骨间肌挛缩，矫正掌指关节屈曲畸形极为重要，只有在畸形被矫正后才能伸开手指，完成捏握动作。手术步骤：在掌指关节近端的背侧做横切口，于掌指关节平面切断所有骨间肌及小指外展肌的侧腱。如果掌指关节仍处于屈曲位，使矢状带向远端回缩，将侧副韧带从其掌板止点处逐个剥离。之后，再将掌板从其近节指骨基底附着处游离，并且钝性分离掌板和掌骨头之间的粘连（图3-4-8）。软组织松解后，如果近节指骨仍难以伸直，用一枚克氏针斜行穿过掌指关节，使其处于过伸位。穿针前注意保持指骨基底与掌骨头的正确对位。当掌指关节伸直时，如果近指间关节不能完全屈曲，可通过背侧切口在近节指骨的远侧一半处切断侧束。术后第1天开始近指间关节的主动、被动屈曲练习，术后3周拔除克氏针。

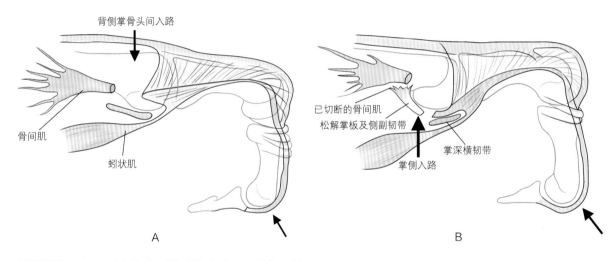

图3-4-8 骨间肌、侧副韧带和掌板松解术（Smith 法）示意图
A. 骨间肌近侧松解术　B. 骨间肌、侧副韧带和掌板松解术

5. **鱼际部肌挛缩松解术** 拇指腕掌关节呈马鞍形，高度灵活，可使拇指在捏握动作中做环形运动。拇短展肌在捏握的动作中对稳定第1掌骨起重要作用，拇收肌为近节指骨的拿捏动作提供动力，拇长屈肌使远节指骨有不同的屈曲角度，从而控制拿捏的类型（指甲与指甲相对或指腹与指腹相对）。上述拇指运动的完成还依赖于拇指指蹼的柔软性，任何程度的指蹼挛缩都将影响拇指的对掌运动。重度挛缩时，表现为拇指前倾、拇指屈曲和内收旋前，位于掌中位。严重者，拇指腕掌关节囊也发生挛缩。

手术时，在第1、2掌骨背侧做纵行切口，打开第1掌骨间隙，牵开第1骨间背侧肌，即可暴露拇收肌和其在掌指关节囊尺侧的止点。在肌纤维垂直方向切断或切除瘢痕化挛缩的肌肉（图3-4-9A）。如第1骨间背侧肌挛缩，则需将其从第1、2掌骨上剥离下来，注意勿伤及指神经及桡动脉。因拇指长期处于内收位，经松解后仍不能充分外展，考虑到拇指腕掌关节囊有挛缩，应切开其尺侧关节囊进行松解。若有拇指掌指关节屈曲畸形，则要做拇短屈肌松解术。若松解后仍不能完全伸直拇指，则需松解掌指关节囊，用关节囊骨膜瓣修复伸直后遗留的关节囊缺损。如鱼际部肌群全部挛缩，拇指掌内收畸形，则需做鱼际部肌起始部松解术。做鱼际部切口，将鱼际部肌起始部从腕骨附着点切断，注意勿伤及正中神经返支（图3-4-9B）。

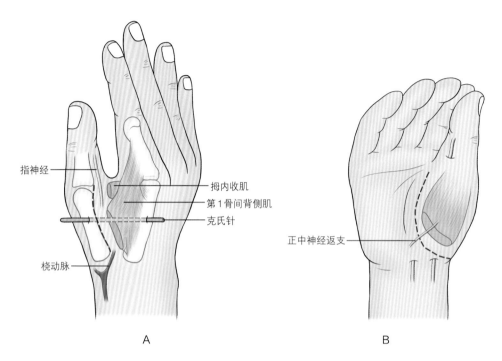

指神经
拇内收肌
第1骨间背侧肌
克氏针
桡动脉
正中神经返支

A   B

图3-4-9 鱼际部肌挛缩松解术示意图

A. 鱼际部肌切断 B. 鱼际部肌起始部切断

指蹼挛缩的处理：如虎口轻微挛缩，可做Z字成形术（图3-4-10）。松解后，尚有较健康的软组织覆盖虎口者，可做中厚皮片植皮。松解后，虎口创面基底为瘢痕组织或骨质外露者，应首先考虑用手部局部皮瓣修复缺损；如手背皮肤条件较好，可设计虎口桡侧或尺侧的手背旋转皮瓣移位修复缺损，供区用游离皮片覆盖（图3-4-11）。手背皮肤条件较差，手部血管条件不良者，宜采用带蒂皮瓣或皮管移植治疗；手部血管条件较好者，可采用吻合血管的游离皮瓣移植（图3-4-12）。

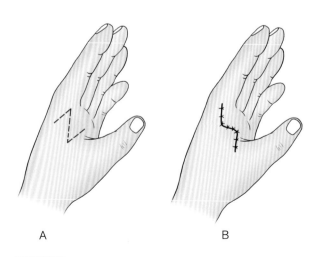

A   B

图3-4-10 虎口Z字成形术示意图

A. 切口设计 B. 缝合后

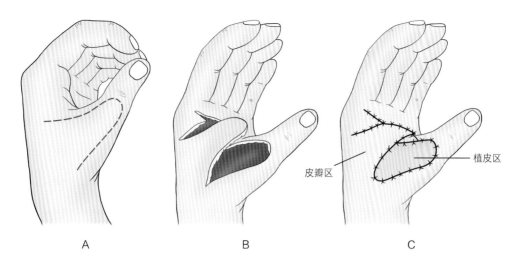

A   B   C

图3-4-11 手背旋转皮瓣移位修复虎口皮肤缺损

A. 切口设计　B. 切取皮瓣　C. 缝合后

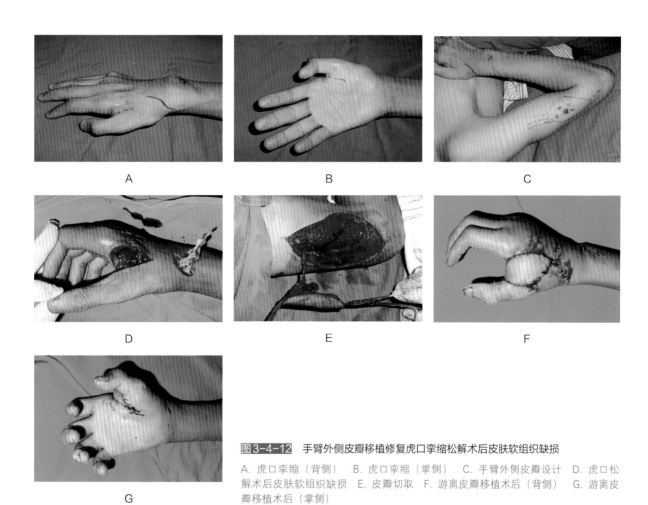

A   B   C

D   E   F

图3-4-12 手臂外侧皮瓣移植修复虎口挛缩松解术后皮肤软组织缺损

A. 虎口挛缩（背侧）　B. 虎口挛缩（掌侧）　C. 手臂外侧皮瓣设计　D. 虎口松解术后皮肤软组织缺损　E. 皮瓣切取　F. 游离皮瓣移植术后（背侧）　G. 游离皮瓣移植术后（掌侧）

G

（庄永青　熊洪涛　王立）

参考文献

［1］MATZON J L，BOZENTKA D J. Extensor tendon injuries ［J］. J Hand Surg Am，2010，35（5）：854−861.

［2］WOLFE S W，HOTCHKISS R N，PEDERSON W C，et al. Green's operative hand surgery ［M］. 6th ed. Philadelphia：Elsevier，2010：159.

［3］GREEN D P，HOTCHKISS R N，PEDERSON W C. Green's operative hand surgery ［M］. 4th ed. New York：Elsevier Churchill Livingston，1999：195.

［4］WEHBÉ M A，SCHNEIDER L H. Mallet fractures ［J］. J Bone Joint Surg Am Vol，1984，66（5）：658−669.

［5］NEWPORT M L，POLLACK G R，WILLIAMS C D. Biomechanical characteristics of suture techniques in extensor zone IV ［J］. J Hand Surg Am，1995，20（4）：650−656.

［6］WOO S H，TSAI T M，KLEINERT H E，et al. A biomechanical comparison of four extensor tendon repair techniques in zone IV ［J］. Plast Reconstr Surg，2005，115（6）：1674−1681；discussion 1682−1683.

［7］HOWARD R F，ONDROVIC L，GREENWALD D P. Biomechanical analysis of four−strand extensor tendon repair techniques ［J］. J Hand Surg，1997，22（5）：838−842.

［8］LEE S K，DUBEY A，KIM B H，et al. A biomechanical study of extensor tendon repair methods：introduction to the running−interlocking horizontal mattress extensor tendon repair technique ［J］. J Hand Surg，2010，35（1）：19−23.

［9］MILLER B，DODDS S D，DEAARS A，et al. Flexor tendon repairs：the impact of fiberwire on grasping and locking core sutures ［J］. J Hand Surg Am，2007，32（5）：591−596.

［10］FRESHWATER M F. Current concepts in the evaluation and treatment of mallet finger injury ［J］. Plast Reconstr Surg，2014，133（6）：891e−892e.

［11］ISHIGURO T，ITOH Y，YABE Y，et al. Extension block with Kirschner wire for fracture dislocation of the distal interphalangeal joint ［J］. Tech Hand Up Extrem Surg，1997，1（2）：95−102.

［12］BROWNE E Z JR，RIBIK C A. Early dynamic splinting for extensor tendon injuries ［J］. J Hand Surg Am，1989，14（1）：72−76.

［13］CHOW J A，DOVELLE S，THOMES L J，et al. A comparison of results of extensor tendon repair followed by early controlled mobilisation versus static immobilisation ［J］. J Hand Surg（Edinburgh，Scotland），1989，14（1）：18−20.

［14］CROSBY C A，WEHBÉ M A. Early protected motion after extensor tendon repair ［J］. J Hand Surg，1999，24（5）：1061−1070.

［15］PEGOLI L，TOH S，ARAI K，et al. The Ishiguro extension block technique for the treatment of mallet finger fracture：indications and clinical results ［J］. J Hand Surg（Edinburgh，Scotland），2003，28（1）：15−17.

［16］HOFMEISTER E P，MAZUREK M T，SHIN A Y，et al. Extension block pinning for large mallet fractures ［J］. J Hand Surg，2003，28（3）：453−459.

［17］BADIA A，RIANO F. A simple fixation method for unstable bony mallet finger ［J］. J Hand Surg，2004，29（6）：1051−1055.

［18］ROCCHI L，GENITIEMPO M，FANFANI F. Percutaneous fixation of mallet fractures by the "umbrella handle" technique ［J］. J Hand Surg（Edinburgh，Scotland），2006，31（4）：407−412.

［19］LEE H J，JEON I H，KIM P T，et al. Tension wire fixation for mallet fracture after extension block pinning failed ［J］. Arch Orthop Trauma Surg，2014，134（5）：741−746.

［20］ZHANG X，MENG H，SHAO X，et al. Pull−out wire fixation for acute mallet finger fractures with K−wire stabilization of the distal interphalangeal joint ［J］. J Hand Surg，2010，35（11）：1864−1869.

［21］TUNG K Y，TSAI M F，CHANG S H，et al. Modified tenodesis method for treatment of mallet fractures ［J］. Ann Plast Surg，2012，69（6）：622−626.

［22］TEOH L C，LEE J Y. Mallet fractures：a novel approach to internal fixation using a hook plate ［J］. J Hand Surg Eur Vol，2007，32（1）：24−30.

［23］SORENE E D，GOODWIN D R. Tenodermodesis for established mallet finger deformity［J］. Scand J Plast Reconstr Surg Hand Surg，2004，38（1）：43-45.

［24］SHIN E K，BAE D S. Tenodermodesis for chronic mallet finger deformities in children［J］. Tech Hand Upper Extre Surg，2007，11（4）：262-265.

［25］KARDESTUNCER T，BAE D S，WATERS P M. The results of tenodermodesis for severe chronic mallet finger deformity in children［J］. J Pediatr Orthop，2008，28（1）：81-85.

［26］SMITH P J，ROSS D A. The central slip tenodesis test for early diagnosis of potential boutonnière deformities［J］. J Hand Surg（Edinburgh，Scotland），1994，19（1）：88-90.

［27］EL-SALLAKH S，ALY T，AMIN O，et al. Surgical management of chronic boutonniere deformity［J］. Hand Surg，2012，17（3）：359-364.

［28］ISHIZUKI M. Traumatic and spontaneous dislocation of extensor tendon of the long finger［J］. J Hand Surg，1990，15（6）：967-972.

［29］KONIUCH M P，PEIMER C A，VAN GORDER T，et al. Closed crush injury of the metacarpophalangeal joint［J］. J Hand Surg，1987，12（5 Pt 1）：750-757.

［30］INOUE O，TAMURA Y. Dislocation of the extensor tendons over the metacarpophalangeal joints［J］. J Hand Surg，1996，21（3）：464-469.

［31］VACCARO A R，KUPCHA P，SCHNEIDER L H. The operative repair of chronic nontraumatic extensor tendon subluxations in the hand［J］. Hand Clin，1995，11（3）：431-440.

［32］KILGORE E S，GRAHAM W P，NEWMEYER W L，et al. Correction of ulnar subluxation of the extensor communis［J］. Hand，1975，7（3）：272-274.

［33］CARROLL C 4TH，MOORE J R，WEILAND A J. Posttraumatic ulnar subluxation of the extensor tendons: a reconstructive technique［J］. J Hand Surg，1987，12（2）：227-231.

［34］WATSON H K，WEINZWEIG J，GUIDERA P M. Sagittal band reconstruction［J］. J Hand Surg，1997，22（3）：452-456.

［35］ELSON R A. Rupture of the central slip of the extensor hood of the finger. A test for early diagnosis［J］. J Bone Joint Surg Br Vol，1986，68（2）：229-231.

［36］FITOUSSI F，BADINA A，ILHAREBORDE B，et al. Extensor tendon injuries in children［J］. J Pediatr Orthop，2007，27（8）：863-866.

［37］ZUBOVIĆ A，EGAN C，O'SULLIVAN M. Augmented (Massachusetts General Hospital) Becker technique combined with static splinting in extensor tendons repairs zones Ⅲ to Ⅵ: functional outcome at three months［J］. Tech Hand Up Extrem Surg，2008，12（1）：7-11.

［38］KOUL A R，PATIL R K，PHILIP V. Complex extensor tendon injuries: early active motion following single-stage reconstruction［J］. J Hand Surg Eur Vol，2008，33（6）：753-759.

［39］CANHAM C D，LAMMERT W C. Rehabilitation following extensor tendon repair［J］. J Hand Surg，2013，38（8）：1615-1617.

［40］CLANCY S P，MASS D P. Current flexor and extensor tendon motion regimens: a summary［J］. Hand Clin，2013，29（2）：295-309.

［41］ELMARAGHY A W，PENNINGS A. Metacarpophalangeal joint extensor tendon subluxation a reconstructive stabilization technique［J］. J Hand Surg，2013，38（3）：578-582.

［42］ELLIOT D，SOUTHGATE C M. New concepts in managing the long tendons of the thumb after primary repair［J］. J Hand Ther，2005，18（2）：141-156.

［43］KHANDWALA A R，WEBB J，HARRIS S B，et al. A comparison of dynamic extension splinting and controlled active mobilization of complete divisions of extensor tendons in zones 5 and 6［J］. J Hand Surg（Edinburgh，Scotland），2000，25（2）：140-146.

［44］HOWELL J W，MERRITT W H，ROBINSON S J. Immediate controlled active motion following zone 4-7 extensor tendon repair［J］. J Hand Ther，2005，18（2）：182-190.

［45］EISSENS M H，SCHUT S M，SLUIS C K. Early active wrist mobilization in extensor tendon injuries in zones 5, 6, or 7［J］. J Hand Ther，2007，20（1）：89-91.

［46］SAMEEM M，WOOD T，IGNACY T，et al. A systematic review of rehabilitation protocols after surgical repair of the extensor tendons in zones Ⅴ-Ⅷ of the hand［J］. J Hand Ther，2011，24（4）：365-372；qiuz 373.

第 四 章

肌腱粘连的防治
与松解

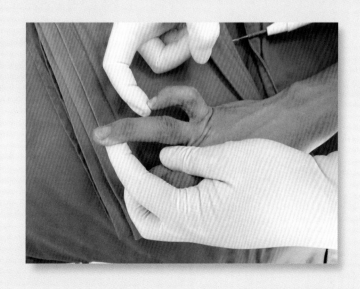

第一节
肌腱粘连的形成机制

肌腱损伤后，由于肌腱和邻近组织之间的瘢痕形成，阻碍肌腱滑动，导致肌腱与周围滑膜鞘之间粘连形成，使手指屈曲受损，导致运动丧失、挛缩形成和功能障碍。肌腱缝合修复技术的不断进步和早期主动活动或控制性被动活动方案的应用，大大改善了肌腱损伤治疗后的功能恢复，但术后瘢痕形成和肌腱粘连依然是困扰肌腱外科医生的重要问题。造成肌腱粘连的原因众多，粘连形成机制也非常复杂，既有肌腱自身的因素，又有腱周的因素。

一、肌腱愈合和粘连形成的细胞和分子生物学机制

各种原因造成的肌腱与腱鞘损伤，均会造成不同程度的粘连，粘连一般与损伤程度和范围成正相关。在肌腱修复的进程中往往伴随粘连的形成，腱鞘是防止肌腱粘连的重要结构，对维持肌腱滑动、供给营养、阻隔外周结缔组织侵入、保障屈指力量传导和防止肌腱粘连等方面都起着非常重要的作用。腱鞘损伤如果未予修复，极易造成粘连。

肌腱损伤后可引发一系列伤口愈合反应，包括炎症、增殖、合成和重塑，同时存在细胞凋亡、坏死和血管形成。在损伤后的早期阶段，炎症反应对于启动修复和将细胞聚集到损伤部位是必不可少的。然而，在重塑阶段，过度的炎症反应会对愈合环境产生负面影响，并与粘连形成有关。肌腱缺乏内在愈合的能力，来自周围组织的细胞向内生长对于肌腱损伤的愈合是必要的。然而，当异位分化发生时，细胞的多向分化潜能就成为病理过程。肌腱损伤后，在滑膜鞘和肌腱表面可见细胞增殖，成纤维细胞占主导地位。在组织重塑期间，成纤维细胞可以获得肌成纤维细胞的表型。肌成纤

维细胞也合成了大量胶原蛋白，可以造成持续性瘢痕组织形成和腱周组织收缩。成纤维细胞从滑膜鞘、肌腱表面迁移至损伤部位，随着成纤维细胞的增殖和迁移，使胶原蛋白沉积，从而导致肌腱粘连形成。

肌腱愈合过程包括内源性、外源性两个愈合过程，内源性愈合涉及肌腱细胞增殖和黏附，外源性愈合是腱周结缔组织中的成纤维细胞增殖、分裂，长入肌腱断端，合成并分泌胶原，参与肌腱的修复，在肌腱愈合的同时也使肌腱与腱周组织粘连在一起。损伤的肌腱在愈合过程中，腱鞘和腱外膜内T淋巴细胞和吞噬细胞的数量显著增加，炎性细胞浸润滑膜鞘和腱外膜，诱导滑膜成纤维细胞和腱外膜细胞产生纤连蛋白。在肌腱修复后第7天，纤连蛋白在邻近修复部位的腱外膜上显著增加，纤连蛋白的产生是早期肌腱愈合过程的重要组成部分，可导致粘连形成。肌腱损伤后，肌腱内充满了胶原合成细胞，这些细胞可能来自腱鞘、腱外膜和腱内膜，腱外膜是这些细胞的主要来源。同样，内源性肌腱细胞、外源性腱鞘细胞都有成脂和成骨分化能力，外源性腱鞘细胞中具有更高的祖细胞标记物表达，细胞也迁移得更快，复制得更快，并且显示出更高的向肌成纤维细胞表型分化的潜能。因此，外源性愈合可能是肌腱粘连发生的主要原因。通过抑制外源性愈合，促进内源性愈合，可以减少肌腱粘连的形成。

细胞因子参与细胞生长和分化等复杂过程，并在肌腱愈合中发挥潜在的作用，如转化生长因子-β（transforming growth factor-β，TGF-β）、胰岛素样生长因子（insulin-like growth factor，IGF）、血小板衍生生长因子（platelet derived growth factor，PDGF）、碱性成纤维细胞生长因子（basic fibro-blast growth factor，bFGF）、核因子（nuclear factor，NF）与基因等。

转化生长因子-β（TGF-β）在组织形态发生和细胞增殖中具有多重作用。TGF-β1在肌腱损伤部位表达较高，能够促进成纤维细胞分化，与肌腱粘连密切相关。应用TGF-β1受体抑制剂SD208可以减少TGF-β1释放，增强肌腱的机械强度，减少粘连的发生。TGF-β可以促进Ⅰ型胶原蛋白和Ⅲ型胶原蛋白产生，在伤口愈合中起着多重作用，并且与过度瘢痕形成的发病机制有关。因此，抑制TGF-β的表达可预防肌腱损伤和修复术后的粘连形成。TGF-β有3个表型（β1、β2和β3），TGF-β1被认为有助于过度瘢痕形成，应用TGF-β1中和抗体，可以增加肌腱修复后的屈曲运动范围，改善屈肌腱滑移，减少肌腱粘连的形成。Bates等发现，在兔屈肌腱损伤修复模型中，用TGF-β天然抑制剂核心蛋白聚糖和甘露糖-6-磷酸可以降低TGF-β的表达，并下调胶原蛋白的产生，显著改善手术后手指的运动范围。Smad3蛋白是TGF-β的关键转录因子，调节参与细胞生长、炎症反应和细胞外基质形成的基因转录，是调节瘢痕和粘连形成的潜在的重要分子靶标。Katzel等通过对Smad3蛋白缺失小鼠模型的研究发现，Smad3蛋白缺失能减少修复时胶原蛋白表达，减少肌腱修复时瘢痕形成。TGF-β诱导的早期反应基因（TGF-β inducible early gene，TIEG）能够增强TGF-β/Smad信号传导途径，通过敲除TIEG基因，可以减少TGF-β和Ⅰ型胶原蛋白表达，在肌腱愈合中起主要作用。TGF-β3可以抑制过度瘢痕形成，在伤口愈合的早期阶段，外源性添加TGF-β3可以减少单核细胞和巨噬细胞增殖，并减少纤连蛋白、Ⅰ型胶原蛋白和Ⅲ型胶原蛋白的沉积，限制瘢痕形成。

碱性成纤维细胞生长因子（bFGF）可以促进细胞增殖、新生血管形成、胶原生成和基质合成。肌腱受伤后，在肌腱和腱鞘成纤维细胞中，bFGF mRNA表达上调，表明bFGF可能在滑膜肌腱

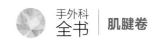

的修复中起重要作用。通过增强内源性bFGF表达，可以增加肌腱外膜层的强度和厚度，促进肌腱损伤后的内在修复。重组成纤维细胞生长因子可以减少周围粘连的形成以及促进肌腱细胞增殖、胶原蛋白生成，增强修复肌腱的强度。

胰岛素样生长因子-1（IGF-1）可以促进肌腱修复，促进腱外膜的肌腱细胞迁移。该作用可能是通过抑制肌腱损伤后的炎症反应而实现的。重组人胰岛素样生长因子-1具有刺激肌腱中基质合成和细胞增殖的能力，并且可能在肌腱愈合中发挥重要作用。

血小板衍生生长因子（PDGF）可以促进细胞增殖和基质合成，促进肌腱的结构和功能恢复。将富含血小板衍生生长因子-BB（PDGF-BB）的生物活性纤维蛋白或肝素载药系统应用于指屈肌腱的修复部位，细胞增殖和Ⅰ型胶原蛋白mRNA表达增加，粘连形成减少，肌腱滑动增加，指屈肌腱功能明显改善。PDGF防止肌腱修复术后粘连形成，加速指屈肌腱的愈合，但注射PDGF后肌腱的抗张力没有改善。

核因子kB（NF-kB）是炎症和细胞存活的关键调节因子，能够促进纤维形成。NF-kB p65被认为是典型的NF-kB路径的关键成员，在人纤维化组织中，NF-kB p65信号通路被激活，使NF-kB p65表达增加，Ⅰ型胶原蛋白和Ⅲ型胶原蛋白细胞外基质沉积上调，促炎因子环氧合酶-2（cyclooxygenase-2，COX-2）表达上调，促进肌腱粘连形成。应用NF-kB p65特异性抑制剂可以抑制肌腱组织的纤维化，减少促炎因子及细胞外基质沉积，NF-kB p65敲除是预防肌腱粘连的潜在治疗方法。

此外，Derby等通过观察兔屈肌腱瘢痕模型，发现早期生长素反应因子-1（auxin response factor，ARF-1）在肌腱伤口愈合处、鞘周瘢痕基质内的炎性细胞渗入处表达增加，提示可能与肌腱粘连的形成相关。Taylor等发现，肌腱表面存在一个由Ⅳ型胶原/层粘连蛋白基底膜覆盖的角化上皮细胞层，由于该细胞层在肌腱断端被破坏，导致粘连形成。同时，他们通过Col4al＋/Svc大鼠模型证明了此细胞层具有防止肌腱粘连的作用。在肌腱愈合早期的炎症反应期，基质金属蛋白酶-9（matrix metalloproteinase-9，MMP-9）表达增加，并与肌腱修复后粘连增加相关。Loiselle等通过对比MMP-9基因缺失小鼠和正常小鼠肌腱损伤愈合模型发现，MMP-9基因缺失小鼠的肌腱粘连较正常小鼠明显减少，而后对MMP-9基因缺失小鼠行正常小鼠骨髓移植后发现粘连明显增加，说明MMP-9来源于骨髓并迁移至损伤处，导致粘连形成。黏着斑激酶（focal adhesion kinase，FAK）相关的信号传导途径可能是诱导肌腱粘连的机制之一。将腺病毒介导的FAK基因直接注射到鸡的肌腱和腱鞘之间，腺病毒介导的FAK基因显著增加粘连形成，且在肌腱和肌腱之间有纤维形成，表明FAK和FAK相关的信号传导途径可能参与肌腱粘连的形成过程。

二、肌腱的解剖结构与部位

肌腱粘连与受伤肌腱的解剖结构和部位密切相关。在损伤程度相同的情况下，一般来讲，伸肌腱粘连轻，屈肌腱尤其是鞘管内屈肌腱粘连重。

Kleinert、Verdan从解剖上将屈肌腱分为5个区：Ⅰ区为指深屈肌腱止点到指浅屈肌腱止点之间的区域，拇指Ⅰ区为拇长屈肌腱的止点到指间关节之间的区域。Ⅱ区为指浅屈肌腱止点到A₁滑车近侧缘之间的区域，拇指Ⅱ区为指间关节到第1掌骨头近端之间的区域，此段为鞘管区，又称为

"无人区"，也是肌腱最易发生粘连的区域。Ⅲ区为A₁滑车近侧缘到腕横韧带远侧缘之间的区域，拇指Ⅲ区为掌骨头近端到腕横韧带远侧缘之间的区域，为指屈肌腱蚓状肌发起的范围和拇指的鱼际肌区域。Ⅳ区为腕横韧带远侧缘到腕横韧带近侧缘之间的区域。Ⅴ区为腕管近端入口平面到肌腱肌腹移行处之间的区域（图4-1-1）。

　　在屈肌腱5个分区中，Ⅰ、Ⅲ、Ⅴ区有丰富的软组织或肌肉，即使发生粘连也能保存一定的滑动范围。Ⅳ区屈肌腱损伤既可与腕管壁发生粘连，也可同邻近肌腱粘连。Ⅱ区是屈肌腱损伤极易粘连的部位，该区指深、浅屈肌腱同处紧密的腱鞘管内，发生肌腱损伤时，除可造成指深、浅屈肌腱损伤外，往往同时合并腱鞘损伤，指深、浅屈肌腱与腱鞘、指掌骨、肌腱间均可发生粘连，干扰肌腱的正常滑动。

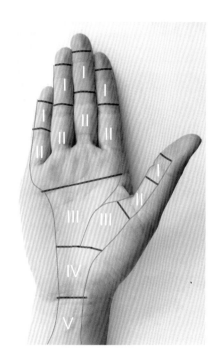

图4-1-1　手部屈肌腱分区

三、手术方法

　　肌腱粘连的发生与手术操作有关。手术切口不当可增加肌腱粘连的发生率，在与肌腱重叠的掌侧或背侧做纵行切口，除切口易形成线形瘢痕外，还易导致切口与肌腱粘连。手术切口应尽量避免与肌腱的纵轴重叠，选择与肌腱接触少的切口可减少肌腱粘连的机会。手部屈肌腱粘连可选择的手术切口有锯齿样切口、指侧方切口和以原伤痕为基础分别向远、近两端延长的切口，合并瘢痕挛缩者行Z字成形术（图4-1-2）。

　　肌腱缝合质量既是肌腱愈合的保障，也是满足肌腱功能锻炼所承受拉力与防止粘连的基础。研究表明，肌腱断端分离间隙大于3mm时，不但影响肌腱愈合，还会增加粘连。肌腱与腱鞘吻合口缝合得平滑，既便于滑动，又能防止粘连。

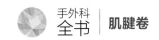

肌腱缝合操作要求轻柔精细，避免发生继发性损伤，以尽可能小的组织损伤反应防止瘢痕粘连形成。

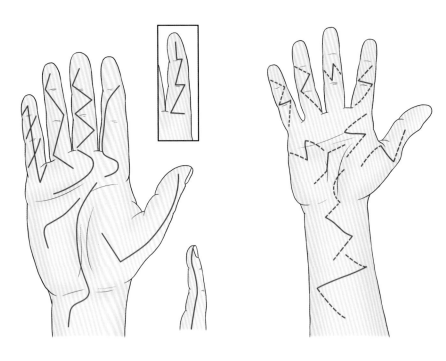

图4-1-2　手部屈肌腱粘连手术切口示意图

四、肌腱的活动与术后功能锻炼

在肌腱修复过程中，一是要保证肌腱的稳定性。制动可以保证其完整性，长时间制动会导致肌腱与腱鞘或其他组织粘连，粘连程度与制动时间成正比。制动也会导致瘢痕形成、关节僵硬和挛缩。二是要保证肌腱修复后的运动，主动活动既是维持肌腱生物、物理学性能的重要保障，也是鞘管区指屈肌腱获取营养与物质交换的重要途径，肌腱滑动减少了术后粘连的形成且增加了修复的强度，但也会增加修复肌腱断裂的风险。

五、其他因素

除上述原因外，肌腱粘连还与肌腱及腱周组织的损伤程度、范围、血供、营养供应等相关。肌腱损伤可导致滑液渗漏，血液供应不足，肌腱缺血和营养不良，这也是肌腱粘连形成的原因。

（温树正　王继宏）

第二节
防止肌腱粘连的方法

虽然防止肌腱粘连的方法众多，疗效各异，但是防止粘连主要还是与恰当的手术方法和有效的康复训练密切相关。

一、合理的手术是防止肌腱粘连的基础

手术切口、缝线材质、缝合方式、断端间隙、术后康复等均与术后肌腱粘连的形成相关。

（一）手术切口

手术切口与肌腱的接触面越大，越易发生粘连。手术应尽量采用斜行切口或锯齿样切口，指屈肌腱还可行指侧方纵行切口。

（二）肌腱缝合

肌腱缝合是影响肌腱愈合与粘连的重要因素。Strickland认为，理想的肌腱修复应该具备下列条件：①缝线易于穿入肌腱；②线结牢固；③断端对合平滑；④修复部位缺口最小（间隙小于3mm）；⑤肌腱血供干扰最小；⑥愈合过程中有足够的强度承受术后早期活动的应力。

肌腱缝合的主要方法有Bunnell缝合法、双十字缝合法、单线Kessler缝合法、改良的Kessler缝合法、Tajima缝合法、Kleinert缝合法、Strickland缝合法、Koch-Mason缝合法、鱼口状埋入式缝合法、Tsuge缝合法、8字缝合法、津下套圈缝合法、编织缝合法等（图4-2-1）。近年来较普遍地认为，传统的2股缝合法抗张能力较低，因此多数学者认为4～6股中心缝合法较为妥当。

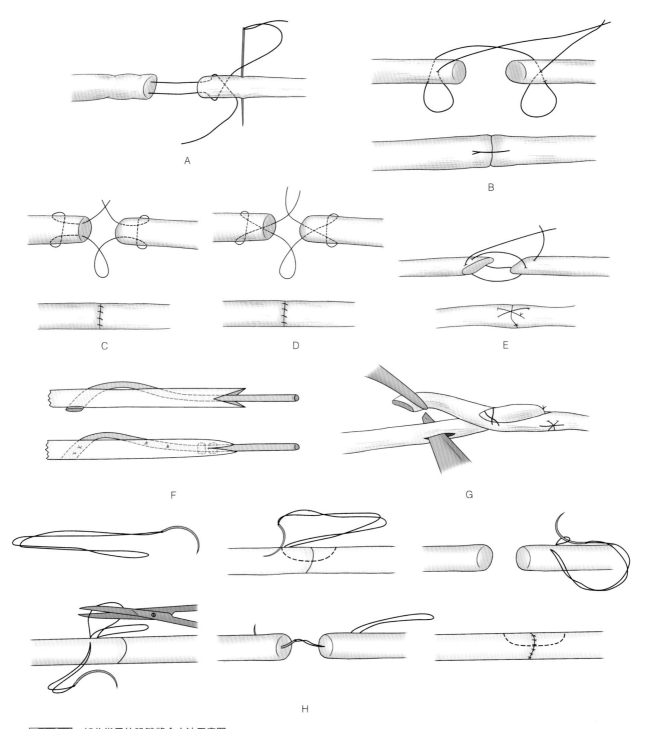

图 4-2-1 部分常见的肌腱缝合方法示意图

A. Bunnell 缝合法 B. 双十字缝合法 C. 单线 Kessler 缝合法 D. Kleinert 缝合法 E. 8 字缝合法 F. 鱼口状埋入式缝合法
G. 编织缝合法 H. 津下套圈缝合法

肌腱缝合的操作力求轻柔精细，断端对合良好，表面平滑，抗张力强，血供损伤小。

（三）腱鞘修复

腱鞘对维持肌腱滑动、提供营养、阻隔外周结缔组织侵入、保障屈指力量传导和防止肌腱粘连等方面起重要作用。

修复肌腱时一定要对腱鞘予以修复。只要损伤腱鞘无缺损，就要全部修复；倘若腱鞘广泛缺损，也一定要尽可能多地予以修复。A_2、A_4滑车对保障屈指力量传导作用重大，一定要设法修复与重建。

（四）防粘连屏障材料的应用

肌腱愈合有外源性和内源性两种方式。抑制外源性愈合，争取内源性愈合，是防止肌腱粘连的关键；防止肌腱周围组织中的成纤维细胞侵入损伤部位，则是抑制外源性愈合的重要步骤。基于上述理论，通过在受伤部位和周围组织之间直接放置屏障，减少肌腱和腱鞘及周围组织的接触，可使粘连形成最小化。屏障材料主要有来源于自体的动静脉血管、脂肪组织、腱旁组织、软骨、阔筋膜等，有来源于异体或异种的人胎羊膜、异体硬脊膜、猪小肠黏膜下层等，有高分子化合物胶体如透明质酸钠、高分子纤维素、壳多糖、医用生物蛋白胶等液态分子生物材料，还有人工合成的可降解聚乳酸膜、胶原膜、几丁质膜、壳聚糖／PLGA乳化膜，以及复合药物合成的可降解生物膜等固态可吸收屏障材料等，这些材料在防止肌腱粘连中虽然各自取得了一定的疗效，但也存在各自的缺点。

1. **透明质酸钠**　作为一种可吸收的高分子生物医用材料已广泛用于眼科、神经外科和手外科。透明质酸是一种线性黏多糖，在体内起流体阻隔作用和分子筛效应，并能控制和调节细胞分化，能明显抑制白细胞趋化、纤维蛋白渗出和肉芽组织形成，从而抑制粘连的产生。高浓度、高分子量的透明质酸钠不但能抑制成纤维细胞的运动和活性，还能抑制出血，减少能形成粘连骨架的血块数量。透明质酸钠对肌腱还有营养和润滑作用，可促进肌腱愈合，预防粘连。

2. **壳多糖**　又称几丁糖，是从甲壳类动物中提取的线性高分子氨基多糖，无毒性，无抗原性，在生物体内可降解，有明显的促进组织生理性愈合、抑制组织异常增生的作用，在肌腱修复术后早期有液态屏障和润滑作用，可减少早期功能锻炼时的阻力（图4-2-2）。但壳多糖存在液态药物降解快、流失量大、屏障作用不理想等问题。因此，现在的研究者越来越多地倾向于摒弃液态屏障材料，转而着眼于膜态屏障材料的研制与开发。

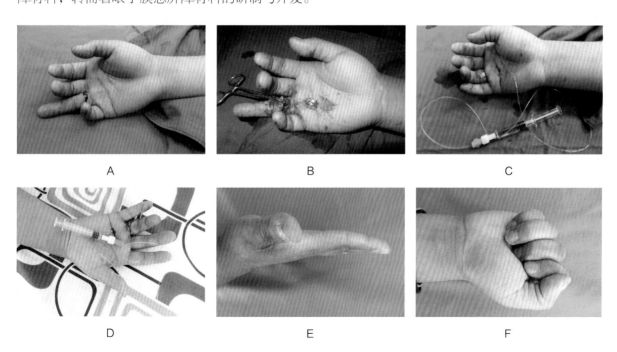

图4-2-2　屈肌腱断裂后注射壳多糖

A. 右手环指屈肌腱断裂　B. 术中修复屈肌腱　C. 鞘管内置入硬膜外导管，用于注射壳多糖　D. 术后1周内每日注射壳多糖
E. 术后1年伸直情况　F. 术后1年屈曲情况

临床上常使用的几丁质类、聚乳酸类非生物材料膜，主要通过机械隔离作用来达到目的。随着肌腱修复研究的深入，发现此类非生物材料膜虽然能隔离组织，防止粘连，但由于无通透性，有严重的炎症反应，会阻滞营养物质的扩散而加大肌腱坏死、永久性异物残留的可能。

3. 胶原膜　主要原料为去除末端肽的胶原蛋白（Ⅰ型），来源于牛腱部分，是牛腱经一系列特殊工艺后提取的Ⅰ型胶原蛋白，保留了胶原蛋白特有的结构，可引导软组织缺损的修复再生，在体内10周左右可吸收降解，不需要二次手术取出，生物相容性优良，无毒性反应，且具有微孔结构，有利于营养物质的交换。在动物实验中，其防止肌腱粘连的效果显著（图4-2-3）。

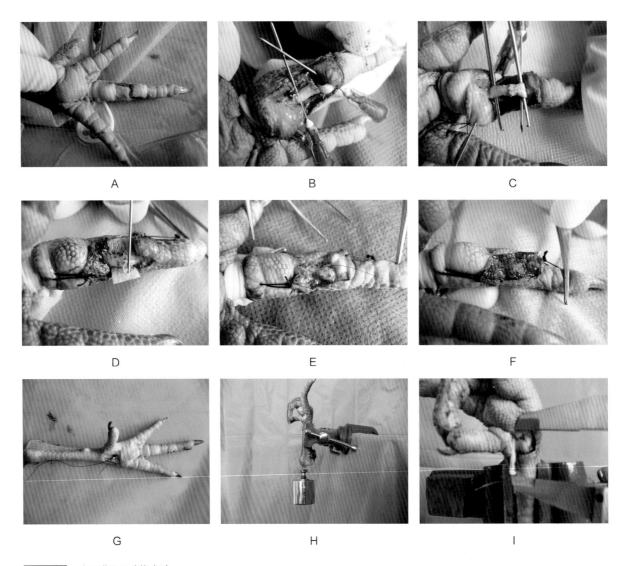

图4-2-3　胶原膜用于动物实验

A. 鸡屈肌腱断裂造模切口　B. 鸡屈肌腱断裂模型　C. 鸡屈肌腱断裂缝合术后　D. 鸡屈肌腱吻合口用胶原膜包裹　E. 将胶原膜与腱鞘缝合　F. 缝合后的胶原膜　G. 4周后于鸡足跟部游离屈肌腱　H. 在500g砝码牵引下测量各关节的屈曲角度　I. 在500g砝码牵引下测量鸡屈肌腱滑移距离

4. 猪小肠黏膜下层　具有可降解生物材料的许多特点，不仅可以在体内降解，而且无免疫原性，同时具有很好的组织通透性和一定的机械支持性，美国FDA已经正式批准猪小肠黏膜下层可以在临床中使用，并已成功地用于硬脊膜等组织的修复，其在动物实验中防止肌腱粘连方面的效果显著。

5. 人胎羊膜 是一种半透膜，薄而透明，无血管，含有丰富的基质成分、生长因子、酶类等，其独有的结构可以阻止很多物质通过，能将细胞、组织等包裹于囊内，起到机械屏障的作用，对盐类、糖类、肽类等物质具有非常好的通透性，不仅没有免疫排斥反应，而且具有促进细胞生长的作用，故成为理想的生物材料。最初临床上将人胎羊膜用于皮肤烧伤患者的创面覆盖，后来有学者将其用作肌腱损伤后的防粘连屏障材料（图4-2-4）。由于人胎羊膜来源广泛，生物相容性较好，故具有很好的应用前景。

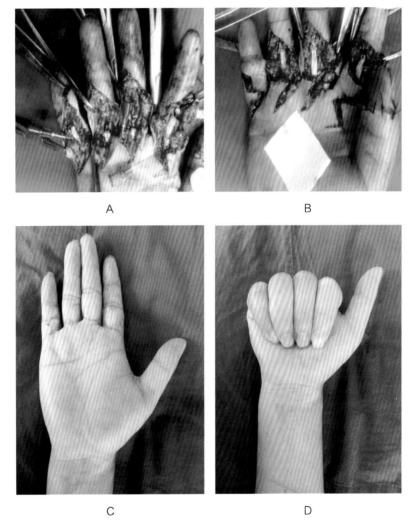

图4-2-4 人胎羊膜用于肌腱损伤后的修复

A.右手第2~4指屈肌腱断裂 B.肌腱吻合术后用人胎羊膜包裹吻合口 C. 术后1年伸直情况 D. 术后1年屈曲情况
（图片来源：河北医科大学第三医院）

6. 聚乙二醇/聚己内酯壳聚糖纳米纤维膜 可作为肌腱和周围组织的屏障，防止成纤维细胞渗透和黏附，多用于肌腱修复术后的防粘连。通过静电纺丝技术制备聚己内酯壳聚糖纳米纤维膜，细胞培养实验显示其具有良好的生物相容性，可以减少成纤维细胞黏附，与未负载壳聚糖的聚己内酯纳米纤维膜相比，聚己内酯壳聚糖纳米纤维膜具有协同防粘连效果，抗粘连特性更强，且不会影响肌腱愈合。

7. **复合药物防粘连膜** 通过静电纺丝技术制备的复合纤维膜，实验证明具有防粘连、抗感染的作用。用静电纺丝技术将布洛芬负载于聚乙二醇-聚乳酸两嵌段共聚物纤维膜上，显示负载布洛芬后具有更强的抗粘连和抗炎症反应作用。同样，与未负载布洛芬的介孔氧化硅 / 左旋聚乳酸复合纤维膜相比，负载布洛芬的左旋聚乳酸纤维膜释放时间更长。动物实验显示，负载布洛芬的介孔氧化硅/左旋聚乳酸电纺复合纤维膜和负载布洛芬的左旋聚乳酸纤维膜，均较单纯的左旋聚乳酸纤维膜有更好的抗粘连和抗炎症反应的特性。此外，还有研究制备了生物仿生双层腱鞘膜，以负载透明质酸的聚己内酯静电纤维膜为内层，以普通聚己内酯纤维膜为外层。该生物仿生双层腱鞘膜可以使药物持续释放，外层表面与内层相比有少量细胞增殖，应用于鸡肌腱修复模型后可以减少肌腱粘连，促进肌腱滑动，并持续释放透明质酸，促进肌腱内源性愈合。通过静电纺丝技术将银纳米粒子负载于左旋聚乳酸复合纤维膜上，体外药物释放研究的结果表明，静电纺丝纤维膜可以使药物持续释放。与左旋聚乳酸纤维膜相比，在负载有银纳米粒子的左旋聚乳酸静电纺丝纤维膜上有更少的成纤维细胞黏附并增殖。在抗菌试验中，负载银纳米粒子的左旋聚乳酸静电纺丝纤维膜可以防止革兰氏阳性菌、金黄色葡萄球菌、表皮葡萄球菌和革兰氏阴性铜绿假单胞菌黏附。负载有银纳米粒子的左旋聚乳酸静电纺丝纤维膜具有减少肌腱损伤后感染和粘连形成的潜力。

在胶原膜上培养滑膜细胞悬液制备工程化滑膜鞘，并应用于兔屈肌腱模型中，在损伤区域可见透明质酸合成，同时增加肌腱的滑移和运动范围，降低肌腱修复区粘连形成。纤连蛋白衍生的仿生生物材料可以作为组织界面之间的屏障，阻止基质胶原沉积，防止迁移的成纤维细胞附着，改变伤口环境中的细胞反应，减少限制性粘连形成。滑膜细胞TGF-β3壳聚糖支架控释组织工程滑膜鞘，具有良好的结构及与细胞的相容性，具有促进肌腱愈合和防止肌腱粘连的双重作用。

虽然各种防粘连膜在防止肌腱粘连方面已有广泛的研究，但何种防粘连膜在临床上确切有效还有待深入研究。理想的防粘连材料应符合以下几点：①可被吸收，在体内不残留任何异物；②容易获取，组织相容性好，无局部及全身不良反应；③具有良好的通透性，在阻断肌腱外源性愈合的同时，不影响肌腱愈合质量；④最好含有促进细胞黏附、生长、增殖和分化的因子。

（五）腱周软组织覆盖

肌腱周围软组织如皮肤、皮下组织、腱周膜、骨膜，均与肌腱粘连有关。

二、药物的防粘连作用

防粘连药物常用的有透明质酸、肾上腺皮质激素、布洛芬、罗非昔布、5-氟尿嘧啶、维生素C等。

1. **透明质酸** 目前已应用于预防指屈肌腱Ⅱ区修复后的粘连形成。透明质酸是指屈肌腱鞘滑液的重要组成部分，在肌腱愈合过程中，透明质酸促进具有代谢活性的成纤维细胞和胶原蛋白形成，从而促进内源性愈合，减少外源性愈合。经透明质酸修饰，可以减少肌腱的滑动阻力，使肌腱表面更平滑，防止肌腱粘连的发生。有研究表明，将合成生物聚合物碳二亚胺衍生的透明质酸和明胶加入润滑素，对肌腱表面进行修饰，可恢复肌腱表面的光滑度，降低肌腱修复后的滑动阻力，增强肌腱滑动能力，减少粘连形成，并改善屈肌腱修复后的手指功能。但该方法同时会影响肌腱愈合，使肌腱断裂率明显增加。二棕榈酰磷脂酰胆碱是滑膜关节的潜在边界润滑剂，它和透明质酸钠的混合物的摩擦系数显著低于盐水溶液或透明质酸钠，给予二棕榈酰磷脂酰胆碱和透明质酸钠的混合物可以润滑肌腱并防止粘连形成。

2. **肾上腺皮质激素** 在创口愈合过程中，肾上腺皮质激素具有抑制纤维结缔组织增生的作用，理论上讲，具有减少粘连和抑制肌腱愈合的作用，但实际作用尚无定论。Whitaker、James、Carstam、Rank等人认为，局部应用肾上腺皮质激素有效，而Verdan、Brooks和Fetrow等人却认为肾上腺皮质激素不能改善术后效果。

3. **布洛芬（环氧合酶-2非选择性抑制剂）和罗非昔布（环氧合酶-2选择性抑制剂）** 两者均有防肌腱粘连的作用。布洛芬在肌腱修复术后能更好地减少粘连形成，可能是因为布洛芬可以同时抑制环氧合酶-1和环氧合酶-2。为了保证药物能持续释放，通过静电纺丝技术的载环氧合酶-2抑制剂塞来昔布-聚乳酸聚乙二醇嵌段共聚物纤维膜具有持续释放药物的能力，可以下调细胞外调节蛋白激酶1/2（ERK1/2）和Smad2/3磷酸化，减少 I 型胶原蛋白和 III 型胶原蛋白的表达，减少炎症反应发生和成纤维细胞增殖。与未负载环氧合酶-2抑制剂塞来昔布的纤维膜相比，载环氧合酶-2抑制剂塞来昔布-聚乳酸聚乙二醇嵌段共聚物纤维膜可以成功地预防粘连形成，但环氧合酶-2选择性抑制剂可能会影响肌腱愈合。

4. **5-氟尿嘧啶** 这是一种化疗药物，可防止肌腱修复术后肌腱与周围组织粘连，减少成纤维细胞增殖，增加肌腱滑动强度。用5-氟尿嘧啶处理滑膜鞘，不仅可以降低肌腱中细胞增殖和炎症反应，还可以降低TGF-β1的表达水平。5-氟尿嘧啶可以减少基质金属蛋白酶-2和蛋白酶-9的产生，并呈时间剂量依赖性。5-氟尿嘧啶可提高患者术后总主动活动度，通过抑制滑膜成纤维细胞的迁移能力来减少肌腱粘连，而不会抑制内在的愈合机制，是一种理想的治疗策略。

5. **维生素C** 具有减少肌腱修复术后肌腱粘连的作用。肌腱修复术后，将维生素C溶液注射到修复肌腱残端，可使谷胱甘肽表达增加，肌腱滑动功能明显改善，纤维化面积明显减少，指屈肌腱粘连减少，这可能是维生素C通过调节氧化应激反应，减少肌腱愈合过程中粘连的发展。

6. **乳铁蛋白衍生的合成肽** 表现出抗微生物和抗炎的特性，通过减少炎性细胞因子的分泌，促进纤维蛋白溶解和减少感染，对粘连的形成具有抑制作用。以透明质酸钠为载体，将乳铁蛋白多肽的衍生肽局部注射到修复的肌腱周围，具有防肌腱粘连的作用，可使手指关节活动范围明显改善。

虽然在研究中发现以上多种药物具有抗粘连作用，但何种药物在临床上确切有效还有待深入研究。

三、干细胞与组织工程膜的防粘连作用

基于干细胞疗法是一种新型疗法，可以诱导组织再生，已经成为加速肌腱愈合的手段。目前对成体间充质干细胞、骨髓间充质干细胞、脂肪干细胞、肌腱干细胞/祖细胞、胚胎干细胞、诱导性多能干细胞、羊膜来源干细胞的分化和再生潜能进行了广泛的研究。研究较多的是成体间充质干细胞，其来源于骨髓、外周血、脂肪、肌肉和其他组织，可以分化成骨、软骨、肌肉、骨髓基质、肌腱、脂肪和各种其他结缔组织。生长分化因子-5（GDF-5）、生长分化因子-6（GDF-6）、血小板衍生生长因子和富血小板血浆（platelet rich plasma，PRP）可以增强细胞疗法在肌腱再生中的作用。有研究表明，将外周血来源的自体间充质干细胞与富血小板血浆同培养，富血小板血浆能够给细胞提供营养支持和生长因子供应，经富血小板血浆处理的外周血干细胞、间充质干细胞在羊趾深屈肌腱损伤模型中能够促进肌腱愈合、增强组织重塑、改善肌腱形态和细胞外基质（extra cellular matrix，ECM）组成。将自体骨髓基质细胞用于指屈肌腱损伤的修复，可减少粘连，促进手指功能。将富血小板血浆和骨髓基质细胞与胶原凝胶复合物植入犬肌腱损伤模型的肌腱修复部位，可以明显增加肌腱的最大断裂强度和韧度，促进屈肌腱愈合。GDF-5可以促进干细胞向肌腱表型分化，用于受损肌腱的使用，可以促进肌腱修复。将骨髓来源的间充质干细胞（mesenchymal stem cell，MSC）与GDF-5共培养，可以促进细胞增殖和诱导成肌细胞分化，增强肌腱修复的效果；经100ng/ml GDF-5处理的干细胞，总胶原蛋白表达明显增加，肌腱细胞分化的特异标记物如Scleraxis（Scx）、肌腱蛋白C和Ⅰ型胶原蛋白表达明显上调。同样，骨髓间充质干细胞经20ng/ml GDF-6处理后，肌腱细胞特异标记物Scleraxis和Tenomodulin（TeM）增加明显，与小肠黏膜下层复合并植入后可以促进新肌腱形成，使肌腱再生。这说明GDF-5和GDF-6具有促进干细胞成肌细胞分化，并增加肌腱内在愈合，减少粘连，改善肌腱修复后功能结果的作用。

肌腱干细胞是来源于肌腱组织的干细胞，具有多能性，被认为是肌腱愈合的细胞来源之一。肌腱干细胞在肌腱的损伤修复中显示出良好的效果，应用肌腱干细胞结合结缔组织生长因子（connective tissue growth factor，CTGF）移植到肌腱损伤部位，可促进肌腱修复。

实验证明，通过构建三维支架，将干细胞种植于支架内，并添加生长因子，可以进一步促进细胞生长和存活。有研究将血小板衍生生长因子-BB（PDGF-BB）与脂肪来源的间充质干细胞种植于含肝素/纤维蛋白凝胶的递送系统中，用静电纺丝技术将该系统与纳米聚乳酸-羟基乙酸共聚物复合制备组织工程支架进行肌腱修复。结果显示，术后9天在修复部位发现荧光标记的脂肪间充质干细胞，含肝素/纤维蛋白凝胶的递送系统可以实现生长因子持续释放，使细胞在肌腱内存活，促进肌腱愈合。同样，将脂肪干细胞在聚乳酸-羟基乙酸共聚物纤维支架上培养，该支架模仿天然肌腱组织中存在的胶原纤维束，能够支持多能脂肪干细胞的黏附和增殖，经GDF-5处理，可以促进肌腱细胞特异标记物Scleraxis、Ⅰ型胶原蛋白在脂肪干细胞中的表达，促进肌腱再生。然而，临床上还需要进一步研究不同细胞来源、载体和不同细胞因子在促进肌腱再生和修复中的作用，以实现无粘连形成、恢复肌腱滑动、增强肌腱强度的目的。

四、基因疗法

使用病毒或非病毒技术将功能性外源基因转染（transfection）到受损肌腱和腱鞘中，是一种改善肌腱修复过程的有效方法。该技术可以调控相关生长因子或细胞因子的表达，创造有利于愈合的环境，并减少粘连形成。常用的病毒载体包括逆转录病毒、腺病毒和腺相关病毒。通过腺相关病毒载体，可以有效地将碱性成纤维细胞生长因子（bFGF）基因递送至肌腱细胞内，增加细胞内 bFGF 的表达。骨形态发生蛋白-12（bone morphogenetic protein-12，BMP-12）是骨形态发生蛋白家族成员，与小鼠生长分化因子-7（GDF-7）同源。将腺病毒介导的 BMP-12 转染肌腱细胞，可以增加 I 型胶原蛋白合成；转染到肌腱损伤鸡模型中，可以增加修复肌腱的拉伸强度和刚度，促进体内肌腱的愈合得到改善。重组腺相关病毒（recombinant adeno-associated virus，rAAV）介导生长分化因子-5（GDF-5）在体外培养的成纤维细胞划痕损伤模型中，显著加速伤口愈合；将其加载到冻干肌腱同种异体移植物上进行肌腱重建时，可以抑制粘连，对肌腱修复的强度产生不利影响。

反义寡脱氧核苷酸（antisense oligodeoxynucleotide，AON）与靶基因 mRNA 有互补序列，可以特异性地抑制靶基因和蛋白质的表达。有研究通过反义寡脱氧核苷酸技术调节 TGF-β1 信号传导通路，将 TGF-β1、Smad3 和 Ctgf 反义寡脱氧核苷酸注射到屈肌腱的修复部位，靶基因表达明显减少，肌腱滑动功能显著改善，可以在保持修复强度的同时减少粘连发生，促进和改善屈肌腱修复。核心蛋白聚糖可以调节细胞生长，抑制损伤后胶原纤维形成，用核心蛋白聚糖反义寡脱氧核苷酸处理损伤的韧带，可以改善愈合韧带的生物力学性能。但该基因疗法在屈肌腱损伤治疗中的潜在应用还需要进一步研究。

五、术后康复运动

导致粘连形成的主要因素是制动。通过提供足够修复强度的手术技术与术后早期主动活动或控制性被动活动结合，可以增强肌腱强度，促进内在修复，减少粘连形成，并得到最佳功能结果。早期主动活动可以改善肌腱滑移，是屈肌腱修复后手部管理的主要方式。通过双回路锁定法修复的肌腱具有足够的强度，可以使手指在保护性夹板的协助下做早期主动活动。早期活动可以促进肌腱愈合，并减少外在粘连形成和关节僵硬，使患者获得满意的功能恢复。早期控制性被动活动可以改善肌腱滑动功能，抑制粘连形成。有研究显示，早期控制性被动活动的频率是加速肌腱修复后愈合反应的重要因素，较高频率的控制性被动活动在改善手指主动活动度上的效果更明显。采用十字缝合法进行肌腱修复，术后前 4 周通过主动伸展、被动屈曲和主动屈曲活动手指，术后 6 周的平均远侧指间活动范围和近侧指间活动范围分别为 50° 和 83°，术后 6 个月分别为 63° 和 94°，说明可靠的缝合技术结合早期主动屈曲和被动屈曲活动可以获得良好的功能结果。肌腱修复术后早期康复活动是防止肌腱粘连的非常有效的方法，但活动过度往往会造成肌腱吻合口间隙拉大甚至断裂，采取有效的控制性活动有利于促进内源性愈合，恢复肌腱强度，减少粘连，促进肌腱滑动。

指屈肌腱修复术后 4 周内要用背侧夹板固定于屈腕 20°、屈掌指关节 60° 与指间关节中立位（图

4-2-5)。术后4周，行肌腱吻合口免受张力的、有控制的被动活动，活动范围以肌腱滑动3～5mm距离为宜；也可依照手术中肌腱滑动3～5mm手指末节被动活动范围进行活动。术后4周去除夹板，进行有控制的主动伸指和被动屈指60°位锻炼，术后8周行主动屈伸手指锻炼。

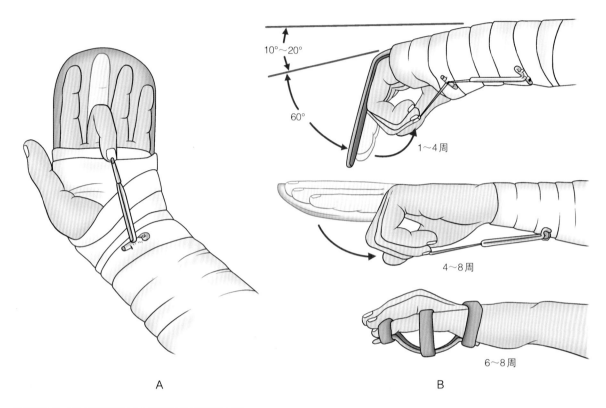

A

B

图 4-2-5 **指屈肌腱修复术后腕指固定位置示意图**

A. 术后背侧夹板固定　B. 术后不同时期活动范围

（温树正　王继宏）

肌腱粘连松解术

肌腱修复术后肌腱粘连的发生率达25%～50%，肌腱粘连松解术已成为治疗肌腱粘连的重要方法之一。由于粘连，不但导致肌腱与相邻组织界线不清，而且往往并存神经、血管等组织的界线紊乱，手术既要对粘连的肌腱予以彻底松解，又要对腱周组织（腱鞘、滑车）予以保护与重建，还要防止神经、血管损伤，因此肌腱粘连松解术较为复杂，只有在术前、术中、术后给予充分重视才能取得好的治疗结果。

一、手术适应证

一般来讲，肌腱修复术后被动活动范围明显大于主动活动范围，肌腱与创面愈合良好并有稳定的软瘢痕和皮肤覆盖，关节挛缩与被动活动范围接近，屈指距掌纹<2cm，接受手部治疗以及主动练习和被动练习3个月且积极配合的患者，可以接受肌腱松解手术。松解的手术区域如为瘢痕区或植皮区，关节的被动活动不佳，术后可能会发生皮缘或部分皮肤坏死，造成肌腱外露与再次粘连，则为肌腱松解手术的禁忌证。

肌腱粘连松解术应具备下列条件：①所有软组织和皮肤瘢痕都已软化、柔软有弹性，并已愈合；②骨折和关节损伤已愈合；③指关节的被动活动范围应尽可能接近正常；④感觉正常或神经修复后神经功能有明确恢复；⑤患者肌力好；⑥患者能确实理解并接受预期手术方式与结果。肌腱粘连松解术后依然有部分患者不能达到完全正常活动范围，术后肌腱断裂问题时有发生，断裂率高达10%。瘢痕和粘连特别严重靠松解难以达到预期的患者，术中可行肌腱移植术，在肌腱松解中腱鞘与滑车被广泛切除，A_2、A_4滑车无法保留者，一定要行A_2、A_4滑车重建。

二、手术时机

肌腱粘连松解术的时间尚存争议，多数学者认为肌腱修复术后3个月是肌腱粘连松解术的最佳时间，早于3个月则可能增加肌腱断裂的风险。也有学者主张，肌腱移植术后进行松解术的时间应适当延长至半年。一般情况下，肌腱移植术后3个月，肌腱与切口的愈合和瘢痕状况基本能满足松解的条件。部分患者即使肌腱术后已有3个月，依然存在局部肿胀显著的情况，以适当延期实施手术为宜。

三、手术方法

（一）麻醉方法

为了便于术中随时了解肌腱松解的滑动情况，可选择以下麻醉方法：

1. 神经阻滞麻醉、局部静脉麻醉　适用于手术简单、时间短（1小时内）、手术范围小的手术。

2. 臂丛神经分离阻滞麻醉　在麻醉时仅阻滞感觉神经，不阻滞运动神经。用0.25%的罗哌卡因行臂丛神经阻滞麻醉，能产生感觉与运动有效分离的最佳效果。这种麻醉方法虽然理论上很好，但在实际运用中达到满足手术需要的感觉与运动的分离效果还存在不少问题。

3. 臂丛神经阻滞麻醉和全身麻醉　能够提供充分彻底和足够范围的麻醉，是目前肌腱松解手术中所采用的主流麻醉方法。

（二）松解手术

屈肌腱粘连的发生率较高，粘连手术切口范围大，松解肌腱时显露要充分。对于手指鞘管内屈肌腱粘连的松解，宜根据原创口设计指掌侧锯齿样切口或侧正中切口，必要时可向手掌部延伸（图4-3-1）。指背、掌背及腕背侧伸肌腱松解多采用弧形切口或锯齿样切口。

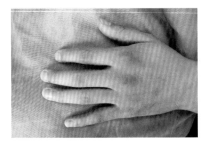
A

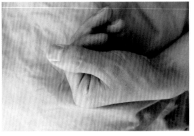
B

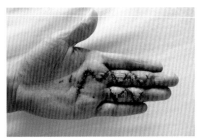
C

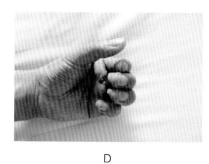

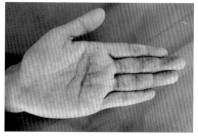

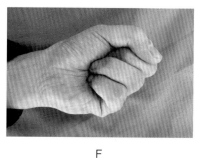

D   E   F

图4-3-1 左环指肌腱粘连松解术

A. 术前手指伸直情况　B. 术前手指屈曲情况　C. 术后2周手指伸直情况　D. 术后2周手指屈曲情况　E. 术后10个月手指伸直情况　F. 术后10个月手指屈曲情况

　　切开皮肤、皮下组织，注意保护双侧指固有动脉、神经，切开部分腱鞘，充分显露粘连肌腱，肌腱粘连部位应做彻底的锐性分离。滑车对于屈指功能至关重要，应尽量多地保留滑车，其中A_2、A_4滑车尤为重要，确实无法保留时一定要重建（图4-3-2，图4-3-3）。

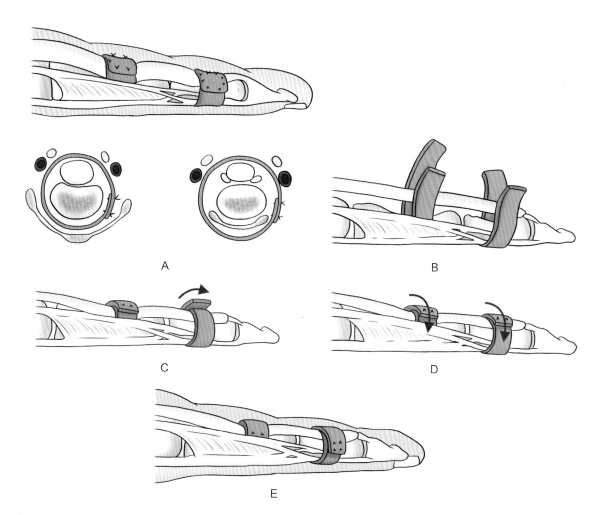

A   B

C   D

E

图4-3-2 重建滑车示意图

A. 重建组织在近节指骨经指伸肌腱深层包绕指骨和肌腱，在中节指骨侧自指伸肌腱浅层包绕　B、C、D. 牢固缝合移植组织，缝合后将重叠处旋转于指侧方　E. 术毕效果

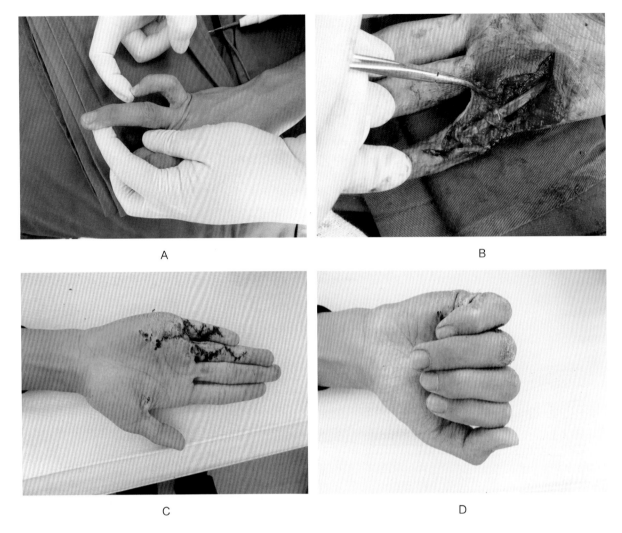

A

B

C

D

图4-3-3 环、小指肌腱粘连松解术中滑车重建

A. 屈肌腱Ⅱ区粘连松解术前，环、小指主动、被动伸直均受限　B. 屈肌腱Ⅱ区粘连松解术中，A₂、A₄滑车重建　C. 肌腱松解术后2周手指伸直情况　D. 肌腱松解术后2周手指屈曲情况

　　屈肌腱Ⅱ区损伤修复后最易发生粘连。此区域的粘连松解手术非常多见，手术可采用掌侧锯齿样、指侧方切口和以原伤痕为基础的分别向远、近端延伸的切口，合并瘢痕挛缩者行Z字成形手术，切开皮肤、皮下组织，充分显露粘连区腱鞘。由于瘢痕组织界线不清，分离过程中一定要对腱鞘侧方的指神经血管予以保护，L形切开腱鞘，显露指深屈肌腱和指浅屈肌腱，对粘连肌腱进行锐性松解。肌腱粘连局限时松解手术相对简单，手术效果优异（图4-3-4）。肌腱粘连严重且广泛者，手术难度较大，术后存在一定的不确定性。此类患者手术切口相对要长些，显露一定要充分（图4-3-5）。粘连严重的瘢痕化腱鞘可直接切除，用锐性刀具对肌腱与骨骼、肌腱与腱鞘、指深屈肌腱与指浅屈肌腱间的粘连进行彻底分离，特制的肌腱粘连松解刀对致密性粘连与腱鞘滑车做潜行分离方便有效（图4-3-6）。牵拉近端屈肌腱是判定松解是否彻底的有效方法。彻底止血后，首先尽量多地修复腱鞘与滑车。A₂、A₄滑车对屈指的作用极为重要，确因特殊情况A₂、A₄滑车无法保留时，需重建A₂、A₄滑车。

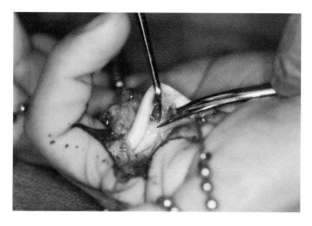

图4-3-4 肌腱局限性粘连的松解手术简单，疗效满意

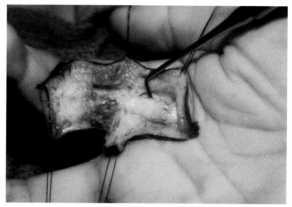

图4-3-5 屈肌腱粘连广泛者手术显露一定要充分

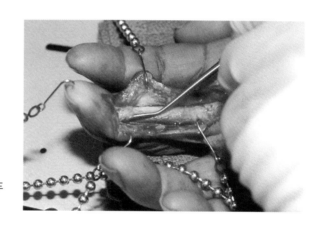

图4-3-6 用特制的肌腱粘连松解刀对致密性粘连与腱鞘滑车做潜行分离

在肌腱松解过程中如发现肌腱质量差，应行肌腱移植术或移位术。如果肌腱松解过程中鞘管损伤严重或瘢痕难以去除，可考虑临时植入硅胶假体，行分期重建。术中严格止血，术后缝合伤口要牢靠，避免早期功能锻炼时切口裂开。

临床上伸肌腱粘连的发生率明显小于屈肌腱，松解手术的效果也好于屈肌腱。在指背侧、掌背侧主要松解伸肌腱与掌、指骨间的粘连，在松解腕背侧伸肌腱粘连时，应注意保持伸肌支持带的完整性，避免引起伸肌腱弓弦样隆起。当伸肌腱粘连松解后，如掌指关节被动屈曲仍不充分，应行伸肌腱帽或掌指关节侧副韧带松解。如经上述处理仍不能被动屈曲，多因掌指关节背侧关节囊瘢痕化，应做切开手术。

（三）术中松解情况评估

在肌腱粘连松解术中，准确判断肌腱松解是否彻底是手术成败的关键。由于多数麻醉术中肌肉不能主动活动，如何判断肌腱松解是否彻底还是一个问题，Whitaker等人建议在腕部做一个切口，牵拉被松解的肌腱以评估肌腱松解得是否彻底，此法简单、可靠、适用。也有学者建议用电刺激肌肉收缩法来评估肌腱松解情况，将一个电极刺入患侧前臂皮下，另一个电极置入松解的指屈肌腱肌肉内，连续脉冲刺激后，前臂屈肌出现节律性收缩，带动手指活动，观察肌腱是否彻底松解，但目前这种电刺激对肌肉收缩力量的调控还难以满足临床的需要。

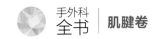

（四）防粘连膜与药物应用

为防止再次发生肌腱粘连，在肌腱与骨骼之间置入防粘连膜或抗粘连药物。

采用硅胶膜材料作为肌腱粘连松解术中的介入材料，可使92%的患者获得运动功能。

透明质酸具有高分子纤维网络结构，可以在肌腱表面形成暂时性保护层，起到物理阻隔作用，减少瘢痕的形成，加速内源性愈合，抗粘连作用显著。其在临床上使用安全、方便、简单、有效，是一种常用的防粘连材料。

（五）局部软组织覆盖

肌腱周围皮肤条件差、有大量坚实的瘢痕者，用皮瓣手术可改善松解区域的局部环境，可采用游离皮瓣、穿支血管皮瓣或随意皮瓣修复，皮瓣血供可靠、质地好，能有效改善手术局部状况，提高松解手术的效果。

四、术后康复运动

屈肌腱粘连松解术后需要进行3～6个月的手部康复治疗，防止新的粘连形成，以维持手术中获得的功能。然而，术后多长时间进行功能锻炼的说法不一。有的学者建议在肌腱松解手术后数天或炎症反应和相关疼痛缓解后再进行锻炼，有的学者建议在肌腱松解手术后立即进行运动，以防止新的粘连再次形成。总之，医生的术中判断对于术后康复运动方案的制定非常重要，比如肌腱质量、手指血运情况以及术中手指主动活动和被动活动情况等。如果松解的肌腱质量较差、瘢痕较多，需要考虑在术后应用支具或夹板进行固定，减少肌腱的拉伸负荷，最大限度地防止断裂的发生。如果术中发现患者肌腱质量较好，术后应增加患者的主动活动和被动活动，以增加肌腱活动，术后常规给予足量的镇痛药后指导患者进行功能训练。首次训练由手术医生亲自指导，在抗阻力的状态下进行主动的屈曲练习，每日训练3次，每次3～5个屈曲练习即可达到有效地防止再粘连的目的，但每次屈曲练习要求达到术中屈曲的最大角度或接近角度方为有效。术后72小时开始逐渐增加锻炼的次数和强度，1周内叮嘱患者进行循序渐进的锻炼。

疼痛是影响术后康复运动的又一个问题。术后镇痛除采用镇痛药物外，还有学者倡导神经阻滞置管法，在尺神经或正中神经近端放置硬膜外导管，并通过导管每天注射丁哌卡因3～4次，术后第2天患者即开始康复运动，术后5～8天移除硬膜外导管。应用硬膜外导管进行麻醉，可以有效地控制患者术后疼痛，术后主动活动范围明显改善。术后神经阻滞也可以减轻患者疼痛，有助于患者积极参与术后康复运动，实现术后即刻康复计划，但此方法会有伤口感染的风险。肌腱粘连术后的康复运动需要循序渐进，逐步增加强度，不要操之过急，避免用力过大或过猛，否则可导致肌腱再次断裂。

五、术后效果评估

肌腱功能的评定方法有Boyes法、Kleinert法和手指总主动活动度（TAM）测量法，其中以手指总主动活动度测量法最为常用，是由美国手外科学会、国际手外科学会于1975年提出并推荐使用的。手指总主动活动度评估分为优、良、中、差。①优：手指屈曲活动正常，手指总主动活动度＞220°；②良：手指总主动活动度为健侧的75%以上（200°～220°）；③中：手指总主动活动度为健侧的50%以上（180°～200°）；④差：手指总主动活动度为健侧的50%以下（＜180°）。

　　肌腱粘连松解术后发生再次粘连的病例并不少见，松解后的手部功能不仅达不到理想的结果，而且粘连更为广泛、严重，甚至有个别病例发生肌腱断裂。松解后的肌腱断裂是肌腱粘连松解术的灾难性并发症。据文献统计，屈肌腱粘连松解术后，59%～84%的患者运动范围有改善，60%～80%的患者功能优良或良好，但仍有8%的患者发生屈肌腱断裂。

（温树正　王继宏）

参考文献

［1］CAULFIELD R H, MALEKI-TABRIZI A, PATEL H, et al. Comparison of zones 1 to 4 flexor tendon repairs using absorbable and unabsorbable four-strand core sutures［J］. J Hand Surg Eur Vol, 2008, 33（4）: 412-417.

［2］BEREDJIKLIAN P K. Biologic aspects of flexor tendon laceration and repair［J］. J Bone Joint Surg Am, 2003, 85（3）: 539-550.

［3］WONG J K, LUI Y H, KAPACEE Z, et al. The cellular biology of flexor tendon adhesion formation: an old problem in a new paradigm［J］. Am J Pathol, 2009, 175（5）: 1938-1951.

［4］WOJCIAK B, CROSSAN J F. The accumulation of inflammatory cells in synovial sheath and epitenon during adhesion formation in healing rat flexor tendons［J］. Clin Exp Immunol, 1993, 93（1）: 108-114.

［5］CADBY J A, BUEHLER E, GODBOUT C, et al. Differences between the cell populations from the peritenon and the tendon core with regard to their potential implication in tendon repair［J］. PLoS One, 2014, 9（3）: e92474.

［6］KLEIN M B, YALAMANCHI N, PHAM H, et al. Flexor tendon healing in vitro: effects of TGF-beta on tendon cell collagen production［J］. J Hand Surg Am, 2002, 27（4）: 615-620.

［7］CHANG J, THUND et R, MOST D, et al. Studies in flexor tendon wound healing: neutralizing antibody to TGF-beta1 increases postoperative range of motion［J］. Plast Reconstr Surg, 2000, 105（1）: 148-155.

［8］BATES S J, MORROW E, ZHANG A Y, et al. Mannose-6-phosphate, an inhibitor of transforming growth factor-beta, improves range of motion after flexor tendon repair［J］. J Bone Joint Surg Am, 2006, 88（11）: 2465-2472.

［9］KATZEL E B, WOLENSKI M, LOISELLE A E, et al. Impact of Smad3 loss of function on scarring and adhesion formation during tendon healing［J］. J Orthop Res, 2011, 29（5）: 684-693.

［10］TSUBONE T, MORAN S L, SUBRAMANIAM M, et al. Effect of TGF-beta inducible early gene deficiency on flexor tendon healing［J］. J Orthop Res, 2006, 24（3）: 569-575.

［11］SHAH M, FOREMAN D M, FERGUSON M W. Neutralisation of TGF-beta 1 and TGF-beta 2 or exogenous addition of TGF-beta 3 to cutaneous rat wounds reduces scarring［J］. J Cell Sci, 1995, 108（Pt 3）: 985-1002.

［12］HAMADA Y, KATOH S, HIBINO N, et al. Effects of monofilament nylon coated with basic fibroblast growth factor on endogenous intrasynovial flexor tendon healing［J］. J Hand Surg Am, 2006, 31（4）: 530-540.

［13］JANN H W, STEIN L E, SLATER D A. In vitro effects of epidermal growth factor or insulin-like growth factor on tenoblast migration on absorbable suture material［J］. Vet Surg, 1999, 28（4）: 268-278.

［14］ABRAHAMSSON S O, LUNDBORG G, LOHMANDER L S. Recombinant human insulin-like growth factor-I stimulates in vitro matrix synthesis and cell proliferation in rabbit flexor tendon［J］. J Orthop Res, 1991, 9（4）: 495-502.

［15］WANG X T, LIU P Y, TANG J B. Tendon healing in vitro: genetic modification of tenocytes with exogenous PDGF gene and promotion of collagen gene expression［J］. J Hand Surg Am, 2004, 29（5）: 884-890.

［16］CHEN S, JIANG S, ZHENG W, et al. RelA/p65 inhibition prevents tendon adhesion by modulating inflammation, cell proliferation, and apoptosis［J］. Cell Death Dis, 2017, 8（3）: e2710.

［17］TAYLOR S H, AL-YOUHA S, VAN AGTMAEL T, et al. Tendon is covered by a basement membrane epithelium that is required for cell retention and the prevention of adhesion formation［J］. PLoS One, 2011, 6（1）: e16337.

［18］DERBY B M, REICHENSPERGER J, CHAMBERS C, et al. Early growth response factor-1: expression in a rabbit flexor tendon scar model［J］. Plast Reconstr Surg, 2012, 129（3）: 435e-442e.

［19］LOISELLE A E, FRISCH B J, WOLENSKI M, et al. Bone marrow-derived matrix metalloproteinase-9 is associated with fibrous adhesion formation after murine flexor tendon injury［J］. PLoS One, 2012, 7（7）: e40602.

［20］LOU J, KUBOTA H, HOTOKEZAKA S, et al. In vivo gene transfer and overexpression of focal adhesion kinase (pp125 FAK) mediated by recombinant adenovirus-induced tendon adhesion formation and epitenon cell change［J］. J Orthop Res, 1997, 15（6）: 911-918.

［21］沃尔夫，霍奇基斯，佩德森，等. 格林手外科手术学［M］. 田光磊，蒋协远，陈山林，主译. 6版. 北京：人民军医出版社，2012.

［22］LIU S，ZHAO J，RUAN H，et al. Biomimetic sheath membrane via electrospinning for antiadhesion of repaired tendon［J］. Biomacromolecules，2012，13（11）：3611-3619.

［23］卡内尔，贝蒂. 坎贝尔骨科手术学［M］. 王岩，主译. 12版. 北京：人民军医出版社，2013.

［24］王继宏，温树正，蔺晓慧，等. 表皮生长因子复合可降解胶原膜防止鸡鞘管区肌腱粘连的实验研究［J］. 中华手外科杂志，2007，23（3）：183-186.

［25］韩超前，温树正，王继宏，等. 猪小肠黏膜下层修复鸡腱鞘的实验研究［J］. 中华手外科杂志，2015，31（4）：298-300.

［26］CHEN S H，CHEN C H，FONG Y T，et al. Prevention of peritendinous adhesions with electrospun chitosan-grafted polycaprolactone nanofibrous membranes［J］. Acta Biomater，2014，10（12）：4971-4982.

［27］LUI P P，KONG S K，LAU P M，et al. Allogeneic tendon-derived stem cells promote tendon healing and suppress immunoreactions in hosts: in vivo model［J］. Tissue Eng Part A，2014，20（21-22）：2998-3009.

［28］JIANG K，WANG Z，DU Q，et al. A new TGF-β3 controlled-released chitosan scaffold for tissue engineering synovial sheath［J］. J Biomed Mater Res A，2014，102（3）：801-807.

［29］刘新益，巨积辉，李祥军，等. G6805神经刺激仪在手指屈肌腱粘连松解术中的应用［J］. 实用手外科杂志，2015，（3）：241-243.

［30］ZHAO C，OZASA Y，SHIMURA H，et al. Effects of lubricant and autologous bone marrow stromal cell augmentation on immobilized flexor tendon repairs［J］. J Orthop Res，2016，34（1）：154-160.

［31］HU C，LIU S，ZHANG Y，et al. Long-term drug release from electrospun fibers for in vivo inflammation prevention in the prevention of peritendinous adhesions［J］. Acta Biomater，2013，9（7）：7381-7388.

［32］HUNG L K，FU S C，LEE Y W，et al. Local vitamin-C injection reduced tendon adhesion in a chicken model of flexor digitorum profundus tendon injury［J］. J Bone Joint Surg Am，2013，95（7）：e41.

［33］BAYMURAT A C，OZTURK A M，YETKIN H，et al. Bio-engineered synovial membrane to prevent tendon adhesions in rabbit flexor tendon model［J］. J Biomed Mater Res A，2015，103（1）：84-90.

［34］BRANFORD O A，MUDERA V，BROWN R A，et al. A novel biomimetic material for engineering postsurgical adhesion using the injured digital flexor tendon-synovial complex as an in vivo model［J］. Plast Reconstr Surg，2008，121（3）：781-793.

［35］SUN Y L，YANG C，AMADIO P C，et al. Reducing friction by chemically modifying the surface of extrasynovial tendon grafts［J］. J Orthop Res，2004，22（5）：984-989.

［36］ZHAO C，SUN Y L，KIRK R L，et al. Effects of a lubricin-containing compound on the results of flexor tendon repair in a canine model in vivo［J］. J Bone Joint Surg Am，2010，92（6）：1453-1461.

［37］MORO-OKA T，MIURA H，MAWATARI T，et al. Mixture of hyaluronic acid and phospholipid prevents adhesion formation on the injured flexor tendon in rabbits［J］. J Orthop Res，2000，18（5）：835-840.

［38］TAN V，NOURBAKHSH A，CAPO J，et al. Effects of nonsteroidal anti-inflammatory drugs on flexor tendon adhesion［J］. J Hand Surg Am，2010，35（6）：941-947.

［39］AKALI A，KHAN U，KHAW P T，et al. Decrease in adhesion formation by a single application of 5-fluorouracil after flexor tendon injury［J］. Plast Reconstr Surg，1999，103（1）：151-158.

［40］RAGOOWANSI R，KHAN U，BROWN R A，et al. Reduction in matrix metalloproteinase production by tendon and synovial fibroblasts after a single exposure to 5-fluorouracil［J］. Br J Plast Surg，2001，54（4）：283-287.

［41］KHAN U，KAKAR S，AKALI A，et al. Modulation of the formation of adhesions during the healing of injured tendons［J］. J Bone Joint Surg Br，2000，82（7）：1054-1058.

［42］MARTINELLO T，BRONZINI I，PERAZZI A，et al. Effects of in vivo applications of peripheral blood-derived mesenchymal stromal cells (PB-MSCs) and platlet-rich plasma (PRP) on experimentally injured deep digital flexor tendons of sheep［J］. J Orthop Res，2013，31（2）：306-314.

［43］MORIZAKI Y，ZHAO C，AN K N，et al. The effects of platelet-rich plasma on bone marrow stromal cell transplants for tendon healing in vitro［J］. J Hand Surg Am，2010，35（11）：1833-1841.

［44］TAN S L，AHMAD R E，AHMAD T S，et al. Effect of growth differentiation factor 5 on the proliferation and tenogenic differentiation potential of human mesenchymal stem cells in vitro［J］. Cells Tissues Organs，2012，196（4）：325-338.

［45］CHAI W，NI M，RUI Y F，et al. Effect of growth and differentiation factor 6 on the tenogenic differentiation of bone marrow-derived mesenchymal stem cells［J］. Chin Med J (Engl)，2013，126（8）：1509-1516.

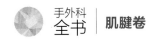

［46］MANNING C N，SCHWARTZ A G，LIU W，et al. Controlled delivery of mesenchymal stem cells and growth factors using a nanofiber scaffold for tendon repair［J］. Acta Biomater，2013，9（6）：6905-6914.

［47］JAMES R，KUMBAR S G，LAURENCIN C T，et al. Tendon tissue engineering: adipose-derived stem cell and GDF-5 mediated regeneration using electrospun matrix systems［J］. Biomed Mater，2011，6（2）：025011.

［48］WANG X T，LIU P Y，TANG J B，et al. Tendon healing in vitro: adeno-associated virus-2 effectively transduces intrasynovial tenocytes with persistent expression of the transgene, but other serotypes do not［J］. Plast Reconstr Surg，2007，119（1）：227-234.

［49］LOU J，KUBOTA H，HOTOKEZAKA S，et al. In vivo gene transfer and overexpression of focal adhesion kinase (pp125 FAK) mediated by recombinant adenovirus-induced tendon adhesion formation and epitenon cell change［J］. J Orthop Res，1997，15（6）：911-918.

［50］LOISELLE A E，YUKATA K，GEARY M B，et al. Development of antisense oligonucleotide (ASO) technology against TGF-β signaling to prevent scarring during flexor tendon repair［J］. J Orthop Res，2015，33（6）：859-866.

［51］WEBER I T，HARRISON R W，IOZZO R V. Model structure of decorin and implications for collagen fibrillogenesis［J］. J Biol Chem，1996，271（50）：31767-31770.

［52］SMALL J O，BRENNEN M D，COLVILLE J. Early active mobilisation following flexor tendon repair in zone 2［J］. J Hand Surg Br，1989，14（4）：383-391.

［53］LEE H. Double loop locking suture: a technique of tendon repair for early active mobilization. Part II: Clinical experience［J］. J Hand Surg Am，1990，15（6）：953-958.

［54］GELBERMAN R H，STEINBERG D，AMIEL D，et al. Fibroblast chemotaxis after tendon repair［J］. J Hand Surg Am，1991，16（4）：686-693.

［55］SILFVERSKIÖLD K L，MAY E J. Flexor tendon repair in zone II with a new suture technique and an early mobilization program combining passive and active flexion［J］. J Hand Surg Am，1994，19（1）：53-60.

［56］FOUCHER G，LENOBLE E，BEN YOUSSEF K，et al. A post-operative regime after digital flexor tenolysis. A series of 72 patients［J］. J Hand Surg Br，1993，18（1）：35-40.

［57］李挺，曹亲亲，李军. 不同浓度罗哌卡因用于臂丛神经感觉与运动分离阻滞的效果［J］. 中华麻醉学杂志，2010，（12）：1462-1464.

［58］韦加宁. 韦加宁手外科手术图谱［M］. 北京：人民卫生出版社，2003：169-250.

［59］RICCIO M，BATTISTON B，PAJARDI G，et al. Efficiency of Hyaloglide in the prevention of the recurrence of adhesions after tenolysis of flexor tendons in zone II: a randomized, controlled, multicentre clinical trial［J］. J Hand Surg Eur Vol，2010，35（2）：130-138.

［60］LIU S，ZHAO J，RUAN H，et al. Antibacterial and anti-adhesion effects of the silver nanoparticles-loaded poly(L-lactide) fibrous membrane［J］. Mater Sci Eng C Mater Biol Appl，2013，33（3）：1176-1182.

第 五 章

肌腱延长术

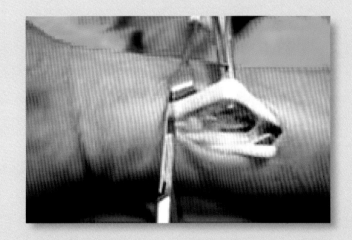

第一节
概述

　　肌腱延长术的目的，一是通过松解挛缩、痉挛的肌肉或增加拮抗肌的肌力，重新平衡患肢肌力，改善患肢功能；二是通过延长肌腱、纠正患肢畸形来改善患肢外观和功能。

　　肌腱延长的方法有多种，常用的方法有肌腱分段延长、肌腱Z形延长、肌腱交叉延长、游离肌腱移植、屈肌起点前移、肌腱转位等。

　　任何肌腱延长术均可导致肌腱的肌力下降。肌腱分段延长的肌力减小作用最小且可以准确地调整张力，但是所能延长的肌腱长度有限。肌腱Z形延长可以使肌腱延长较多，最长者可以是肌腱原长度的2倍，但调节张力较困难，过度延长或缝合过紧可能导致肌腱断裂；肌腱交叉延长可以在某些病例中获得良好的功能效果；屈肌起点前移松解后，肌肉起点滑向远端，与局部软组织生长在一起，进而建立新的起点，所以很难对受累肌肉做到精确的张力调节，且延长长度有限，仅用于治疗功能较差及肌腱广泛挛缩病变的肢体；肌腱转位可获得的肌腱延长长度更大，但是肌力减小最为明显。

　　在设计手术方案时，应根据患者肢体病变的具体情况，同时考虑患肢的整体状况及各种肌腱延长术的特点予以认真选择，灵活应用。如关节挛缩十分严重者，应根据情况行肌腱Z形延长或肌腱转位以获得充分的肌腱及关节松解。

一、肌腱延长的生物力学

　　上肢的屈伸活动取决于肌肉的协调运动。生物力学是肌腱修复原则和多种肌腱延长方法的选择及应用的基础，其中加固肌腱缝合强度、减小肌腱滑动阻力、尽可能保留滑车及腱鞘，对肌腱修复后的康复及功能恢复具有重要意义。

肌力是指肢体做随意运动时肌肉收缩的力量。肌力取决于绝对肌力和肌肉收缩幅度，绝对肌力与肌肉的横截面积及神经纤维支配数量相关。当肌肉收缩时，其肌力的绝对值没有变化，但力矩随力臂改变而调整，进而改变运动的方向和肌力。行肌腱延长术时的张力调节对于术后肢体的肌力有着重大影响，因此术中应根据患者术前的病变性质、严重程度、对术后功能恢复的要求仔细分析考虑。

肌腱修复强度与断端的缝线数量、缝合的材料、缝线粗细以及缝合方法有关。跨越肌腱断端的缝线数量与肌腱缝合后的抗张力大小成正比。以往临床上常采用两股中心缝线缝合来修复手指和前臂肌腱，其抗张能力相对较弱，不利于早期功能锻炼。对于手指屈肌腱，现在推荐使用四股缝线或六股缝线缝合。在缝线材料中，尼龙线的牢固程度最好，临床上最为常用。缝线越粗，其抗张能力越强，手部肌腱多采用4-0缝线或3-0缝线。

对于活动范围很小的肌腱，其滑动阻力并不是肌腱修复后的主要问题；而对于腱鞘内的肌腱，发挥其功能需要较大的滑动，滑动阻力对肌腱修复的功能恢复起着明显的阻碍作用。影响肌腱滑动的因素很多，主要来自滑车、肢体水肿造成的压迫感、关节僵硬、拮抗肌肉、肌腱张力、修复肌腱表面的摩擦力。术中加强缝合质量、进行早期功能锻炼、提高缝合肌腱断端平整程度、滑车切开或部分滑车切开（如 A_2、A_4 滑车）、术后抬高患肢和进行被动功能锻炼，均可以明显减少肌腱滑动阻力。

二、肌腱延长术的要求

肌腱延长术多为选择性手术，应具备如下条件：肌腱表面的软组织覆盖条件良好，或术后肌腱表面皮肤能够完全覆盖或能够同时采用皮瓣修复覆盖创面；患肢无骨折或骨折已愈合良好，或固定牢靠；挛缩肌腱所在的关节有一定的活动范围；身体状况良好。

急诊手术或 Ⅱ、Ⅲ 类伤口，不建议立即实施肌腱延长术。特殊情况时，需满足伤口清洁、术后感染可能性小、无软组织缺损及无骨折条件才能实施手术。

（陈振兵　刘玉田）

第二节
手术方法

一、肌腱分段延长

（一）适应证

肌腱分段延长导致的过度延长、肌力减弱的危险性较小，术后可通过主动活动进一步增加肌腱延长的长度，如果条件允许，应优先考虑。由于肌腱分段延长的长度有限，仅适用于患肢具有一定的功能且肌腱挛缩畸形较轻的病例。

（二）禁忌证

如肌腱挛缩畸形明显或肌腱自身的肌力较弱，肌腱分段延长不可能获得所需长度以及术后肌力减弱者。在这种情况下，可考虑行肌腱交叉延长、肌腱Z形延长或肌腱转位。

（三）手术方法

1. 在体表触及肌腱与肌腹的交界处，以此为中心做纵行切口或弧形切口，切口的长度以能充分暴露交界处及肌腹为宜。

2. 分离皮下组织，辨认并切开肌腱膜，分离血管、神经并将其牵开。进行肌腱分段延长时，用电刀在肌腱与肌腹交界处近端的腱性部分做横行切口（间隔约1cm）。此时应完全环形切开腱膜，但不要切开肌肉。应先在近端做切口，从近端开始延伸至远端；远端切口应在肌腱与肌腹交界处，最远端近侧2cm处，保留肌腱与肌腹交界处的肌肉完整，并注意保护神经的肌支（图5-2-1）。

3. 被动活动患肢，使切开的病变肌腱被动拉开并具有一定的张力，必要时可增加腱膜上的切口数量。切口数量以满足肌腱延长的长度为准，一般为两个切口。

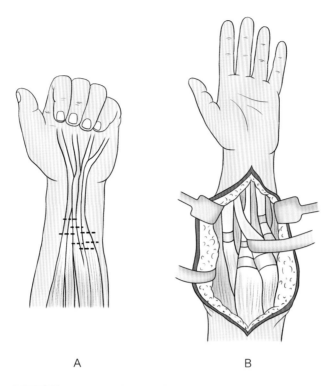

A   B

图5-2-1 肌腱分段延长手术示意图

A. 示、中、环、小指屈肌腱分段延长手术切口设计　B. 屈肌腱延长后，示、中、环、小指可以被动伸直

（四）手术的关键点

1. 肌腱分段延长时尽量使用电刀。

2. 肌腱分段延长的顺序是由近到远、从内向外，环形切断肌肉的腱性部分。

3. 术中边被动活动关节边分段延长，患肢被动活动可稍受限，注意避免肌腱过度延长。应注意术中不能将患肢的被动功能完全恢复正常，否则可导致肌腱过度延长。

（五）技术要点

1. 在体表触及病变肌腱的肌腱与肌腹交界处。

2. 以肌腱与肌腹交界处为中心做纵行切口或弧形切口。

3. 仔细辨认血管、神经及神经肌支，并将其牵开加以保护。

4. 在肌腱与肌腹交界处的腱性部分做间隔约1cm的横行切口。

5. 先在近端做切口，从内侧开始向外侧延长，肌腱与肌腹交界处的肌肉必须保留完整。

6. 被动活动患肢至所需长度稍欠佳的位置为宜。

（六）术后处理

1. 固定：如果是肘部肌腱分段延长，无须固定。如果是前臂屈肌腱分段延长，采用腕关节中立位石膏固定4周，4周后去除石膏；也可采用可拆卸支具固定，8周时去除支具。

2. 术后早期进行手指主动活动和被动活动练习。

3. 如果患者主动活动有困难，可以应用功能支具。

二、肌腱Z形延长

（一）适应证

与肌腱分段延长相比，肌腱Z形延长可使肌腱获得足够的长度，常用于尚有一定收缩功能的肌腱挛缩且肌腱分段延长不能获得足够长度的病例。

（二）禁忌证

肌腱Z形延长不常用于指屈肌腱，指屈肌腱延长多采用肌腱交叉延长，即用指浅屈肌腱转位替代指深屈肌腱，临床治疗效果良好，且手术方法简单。

（三）手术方法

1. 在所需延长肌腱的体表做纵行切口或弧形切口，充分显露肌腱。

2. 在肌腱的中线由近端向远端纵行切开，切开长度根据肌腱延长所需的长度予以设计。

3. 将手术刀置于肌腱纵行切口内，分别在切口远端和近端，由内向外切断一半肌腱（远端和近端的方向相反）。

4. 根据所需延长肌腱的长度，调整好肌张力，肌腱断端以鱼口式编织缝合法（又称Pulvertaft法）编织缝合或端端缝合（图5-2-2）。

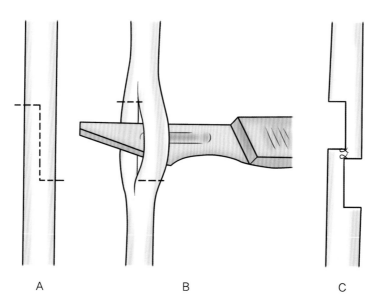

图5-2-2 肌腱Z形延长手术示意图

A. 手术切口设计　B. 纵行切开肌腱，在切口远端和近端分别由内向外反方向切断肌腱　C. 肌腱断端予以缝合

（四）手术的关键点

1. 肌腱纵行切开长度应尽量长一些，保证肌腱Z形延长手术的有效延长长度。有效延长长度要小于纵行切开长度的2倍。

2. 切开肌腱时，应沿肌腱中轴线位置纵行切开，切开的肌腱两侧应相等。

3. 将手术刀置于肌腱纵行切口内，在远端和近端分别由内向外反方向切断一半肌腱。

4. 调节肌腱张力时，可先缝合两针，然后观察患肢的位置及患肢被动活动范围，调整至理想的程度后再予以固定。

（五）术后处理

1. 在保持延长肌腱伸直位并有一定的张力下，使用可拆卸支具制动4周。

2. 术后4周，在使用可拆卸支具的保护下，开始主动功能锻炼和被动功能锻炼。

3. 术后8周去除支具。

三、肌腱交叉延长

（一）适应证

手指屈曲挛缩畸形，指深屈肌挛缩而指浅屈肌功能良好者，可采用指浅屈肌腱与指深屈肌腱交叉延长，以矫正手指屈曲挛缩畸形。

（二）禁忌证

手指严重屈曲挛缩畸形，指深屈肌和指浅屈肌均已严重挛缩者不适用。

（三）手术方法

1. 于前臂下段掌面偏尺侧做4～6cm的纵行切口。

2. 切开皮肤、皮下组织直至前臂深筋膜。用手术剪剪开前臂深筋膜并适当向两侧游离，显露指浅屈肌腱。

3. 分离出示指浅屈肌腱，用橡皮片牵拉至尺侧。

4. 于示指浅屈肌腱深层分离出示指深屈肌腱，在切口近端用尖刀将其切断，此时示指可完全伸直。

5. 将分离出的示指浅屈肌腱向近端牵拉，用尖刀在切口远端将其切断，分离出中、环、小指深屈肌腱并将其于近端切断，中、环、小指浅屈肌腱于其远端切断。此时屈曲的中、环、小指均可完全被动伸直（图5-2-3A）。

6. 调整张力，使示、中、环、小指处于休息位。分别将示指深屈肌腱远端与示指浅屈肌腱近端，中、环、小指深屈肌腱远端与中、环、小指浅屈肌腱近端，用4-0可吸收缝线，采用编织缝合法予以缝合（图5-2-3B）。

7. 缝合完毕，可见示、中、环、小指均处于休息位，创面止血后缝合皮肤（图5-2-3C）。

（四）手术的关键点

1. 在分别向远、近端切断指深屈肌腱和指浅屈肌腱时，应保留适当的长度，以便在手指处于正常休息位时能够满足肌腱两端交叉缝合的需要。

2. 在编织缝合移位的肌腱时，肌张力的调整十分重要。缝合完毕，应使手指处于正常的休息位。

（五）术后处理

1. 术毕，采用前臂石膏托外固定于腕关节屈曲、手指微屈位。

2. 3～4周后开始功能锻炼，可同时进行辅助性理疗、体疗。

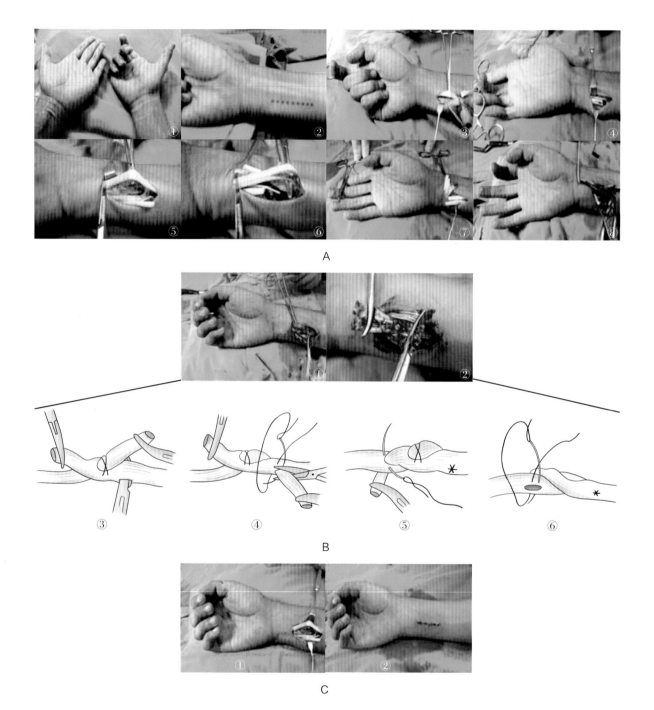

图5-2-3 肌腱交叉延长术

A. 右前臂缺血性肌挛缩，指深屈肌腱与指浅屈肌腱分离及切断：①右前臂缺血性肌挛缩，示、中、环、小指挛缩，主动背伸功能障碍，拇指屈伸功能正常；②前臂远端尺侧做纵行直切口；③牵开示指浅屈肌腱，暴露示指深屈肌腱；④于近端切断示指深屈肌腱，示指可完全伸直；⑤分离出示指浅屈肌腱，于远端将其切断；⑥中、环、小指深屈肌腱已于近端切断，中、环、小指浅屈肌腱于远端切断；⑦手指屈曲挛缩已完全松解；⑧调整肌腱张力 B. 指深屈肌腱与指浅屈肌腱交叉缝合：①将示指浅屈肌腱近端与示指深屈肌腱远端采用编织缝合法缝合；②将中、环、小指浅屈肌腱近端与中、环、小指深屈肌腱远端采用编织缝合法缝合；③④⑤⑥为肌腱编织缝合法示意图 C. 缝合：①肌腱缝合完毕；②缝合手术切口

四、游离肌腱移植

（一）适应证

适用于肌腱损伤伴有肌腱缺损不能直接修复，所累及的关节被动活动良好，皮肤覆盖完好者。

（二）禁忌证

关节挛缩、关节被动活动明显受限者，必须行关节活动功能锻炼，关节被动活动恢复正常后方能手术。

（三）手术方法

1. 切口的选择根据所修复的肌腱而定。

2. 切除瘢痕愈合的肌腱，确定肌腱缺损的长度。

3. 根据肌腱缺损的长度及形态选择移植肌腱，常用的移植肌腱包括掌长肌腱、趾长伸肌腱或跖肌腱。肌腱切取的长度要大于肌腱缺损的长度。

4. 将移植肌腱置于肌腱缺损处，移植肌腱与损伤肌腱的一端予以缝合，调整肌腱张力后，切除多余的移植肌腱，将移植肌腱与肌腱另一断端予以缝合（图5-2-4）。

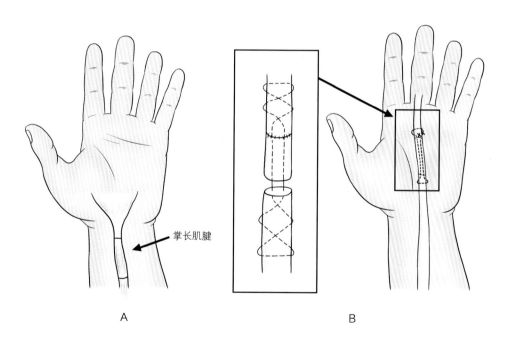

掌长肌腱

A   B

图5-2-4 游离肌腱移植手术示意图

A. 切取掌长肌腱作为移植肌腱 B. 移植肌腱与损伤肌腱缝合

（四）手术的关键点

1. 移植肌腱与损伤肌腱不应在肌腱腱鞘周围进行缝合，术中被动活动患指时，缝合端不能在腱鞘内滑动。

2. 移植肌腱的长度要大于肌腱缺损的长度。

（五）术后固定

1. 术后采用功能支具，使缝合肌腱处于松弛位，固定4周。

2. 拆除固定后，早期应在理疗师指导下进行功能锻炼，术后6周，在阻挡下进行功能锻炼。

五、屈肌起点前移

（一）适应证

缺血性肌挛缩（又称福尔克曼挛缩，Volkmann contracture）的肌肉挛缩范围较广，手指呈明显屈曲畸形，伸展显著受限，而受损肌肉尚有一定的主动屈曲功能者，通过屈肌起点前移，松解前臂屈肌群，可以矫正畸形，一定程度上改善其功能。

（二）禁忌证

这种手术针对受累肌肉较广泛者，是一种广泛的松解手术。它不可能精确地调节受累肌肉群肌张力，仅用于治疗功能相对较差的肢体。如果使用其他较小手术即可获得较好的效果或单一肌腱受累时，不应选择这种手术。

（三）手术方法

1. 于肱骨内上髁上、前臂尺侧屈肌起点处做切口，切口远端延伸至尺骨的中1/3处（图5-2-5）。

2. 切开皮肤、皮下组织，暴露肱骨内上髁附着的前臂屈肌群起点，显露尺神经，将其游离，并用一个橡皮片牵引，予以保护。

3. 将前臂屈肌和旋前圆肌的起点从肱骨内上髁上做骨膜下剥离，并继续剥离尺骨近端和骨间膜上肌肉群附着点，使已剥离的肌肉能够前移3～5cm，直至屈曲挛缩的手指能够被动伸直为止。

手术沿尺神经向远端游离时，应避免损伤尺神经近端的运动支；尺神经若有张力，可行尺神经前置术。同时，应注意保护好正中神经。

剥离的肌肉，特别是旋前圆肌，应在下降平面位置与邻近组织做缝合固定。

4. 拇长屈肌起点需要下移时，可在前臂桡侧另做切口。将拇长屈肌在桡骨上段和骨间膜掌侧的起点予以剥离前移，至拇指能被动伸直为止。

5. 仔细止血后逐层缝合，闭合伤口。

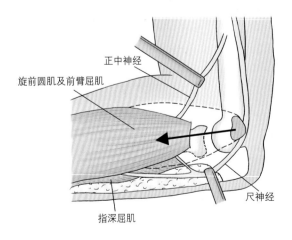

正中神经

旋前圆肌及前臂屈肌

尺神经

指深屈肌

图5-2-5 屈肌起点前移手术示意图

（四）技术要点

1. 手术视野应充分暴露所需前移的肌腱起点。

2. 术中分离及剥离肌腱起点时，保护好周围的神经、血管及神经肌支，以免造成医源性损伤。

3. 剥离肌肉起点时应紧贴骨面。

4. 受累的肌肉较为广泛，剥离范围取决于挛缩的范围及程度。

5. 肌肉起点下移会导致肌力减退，可以遗留部分挛缩肌肉。

（五）手术的关键点

缺血性肌挛缩往往累及多个肌腱，并累及部分肌肉的多个起点，剥离时应整体剥离。

（六）术后处理

术后应于前臂旋后、腕背屈、掌指关节轻度屈曲、手指伸直位，石膏固定3~4周。拆除石膏后，开始腕关节及手指屈伸功能锻炼。

六、肌腱转位

（一）适应证

如果屈肌腱完全瘢痕化或肌肉丧失收缩能力，如严重的前臂缺血性肌挛缩，可以使用肢体伸侧的肌腱转位来重建患肢功能。例如腕伸肌移位，重建指深屈肌腱和拇长屈肌的功能。

（二）肌腱转位的要求

1. 应用于转位的肌肉应为协同肌。

2. 转位肌腱肌肉的肌力应在Ⅳ级以上。

3. 局部应有良好的覆盖，以保证移位的肌腱有良好的滑动功能。

4. 移位后的肌腱应尽可能地保持直线，以减少肌力的损失。

5. 所采用的肌腱移位后不应影响肢体原有的重要功能。

（三）手术方法

以前臂缺血性挛缩，指屈肌严重挛缩，桡侧腕长伸肌腱转位修复指深屈肌腱为例（图5-2-6）。

1. 在前臂远端掌侧正中做一直切口，切开皮肤及皮下组织，显露指深屈肌腱。

2. 游离第2~5指的指深屈肌腱和指浅屈肌腱，将指浅屈肌腱于远端切断，指深屈肌腱于近端切断，保留备用。

3. 于桡侧腕长伸肌止点做一小的横切口，显露并切断桡侧腕长伸肌腱。于前臂远侧1/3背面桡侧做直切口，分离出桡侧腕长伸肌腱，并将其远端从切口中抽出。

4. 在前臂远侧1/3背面桡侧切口与前臂远端掌侧正中的直切口间形成一皮下隧道，将桡侧腕长伸肌腱远端经皮下隧道引至前臂掌侧切口内。

5. 调整张力，使第2~5指呈轻度屈曲位，将桡侧腕长伸肌腱远端与第2~5指的指深屈肌腱远端用4-0线进行编织缝合。

6. 仔细止血，缝合手术切口。

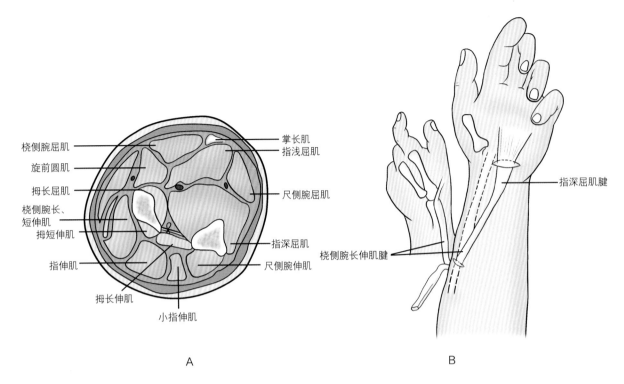

桡侧腕屈肌
旋前圆肌
拇长屈肌
桡侧腕长、短伸肌
拇短伸肌
指伸肌
拇长伸肌
小指伸肌

掌长肌
指浅屈肌
尺侧腕屈肌
指深屈肌
尺侧腕伸肌

指深屈肌腱
桡侧腕长伸肌腱

A   B

图 5-2-6 桡侧腕长伸肌腱转位修复指深屈肌腱示意图

A. 腕部水平切面   B. 转位修复

（四）手术的关键点

1. 转位肌腱通过的隧道要足够宽敞，以利于肌腱有良好的滑动功能。

2. 转位肌腱缝合后，肌力线尽量呈直线。

3. 注意调整移植肌腱的张力。

（五）术后处理

1. 腕关节轻度屈曲位，石膏托固定3周。

2. 术后3周去除石膏，使用动力支具进行手指屈伸等主动功能锻炼，并逐渐增加功能锻炼。

（陈振兵　刘玉田）

参考文献

［1］洪光祥，裴国献. 中华骨科学：手外科卷［M］. 北京：人民卫生出版社，2010.

［2］顾玉东，王澍寰，侍德. 手外科手术学［M］. 2版. 上海：复旦大学出版社，2010.

［3］汤锦波. 肌腱外科学［M］. 上海：上海科学技术出版社，2015.

［4］沃尔夫，霍奇基斯，佩德森，等. 格林手外科手术学［M］. 田光磊，蒋协远，陈山林，主译. 6版. 北京：人民军医出版社，2012.

［5］卡内尔，贝蒂. 坎贝尔骨科手术学［M］. 王岩，主译. 11版. 北京：人民军医出版社，2009.

［6］哈罗德 B.北岗. 骨科标准手术技术丛书——足与踝［M］. 蔡贤华，刘曦明，魏世隽，主译. 3版. 沈阳：辽宁科学技术出版社，2015.

［7］威塞尔，伊斯利.WIESEL骨科手术技巧——足踝外科［M］. 张长青，主译. 上海：上海科学技术出版社，2014.

［8］FITOUSSI F，BACHY M. Tendon lengthening and transfer［J］. Orthop Traumatol Surg Res，2015，101（1 Suppl）：S149-S157.

［9］PONNAPULA P，AARANSON R R. Reconstruction of achilles tendon rupture with combined V-Y plasty and gastrocnemius-soleus fascia turndown graft［J］. J Foot Ankle Surg，2010，49（3）：310-315.

［10］SAWAYAET，CHOUGHRI H，PELISSIER P. One-stage treatment of delayed 'jersey finger' by Z-step lengthening of the flexor digitorum profundus tendon at the wrist［J］. J Plast Reconstr Aesthet Surg，2012，65（2）：264-266.

［11］LI Z，ZHANG N，WANG Y，et al. Stair-shaped Achilles tendon lengthening in continuity—A new method to treat equinus deformity in patients with spastic cerebral palsy［J］. Foot Ankle Surg，2019，25（2）：165-168.

［12］SAMMER D M，CHUNG K C. Tendon transfers: part I. Principles of transfer and transfers for radial nerve palsy［J］. Plast Reconstr Surg，2009，123（5）：169e-177e.

第 六 章

肌腱病的治疗

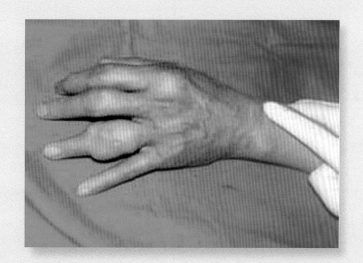

第一节
概述

　　肌腱病是由多种原因引起的手腕部肌腱及腱周疼痛、肿胀和功能障碍的综合征，是最常见的手外科疾病之一，包括肌腱嵌压、腱鞘狭窄和炎性反应，临床上笼统地称之为腱鞘炎。腱鞘炎常分为狭窄性腱鞘炎、增生性腱鞘炎和感染性腱鞘炎。

　　1. **狭窄性腱鞘炎**　也叫嵌压性肌腱病，较为常见，多由肌腱在狭窄的纤维管道内反复滑动摩擦导致腱鞘增厚、肌腱受压肿胀，阻碍肌腱滑动，甚至绞锁。病理表现主要是肌腱增厚、肌腱内形成结节，有磨损样改变，肌腱上的腱鞘明显增厚，而滑膜增生很少。临床表现为局部疼痛、水肿、弹响指。其中以扳机指及桡骨茎突腱鞘炎最常见。早期保守治疗效果良好，晚期采用手术松解鞘管，手术效果明确，术后很少复发。

　　2. **增生性腱鞘炎**　也叫增生性肌腱病，严格地讲，腱鞘炎单指增生性腱鞘炎，是腱鞘滑膜层的炎性反应，表现为弥漫性侵袭性滑膜炎，常与类风湿性关节炎或其他炎性关节病有关。但这类增生性腱鞘炎少见，具有侵蚀性，不仅腱鞘增厚，而且常伴有自发性肌腱断裂。增生性腱鞘炎的原因还包括结晶性肌腱病（如痛风或钙化性肌腱炎）及其他沉积性疾病（如淀粉样沉积症）。

　　3. **感染性腱鞘炎**　引起感染性腱鞘炎的原因分为细菌性、真菌性和病毒性。

（阚世廉）

第二节
增生性肌腱病

一、类风湿性关节炎中的肌腱病

类风湿性关节炎是一种以滑膜关节慢性炎症性病变为主要表现的自身免疫性疾病，主要侵犯外周关节，滑膜病理表现为滑膜增生、炎性细胞浸润、血管翳形成、侵蚀性软骨及骨组织损伤，导致关节结构破坏、畸形及功能丧失。类风湿性关节炎的基本病变主要是滑膜增生性病变。在手腕部的解剖结构中，肌腱周围均包绕着滑膜层，故腱鞘受累也很常见。滑膜增生可引起疼痛、肌腱滑动功能受损；增生的滑膜组织侵蚀肌腱也可导致肌腱自发性断裂，引起功能障碍。以下介绍三种常见情况。

（一）腕背侧伸肌腱滑膜炎

由于腕背侧皮肤较薄，因此腕背侧滑膜增生的临床表现非常明显，常常是类风湿性关节炎的首发症状。临床表现为腕关节背侧肿胀，可呈局部肿胀或广泛性肿胀，可累及单根伸肌腱或多根肌腱。早期表现大多为无痛性，以致患者常常忽略，直至肌腱断裂出现功能障碍时才就诊。早期伸肌腱滑膜炎可自发缓解或服用非甾体抗炎药后缓解，部分患者可通过制动及局部注射类固醇激素得以缓解。随着病情进展加重，纤维素性米粒体（rice bodg）包绕伸肌腱腱鞘，增生滑膜与肌腱严重粘连，逐渐侵蚀肌腱而出现功能障碍（图6-2-1）。

临床上推荐早期行腕背滑膜切除术，适用于正规保守治疗4～6个月未见改善者。正规保守治疗主要指内科规范化治疗，包括一般治疗及药物治疗。一般治疗指急性期给予休息制动，缓解期尽早行关节功能锻炼。药物治疗包括非甾体抗炎药、糖皮质激素及生物制剂等。内科治疗要全面评价

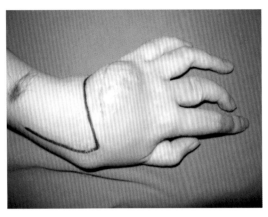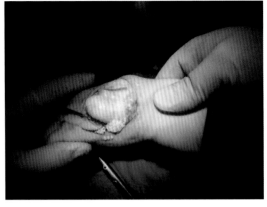

A	B

图6-2-1 腕背侧伸肌腱滑膜切除术中见大量米粒体

A. 腕背滑膜切除术后复发，腕侧肿胀明显，腕关节畸形　B. 术中可见滑膜内大量米粒体

（图片来源：由南京市第一医院杨蓊勃提供）

和综合分析患者全身情况和病情，选择个性化治疗方案，必要时联合用药。

　　腕背滑膜切除术的手术指征是保守治疗无效或伸肌腱断裂。选择腕背正中弧形切口或偏尺侧直切口进入，切开并掀起皮肤及皮下组织瓣，显露伸肌支持带及深筋膜，保护桡神经浅支及尺神经手背支，Z形切开伸肌支持带，观察受累的伸肌腱及腱鞘，切除每个伸肌腱腱鞘内增生的滑膜。如肌腱磨损处较严重，使用可吸收线予以修复；如肌腱磨损处断裂风险较大，可将受累肌腱缝合至邻近肌腱上，或者将磨损肌腱重叠缝合。松止血带，彻底止血，反复冲洗伤口，修复伸肌支持带，以防出现弓弦样畸形，术后放置引流条或负压引流管。包扎伤口后，使用石膏托或支具固定腕关节于中立位，不需要固定指间关节。术后24～36小时拔除引流管，开始进行手部锻炼，强调主动屈伸活动锻炼。术后石膏托或支具固定至少2周。手术的并发症包括伤口延迟愈合、皮肤坏死、肌腱粘连等。术中注意止血要彻底，防止血肿形成。皮肤采用无张力缝合，术后注意引流要彻底，必要时延长佩戴支具的时间。术后大多无须行肌腱松解。如果术后半年仍存在功能障碍，可行肌腱松解术。

（二）手指及腕掌侧屈肌腱滑膜炎

　　手指及腕掌侧皮肤较腕背侧明显增厚，结缔组织致密，故掌侧滑膜增生的临床表现往往不明显。其实，腕掌侧屈肌腱滑膜增生很常见，常导致腕管内容物增多，压迫正中神经，引起腕管综合征。滑膜增生可以影响手指的屈曲活动，严重时导致手指主动、被动活动均受限。在治疗上，早期可通过制动、药物治疗及局部封闭等暂时控制病情。临床治疗中，推荐早期行腕掌侧滑膜切除术，减少增生滑膜对肌腱的侵蚀，预防正中神经长期受压所带来的永久性损伤，防止出现屈肌腱自发性断裂及鱼际肌萎缩，改善屈肌腱独立滑动功能。腕掌侧滑膜切除术的手术指征为有明确的正中神经受压的症状或体征，内科保守治疗无效或屈肌腱断裂。

　　腕掌侧滑膜切除术选择掌侧正中切口，于大鱼际尺侧0.5cm处切开，向近端延伸，于腕关节处向尺侧呈弧形或Z形延长切口，至腕上5cm左右。注意于远侧腕横纹处保护正中神经掌皮支，切开掌腱膜、腕横韧带，打开腕管，暴露正中神经并分离，暴露正中神经鱼际支。术中如发现鱼际筋膜压迫正中神经鱼际支，需切断鱼际筋膜，松解正中神经鱼际支，切除包绕屈肌腱及正中神经的增生滑膜，采用可吸收线修复磨损较重的肌腱。切除滑膜后常常发现意外的屈肌腱断裂，术中要将指深屈肌腱作为一个整体处理，不要一一剥离，减少术后肌腱粘连。有时指深屈肌腱已断裂，仅由瘢痕组织及与周围指深屈肌腱粘连来维持屈指功能。可将指深屈肌腱作为一个整体处理，仅分离这个整体与基底的瘢痕组织，这样能保留屈指功能，且手术更加安全。切除滑膜后，切记要探查腕管底部，用咬骨钳咬除所有突出的骨赘，尤其是舟骨结节处，防止其磨损肌腱而导致断裂，然后锉平骨面。术后松止血带，彻底止血，放置引流管。术后24～36小时，拔除引流管，包扎后使用石膏托或支具固定腕关节于中立位，术后尽早行手指主动屈伸活动锻炼（图6-2-2）。

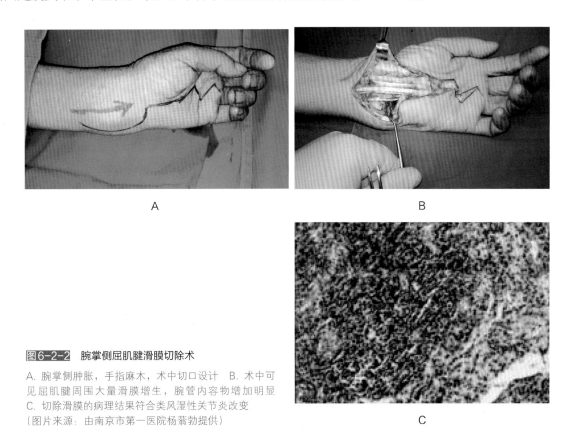

A   B

C

图6-2-2　腕掌侧屈肌腱滑膜切除术

A. 腕掌侧肿胀，手指麻木，术中切口设计　B. 术中可见屈肌腱周围大量滑膜增生，腕管内容物增加明显　C. 切除滑膜的病理结果符合类风湿性关节炎改变
（图片来源：由南京市第一医院杨蓊勃提供）

（三）肌腱自发性断裂

在类风湿性关节炎患者中，手部屈肌腱、伸肌腱断裂比较常见，肌腱断裂的原因及部位不一。磨损性断裂位于肌腱经过粗糙隆起骨面或被周围滑膜侵蚀时，伸肌腱断裂常发生于尺骨远端或Lister结节处，屈肌腱断裂常位于腕关节掌侧舟骨结节处。滑膜增生可直接侵犯肌腱，造成肌腱侵蚀变薄、断裂，这种情况常发生于伸肌支持带下方、腕横韧带下方以及指屈肌腱滑车下方。

类风湿性关节炎合并肌腱断裂的治疗方法包括肌腱移位、肌腱移植及关节融合。类风湿性关节炎患者的肌腱移位与非类风湿性关节炎患者不尽相同。类风湿性关节炎患者的特殊性在于：①移位重建功能的目标关节可能僵硬或不稳定；②移位肌腱的走行通道可能为瘢痕或不规则表面，影响肌腱滑动，或者磨损移位肌腱，导致移位肌腱再断裂；③目标动力肌腱本身已受侵蚀而变薄，容易断裂；④腕关节、掌指关节及指间关节僵硬或变形，导致关节活动的代偿能力下降，影响肌腱移位的效果。因此，在设计类风湿性关节炎断裂肌腱功能重建方案时，要充分考虑以上特殊性。

1. **伸肌腱断裂** 伸肌腱断裂比较常见，诊断并不困难，大多是突然丧失伸指功能。肌腱断裂多为无痛性，其中拇长伸肌腱及小指伸肌腱断裂最常见。伸肌腱断裂的顺序一般是由尺侧向桡侧，所以示指伸肌腱常常最后被累及。

单一拇长伸肌腱断裂，临床上常用的方法是示指固有伸肌腱或桡侧腕长伸肌腱转位，重建伸拇功能。临床上也有在清理滑膜的同时，使用掌长肌腱移植修复拇长伸肌腱（图6-2-3）。虽然移植肌腱通过滑膜清理区常常导致长段粘连，但屈拇力量较大，大多可以克服伸肌腱粘连。但是我们更推荐采用示指固有伸肌腱移位重建拇长伸肌腱，手术简单，效果明确，供区功能几乎无损失。

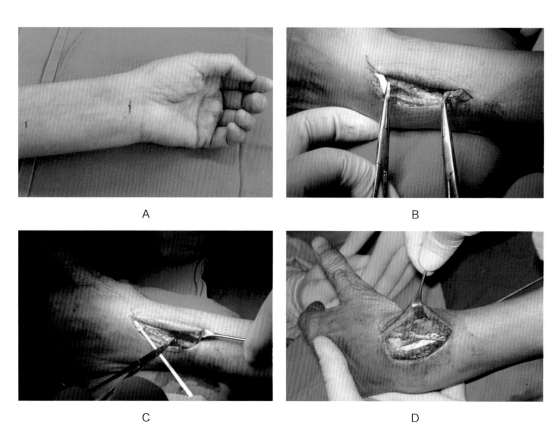

图6-2-3 **掌长肌腱移植修复拇长伸肌腱**

A. 拇指伸直受限，手术行滑膜清理，掌长肌腱移植，手术切口设计 B. 术中见拇长伸肌腱于Lister结节处断裂，肌腱断端质量差，直接端端吻合不可能 C. 术中取掌长肌腱移植修复，编织缝合 D. 注意调整肌腱缝合的张力
(图片来源：由南京市第一医院杨蓊勃提供)

单根小指伸肌腱断裂，临床上常将小指伸肌腱远侧断端与环指伸肌腱编织缝合，效果确切。其他手指的单根伸肌腱断裂比较罕见，一般将断裂肌腱远侧断端与邻近手指伸肌腱编织缝合，均可取得良好疗效。单根伸肌腱断裂，建议尽早行重建手术，避免其他伸肌腱同时断裂而导致治疗复杂化。

两根伸肌腱断裂常常表现为中、环指伸肌腱断裂或环、小指伸肌腱断裂。中、环指伸肌腱断裂，仍可将肌腱远侧断端与邻近手指伸肌腱编织缝合，中指伸肌腱远侧断端与示指伸肌腱编织缝合，环指伸肌腱断端与小指伸肌腱编织缝合，手术相对简单，效果良好。如果是环、小指伸肌腱断裂，若同时将环、小指远侧断端与中指伸肌腱缝合，将导致小指过度外展，影响治疗效果。《格林手外科手术学》第6版推荐的手术方法为示指固有伸肌腱转位修复小指伸肌腱，环指伸肌腱远侧断端与中指伸肌腱编织缝合（图6-2-4）。

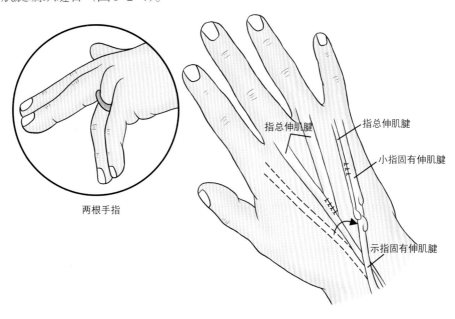

指总伸肌腱

指总伸肌腱

小指固有伸肌腱

示指固有伸肌腱

两根手指

图6-2-4　两根伸肌腱断裂缝合方法示意图

指总伸肌腱（环指）残端与指总伸肌腱（中指）侧端编织缝合，示指固有伸肌腱移位至指总伸肌腱（小指）及（或）小指固有伸肌腱残端

　　三根以上伸肌腱断裂，伸指功能严重受累，重建的动力肌腱不足，需行指浅屈肌腱移位。三根伸肌腱断裂时，使用中指浅屈肌腱移位重建其中两根伸肌腱，另一根伸肌腱与邻位伸肌腱编织缝合。通常将中指伸肌腱远侧断端与示指伸肌腱编织缝合，中指浅屈肌腱移位后与环、小指伸肌腱远侧断端编织缝合（图6-2-5）。如四根伸肌腱均断裂，需要切取两根指浅屈肌腱移位，中指浅屈肌腱移位重建示、中指伸肌腱，环指浅屈肌腱移位重建环、小指伸肌腱（图6-2-6）。这种情况下，肌腱吻合的张力调节应适当偏紧，避免出现移位肌腱松弛。具体手术方法是：于远端掌横纹处做横行切口，分离暴露中指或环指浅屈肌，切取足够长度后备用；第二个切口位于前臂掌侧正中偏尺侧，将指浅屈肌腱抽出后，于正中神经深层向桡背侧牵引至背侧切口，穿过桡神经浅支深层，避免肌腱滑动对神经的压迫；于手背处行第三个切口，将移位肌腱与断裂肌腱编织缝合。如果四根伸肌腱断裂，手术需移位两根指浅屈肌腱，常规移植中、环指浅屈肌腱，在背侧切口内，中指浅屈肌腱重建示、中指伸肌腱，环指浅屈肌腱重建环、小指伸肌腱。术中特别要注意调节肌腱缝合的张力，宁紧勿松，避免出现移位肌腱松弛。

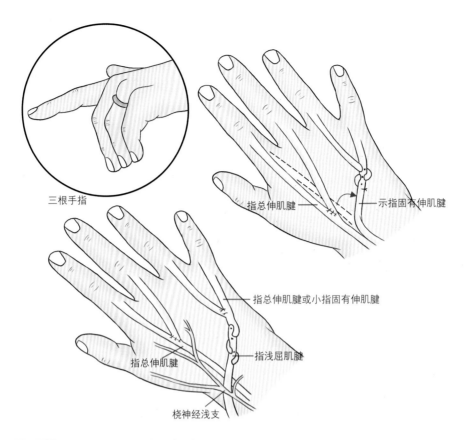

三根手指

指总伸肌腱

示指固有伸肌腱

指总伸肌腱或小指固有伸肌腱

指浅屈肌腱

指总伸肌腱

桡神经浅支

图6-2-5　三根伸肌腱断裂缝合方法示意图

指总伸肌腱（中指）残端缝合于指总伸肌腱（示指），示指固有伸肌腱移位至环、小指总伸肌腱；如果示指固有伸肌腱不能作为移位肌腱动力，则将指浅屈肌腱（中指）移位至环、小指总伸肌腱残端，注意将移位的指浅屈肌腱置于桡神经浅支下方，指总伸肌腱（中指）残端缝合于示指固有伸肌腱或指总伸肌腱（示指）残端

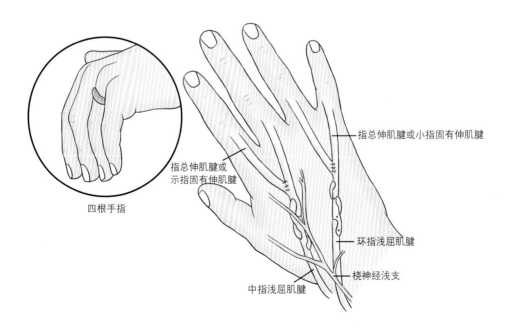

四根手指

指总伸肌腱或小指固有伸肌腱

指总伸肌腱或示指固有伸肌腱

环指浅屈肌腱

桡神经浅支

中指浅屈肌腱

图6-2-6　四根伸肌腱断裂缝合方法示意图

指浅屈肌腱（环指）自前臂桡侧绕过，移位至环、小指总伸肌腱残端，指浅屈肌腱（中指）移位至示、中指总伸肌腱残端

2. 屈肌腱断裂　类风湿性关节炎患者屈肌腱自发性断裂最常见的是拇长屈肌腱断裂，一般由于舟骨结节增生、骨赘磨损导致。单根或多根指屈肌腱断裂不常见。拇长屈肌腱断裂后的修复方法有肌腱移植和肌腱移位。肌腱移植一般采用掌长肌腱、桡侧腕屈肌腱或拇长展肌腱的一束，以及同种异体肌腱；肌腱移位最常使用的是中指浅屈肌腱作为动力肌腱，因为肌腱长度适宜，对手指的抓握功能影响最小。但不论是肌腱移植还是肌腱移位，重建手术均建立在肌腱周围滑膜清除的基础上，以确保肌腱床的光滑。术后均需腕屈位固定3周后才能开始主动功能锻炼。

单纯指浅屈肌腱断裂在临床上非常少见，对手功能影响较小，一般无须单独处理，必要时将断裂肌腱与邻位肌腱编织缝合即可。

如果指深屈肌腱断裂，指浅屈肌腱的功能尚存，治疗上需结合实际屈指功能缺陷而定。如果肌腱粘连或者关节畸形，远指间关节能维持足够的稳定性，则无须手术治疗。手掌及腕关节水平的指深屈肌腱断裂的治疗方法是将肌腱远侧断端与相邻连续的屈肌腱编织缝合；如果断端位于鞘管区，可使用指浅屈肌腱转位重建指深屈肌腱功能。如果单纯表现为远指间关节过伸，推荐行远侧指间关节融合术。

指深屈肌腱和指浅屈肌腱同时断裂将导致严重的屈指功能障碍，手术效果往往并不理想。治疗上，一般行滑膜切除术后，使用指浅屈肌腱移位重建指深屈肌腱功能，一般不推荐行肌腱移植修复，因为肌腱床受侵蚀很严重。

对于年龄较大、关节严重畸形或者全身有多种基础性疾病者，关节功能位融合仍不失为一种良好的方法，可以有效缓解疼痛，改善手指功能。

二、结晶性肌腱病

（一）痛风

1. 临床表现　痛风是一种由于嘌呤生物合成代谢增加，尿酸产生过多或因尿酸排泄不良而致血中尿酸升高，尿酸盐结晶沉积在关节滑膜、滑囊、软骨及其他组织中引起的反复发作性炎性疾病。尿酸盐结晶沉积在密闭的空间（关节内或肌腱滑膜间隙）导致急性暴发性的炎性反应，表现为严重肿胀、红肿以及疼痛。

单钠尿酸盐溶解度低，在外周皮下、关节内和腱鞘内易形成结晶，发生沉积，逐渐产生严重的炎性滑膜炎。如病情未得到控制，则逐渐形成痛风石。痛风石在手部出现比较晚，治疗及时的话，这种情况比较少。手部痛风性腱鞘炎则发生较早，常出现在痛风石发生前，临床上易误诊为感染性关节炎、类风湿性关节炎等。指屈肌腱受累的早期症状为红肿、急性水肿、发热和严重疼痛，常误诊为急性化脓性腱鞘炎。痛风性滑膜炎侵犯屈、伸肌腱及支持带，在手掌部出现局部疼痛肿块，在指间关节或掌指关节背面形成痛风石（图6-2-7），继续发展则侵入肌腱腱束内，引起屈曲挛缩、肌腱断裂，甚至皮肤溃疡。腕管内痛风性滑膜炎常压迫正中神经，引起急性腕管综合征。

2. 诊断与鉴别诊断　痛风常需与类风湿性关节炎及感染相鉴别，需要通过病史、实验室检查，结合关节液及滑膜抽吸活检、革兰氏染色以及在极光下检测等手段进行鉴别。

3. 治疗方法　主要是内科药物治疗，积极规范地治疗基础疾病，采用低嘌呤饮食，碱化尿液，增加尿酸排泄。急性发作时使用秋水仙碱和非甾体抗炎药，效果良好。后期如需要手术，术前要使用药物预防术后疾病暴发。

手术治疗包括：滑膜切除以恢复手指运动；肌腱移位，治疗肌腱断裂；正中神经松解，治疗神经卡压；切除引起疼痛和变形的痛风石，防止皮肤破溃和感染。切除痛风石时，注意尽量少剥离受累的皮肤，一般不需要游离植皮。国内学者报告，部分残余痛风石及肌腱腱束内的痛风石可使用5%碳酸氢钠溶液浸泡、冲洗创面，可有效地清除痛风石（图6-2-8）。骨骼受累则刮骨，但避免过度剥离骨膜。注意保护主要的神经、血管，术后敷料包扎。要避免出现无效腔，减少术后感染机会。术后积极配合药物治疗，减少复发。手术入路同上述类风湿性关节炎的掌背侧滑膜切除术，在此不再赘述。

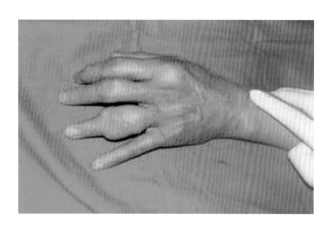

图6-2-7 痛风石形成，累及关节及伸肌腱

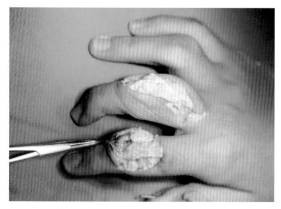

图6-2-8 痛风石结晶累及伸肌腱，呈弥漫状，难以彻底切除

（二）钙化性肌腱炎

钙化性肌腱炎是指钙盐沉积在变性肌腱中的一种无菌性炎症。病因不明，与创伤和反复使用无关，男性多于女性，好发年龄40～60岁，儿童少见。所有肌腱均受侵犯，肩部多发，手部以尺侧腕屈肌腱多见。术中所得结晶经病理分析为羟基磷灰石，导致急性炎症反应，与其他类型的炎性滑膜炎一样。腕部屈肌腱周围的急性钙化性滑膜炎也可以引起急性腕管综合征。

手部钙化性肌腱炎常需与急性感染相鉴别，其特点是无全身表现，无外伤史，局部红肿；但不同于蜂窝织炎的是红肿很少向近端发展，急性炎症比较局限又集中。在普通X线片上，炎症反应部位可见到絮状钙化影。由于临床表现类似感染，常常导致诊断延误。治疗上，以口服非甾体抗炎药为主，一般5～7天见效，24小时内症状缓解。使用外固定支具可减轻患肢疼痛，2～4周复查X线片，小的钙化沉积会完全消失，大的钙化沉积需要手术清除。切开受累的肌腱可见牙膏状物质渗出。

三、淀粉样沉积症

小分子量血清蛋白、β2微球蛋白在骨骼和关节内沉积可造成淀粉样沉积症。酶缺损、肾功能衰竭者在进行腹膜透析或血液透析时，β2微球蛋白不能滤过常规透析膜，会造成蛋白质大量积累，病情严重程度与患者年龄和透析治疗时间成正比。手部淀粉样变主要累及腕关节与指间关节，造成腕骨囊性病变及关节破坏。淀粉样物质沉积于屈肌腱上的体积较大时，可导致手指腱鞘炎、腕管综合征、屈肌腱挛缩、肌腱自发断裂，同时伴有炎性反应。对于正在进行透析治疗的患者，正中神经分布区麻木及手指主动活动度降低，强烈提示淀粉样变在腕管内沉积的可能。对腕管进行减压手术并彻底清创，可以有效缓解症状，术后出现复发的情况比较少。对于淀粉样变造成的屈肌腱腱鞘炎，通常使用掌侧切口，充分松解A_1滑车，其他同常规腱鞘炎手术，治疗效果良好。

四、褐黄病

褐黄病非常罕见，是一种常染色体隐性遗传病，通常于20～40岁出现症状，男、女发病比例约2∶1。褐黄病是由于机体缺乏尿黑酸（homogentisic acid）氧化酶，使苯丙氨酸、酪氨酸的中间代谢产物（尿黑酸）不能进一步氧化分解，聚积于体内，使皮肤、巩膜、软骨颜色变暗，同时引起软骨和其他结缔组织色素沉着，引起全身退行性关节炎。尿黑酸沉积在肌腱内，可引起狭窄性腱鞘炎。该病无有效疗法，适当休息及理疗，结合非甾体抗炎药，可缓解疼痛，病变严重时可行手术治疗。Seradge报告过一例双手多个手指狭窄性腱鞘炎，封闭治疗无效，经手术松解A_1滑车后症状完全消失。

（曹树明　宫可同）

第三节
感染性腱鞘炎

一、急性化脓性腱鞘炎

急性化脓性腱鞘炎多指急性化脓性屈肌腱腱鞘炎，是一种手部急性感染的特殊类型。由于多种原因引起的屈肌腱腱鞘内感染，导致腱鞘内压力升高，引起组织缺血、肌腱坏死，严重时病原体释放的毒素引起血管栓塞，甚至出现坏死性筋膜炎和气性坏疽。

掌握屈肌腱腱鞘、滑囊及前臂间隙等结构，对于理解手部感染的临床表现及感染范围极为重要。Doyle描述屈肌腱的腱鞘为双壁层结构，分为脏层和壁层，脏层紧紧贴附于肌腱，壁层毗邻滑车结构。两层结构在远端和近端相连，形成一中空状结构，为封闭性潜在腔隙。屈肌腱的营养来自直接的血供和滑液扩散。如果腱鞘内有细菌感染，滑液就会成为细菌的培养基，而且此处血供差，难以抵御细菌的繁殖，导致腔隙内容物增加，组织内压力升高，引起肌腱坏死及断裂。常见的致病菌是金黄色葡萄球菌和溶血性链球菌。如果是动物咬伤，多数为巴斯德菌（Pasteurella）培养阳性。该病常因指间关节掌侧的穿刺伤引起。

1. **临床表现** 患肢处于半屈曲位，手指对称性增粗，触之伴有剧烈疼痛，且多局限于腱鞘范围内，被动伸直手指时，可诱发剧烈疼痛。疼痛沿屈肌腱腱鞘走行，不局限在特定的部位。

2. **辅助检查** 血常规示白细胞明显升高，血沉加快，C反应蛋白升高，但这均不是特异性检查。另外，还需行X线检查，明确是否有异物残留、关节积脓、骨髓炎或骨折等损伤存在。必要时可行腱鞘穿刺来帮助诊断。

3. 治疗 分为一般治疗和手术治疗。

（1）一般治疗。化脓性腱鞘炎的发病早期，疼痛及肿胀等症状不明显，可能只出现局限于腱鞘范围内的剧烈疼痛，可静脉使用抗生素治疗。治疗时，于手背侧使用支具，将患手固定于休息位，抬高患肢，密切观察。如条件允许的话，应在使用抗生素前行腱鞘内穿刺灌洗，采集标本后行细菌培养及药敏鉴定。化脓性腱鞘炎病程进展迅速，屈肌腱的滑动机制早期即可受损，如果治疗不当或延误，会导致肌腱粘连甚至坏死，引起手指活动受损甚或有截指的可能。合并糖尿病或免疫抑制的患者，应在治疗基础疾病的基础上，尽早手术干预。

（2）手术治疗。手术是治疗急性化脓性腱鞘炎的有效手段，目的是引流脓液，减轻腱鞘内的压力，并可留置导管以便持续行腱鞘内灌洗。《格林手外科手术学》第6版推荐的手术方法是沿手指侧正中切口，避开手指拿捏侧，切口位于后指皮韧带（又称Cleland韧带）背侧，从中节指骨到末节网状间隙的近端，沿神经血管束背侧分离皮下组织，直至腱鞘（图6-3-1）。远端切口位于A_4滑车处，从A_4滑车远侧切开腱鞘，使液体或脓液能够流出，分泌物行细菌培养。之后再行近端切口，于手指掌侧A_1滑车处行横切口，暴露腱鞘近端，放置冲洗管。术中使用抗生素盐水冲洗腱鞘，直至远端切口流出液清亮为止。

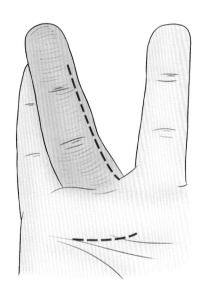

图6-3-1 化脓性腱鞘炎切开引流示意图

4. 术后护理及转归 术后伤口要开放换药，使用湿纱条填塞引流，纱条要保留48～72小时，患指包扎要松，有利于引流。术后一定要静脉使用足量敏感的抗生素，疗程为7～10天，如果病情好转，可改用口服抗生素治疗4周。如果病情好转，应尽早开始功能锻炼。

急性化脓性腱鞘炎经过彻底清创，有效地使用抗生素，症状多可迅速缓解，伤口逐渐愈合，但指屈肌腱活动度均会有不同程度的下降。通过积极的康复治疗，多数患者的关节活动度可恢复基本正常。感染越重，术后并发症越多，预后越差。当感染完全控制，保守治疗无效时才可行肌腱松解术。除拇指外，急性化脓性腱鞘炎伴肌腱坏死或关节积脓者，应考虑截指，有助于改善功能并缩短治疗时间。

二、慢性感染性腱鞘炎

在我国，慢性感染性腱鞘炎主要是指分枝杆菌感染，分为结核性分枝杆菌感染和非结核性分枝杆菌感染，其中非结核性分枝杆菌以海分枝杆菌最常见。感染无特异性，常需要通过早期活检及培养来帮助诊断。

1. 临床表现　分枝杆菌感染容易累及腱鞘，其中手指及前臂的屈肌腱腱鞘比伸肌腱更易受累。早期临床表现同普通的狭窄性腱鞘炎（图6-3-2），常见的临床特点是查体时可感觉到米粒样小体的滑动，指屈肌腱腱鞘炎可形成特征性的"香肠指"（图6-3-3）。非结核性腱鞘炎较结核性腱鞘炎更常见，早期患者无明显全身症状及阳性体征，结核性腱鞘炎血沉会加快，但非结核性腱鞘炎血沉正常。随着病情进展，部分患者可能会出现肌腱自发性断裂，晚期可能出现腕关节感染后骨髓炎。

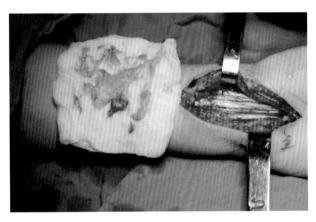

图6-3-2　结核性腱鞘炎滑膜清理术中表现

（图片来源：由复旦大学附属华山医院陈琳提供）

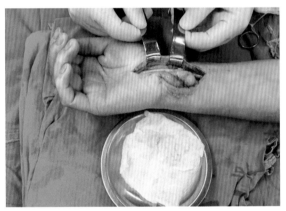

图6-3-3　海分枝杆菌感染性腱鞘炎可见大量米粒样小体

（图片来源：由复旦大学附属华山医院陈琳提供）

2. 诊断　该病无明显特异性，起病隐匿，多表现为非特异性腱鞘炎，常导致误诊或漏诊。临床中即使行活检，也只是行组织病理学检查，极少行微生物检测。临床上怀疑结核性腱鞘炎的患者，要行组织学切片，如观察到肉芽肿或干酪样坏死组织时，一定要加做抗酸染色。临床确诊要靠感染滑膜或米粒样小体的细菌培养结果。

3. 治疗　多种抗结核抗生素的联合用药是治疗的基础，规范治疗尤为重要。如果有干酪样变或非干酪样肉芽肿的组织学证据，就应该及时行抗结核治疗。常用抗结核药物有利福平、异烟肼、丙嗪酰胺及乙胺丁醇等。

手术切除受累滑膜，必须建立在规范抗结核治疗的基础上。如果手术滑膜切除彻底，宿主也有很强的免疫力，则有治愈的可能，否则术后极易复发。如果不及时治疗，常常导致无痛性肌腱磨损及断裂。如果感染仅仅累及浅层腱鞘，深层关节及腱鞘未受累，可通过肌腱移植重建屈指功能。如果深层组织受累，即使通过药物控制感染，手指活动功能也基本丧失。

（曹树明　宫可同）

第四节
嵌压性肌腱病

一、概述

肌腱嵌压，也就是大家熟知的狭窄性腱鞘炎，是指肌腱受到腕部或手部支持带、鞘管狭窄所致的机械性卡压，以支持带或环形滑车增厚为特征。有时腱鞘炎被广泛地用来描述一些上肢的各种疼痛。但实际上，狭窄性腱鞘炎多发生在一些特定的部位，其中以扳机指和桡骨茎突狭窄性腱鞘炎最为常见，而尺侧腕伸肌腱鞘炎、桡侧腕屈肌腱鞘炎则相对少见。

该病的病理改变主要表现为支持带腱鞘退行性改变、血管增生和软骨形成。病理检查发现，滑膜周围有纤维组织和内皮细胞增生以及少量炎性组织，肌腱滑膜没有明显炎症，只有鞘管增厚。基于这种发现，有人提出狭窄性腱鞘炎可能与其解剖和退行性改变相关，其次才是职业因素所致。

（阚世廉）

二、扳机指

扳机指，又称为狭窄性腱鞘炎，是导致手部疼痛和活动受限的最常见的原因之一，最早由Notta于1950年报告。患者常表现为手指在活动时出现手掌部不适，屈伸手指时出现卡压或弹响。在掌指关节能触及痛性结节，有时手指在屈曲位时绞锁，需要外力被动伸直手指；而在伸直位时，手指

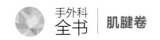

很少出现绞锁。时间一长，有些患者的近指间关节会继发屈曲挛缩。过去人们曾认为扳机指是炎性反应的结果，但后续的病理研究分析发现，肌腱滑膜并没有明显的炎性，只有鞘管增厚，提示这种疾病的发生可能与内在的解剖因素和退行性改变有关。

（一）病因

扳机指的病因尚不明确，常被认为是多种因素共同作用的结果。Palmer 等通过对相关文献的回顾性分析认为，扳机指发病和患者的职业是相关的。Werner 等则认为患者自身因素是更重要的原因，如年龄大于40岁，体重指数大于30，最初有颈肩部不适等。Wessel 和 Gancarczyk 指出，超过60%的扳机指患者会伴有腕管综合征，这些患者的临床症状和电生理检查显示其正中神经在腕部受到卡压。肌腱的退行性改变对发病有一定的作用，这表现为患病侧的手部通常为优势侧手居多。

（二）病理

扳机指现象是由于手指屈肌腱在掌骨头水平受到机械性的碰撞而引起的。Hueston 和 Wilson 认为，屈肌腱和腱鞘在掌骨头水平的慢性重复性摩擦，导致肌腱内出现反应性结节。他们将这种摩擦现象比喻为缝线穿过针眼的过程。病理学研究证实，腱鞘并没有明显的炎症表现，病变主要位于 A_1 滑车，表现为 A_1 滑车明显增生肥大，滑车内通常会出现软骨细胞化生。Bunnell 将其称为"颜色发白的、领结样的瘢痕增厚"。镜下表现为变性、纤维分裂、囊肿形成、淋巴细胞和浆细胞浸润等。腱鞘增厚导致鞘管狭窄，从而限制了屈肌腱的滑动，最终使屈肌腱受到嵌顿。肌腱在滑车部位受到持续性的应力刺激，从而导致肌腱内部出现微小断裂。由于屈肌腱内部缺乏足够的血液供应，在不均匀的张力刺激下，肌腱愈合和重塑反应发生变化，从而形成了微小的结节。

（三）流行病学

扳机指多发于中年女性，是男性患者的2～6倍，以55～60岁发病居多。据国外报告，一般人群发病率为2%～3%，在糖尿病患者中的发病率可上升到20%。最常累及的是拇指，其次是环指、中指，小指和示指较少发病。

（四）分类

为方便临床病例的收集和回顾性分析，有部分医生采用了一种较为简便的分类方法。该分类方法由 Quinnell 提出，后来 Green 对其进行了修改。

Ⅰ度（前期）：疼痛，有嵌顿史，查体时无嵌顿，A_1 滑车处有压痛。

Ⅱ度（主动期）：查体时有嵌顿存在，但患者能主动伸直手指。

Ⅲ度（被动期）：查体时有嵌顿，需要被动伸直手指（Ⅲ A），或者不能主动屈曲手指（Ⅲ B）。

Ⅳ度（挛缩期）：嵌顿存在，近指间关节屈曲挛缩。

（五）治疗

1. 非手术治疗　保守治疗的目标是获得顺畅、无痛和充分的手指活动。常见的非手术治疗包括非甾体抗炎药（NSAID）、支具固定和局部封闭治疗。

（1）非甾体抗炎药：目前没有足够的证据支持单独应用非甾体抗炎药治疗扳机指能取得满意的疗效。

（2）支具固定：常用的支具是在掌指关节掌侧固定6周，维持掌指关节屈曲15°，指间关节可以自由活动，40%～87%的病例症状得到缓解。Rodgers 报告仅用支具固定远指间关节，有效率可达55%。

（3）局部封闭治疗：在腱鞘周围注射长效的类固醇皮质激素，有效率可达60%～92%。最常用的药物是倍他米松。因为这种药物为水溶性，不会在腱鞘内残留。其他药物如泼尼松龙、甲泼尼龙也有较好的疗效。各种注射技术都是有效的，掌侧和侧方注射的糖皮质激素和局部麻醉药都能渗透到腱鞘内。在0.9ml纯利多卡因（没有肾上腺素）里加入0.1ml碳酸氢钠（1∶10混合物），再加入1ml倍他米松，将短的25号或27号注射器局部消毒后，用手触及掌骨头，使针头穿过皮肤，直达掌骨头前方的屈肌腱，注入1～2ml混合的药物（图6-4-1）。

封闭治疗的并发症并不多见，主要有脂肪坏死、皮肤脱色和肌腱断裂。糖尿病患者封闭治疗后会有短暂持续性的血糖升高。

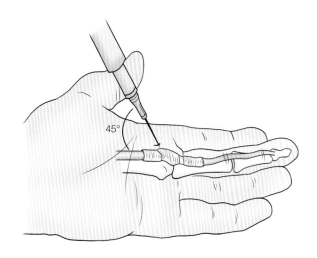

图6-4-1　局部封闭治疗示意图

2．手术治疗

（1）经皮扳机指松解术：1958年，Lorthioir首先报告了扳机指的经皮松解法。经皮扳机指松解术可以在门诊进行。患肢消毒铺单，过伸掌指关节，使神经血管束向背侧移位。在掌骨头掌侧触及A_1滑车（图6-4-2），局部注射1%的利多卡因1～2ml浸润麻醉，经皮插入19号针头，经过A_1滑车直达屈肌腱。让患者活动手指，证实针头位于腱鞘内。缓慢退针，将针头斜面与肌腱长轴一致，用针头撬拨并切断A_1滑车。若阻挡感消失，说明已彻底切开。拔出针头，让患者主动伸屈手指，检测肌腱是否充分松解。如松解不彻底，需要再次进行松解。术后包扎伤口，鼓励患者早期活动患手，术后48～72小时采用冷敷和抗炎药，有助于止痛和预防感染。

手术要点：①适用于封闭治疗无效的Ⅱ度扳机指患者。②拇指和示指扳机指不要采用经皮松解，因为神经损伤的概率高。③充分背伸掌指关节，使神经血管束尽可能向两侧滑移。④插入针头后必须让手指主动活动，以确保针头位于腱鞘内。⑤可能需要重复插入针头进行松解。⑥确保充分松解。

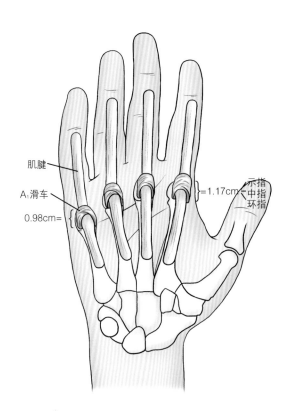

肌腱

A₁滑车

$0.98cm=$

$=1.17cm$ 示指
中指
环指

图6-4-2 A₁滑车的长度和体表标记示意图

（2）扳机指切开松解术：在近切口处的手掌部用1%的利多卡因3～5ml局部浸润麻醉。使用上臂部充气止血带，在远侧掌横纹做长约1.5cm的横行切口，用于拇、示、小指的松解。中、环指的扳机指松解，可在掌指关节与远侧掌横纹间选择做斜切口或纵行切口，注意避开指神经（图6-4-3）。拇指的指神经偏掌侧，比预想的更接近腱鞘，拇指桡侧指神经特别容易受损伤。用蚊式钳显露并分离第一个环形滑车近侧缘，将小刀片或略张开的钝头剪刀的一侧刀刃置于鞘管近侧缘下方，逐渐向远侧推进，直视下切开A₁环形滑车。避免切开A₂滑车，以免导致弓弦样畸形。由近及远切开腱鞘大约1cm，检查手指弹响情况。让患者主动伸屈手指，确定扳机嵌顿现象已消失。彻底止血，闭合切口。用少量敷料包扎患肢，鼓励患者早期活动。术后2～3周恢复正常的活动。

手术要点：①A₁滑车位于掌指关节横纹的近侧。②在A₁滑车上，拇、示、小指用横行切口，中、环指用斜切口或纵行切口。③切口不要纵向跨越远侧掌横纹。④用刀片切开皮肤，采用钝性分离法显露鞘管，保护双侧神经血管束。⑤锐性切开A₁滑车，显露屈肌腱。⑥不要切开拇指的斜行滑车和其他手指的A₂滑车。⑦术中患者主动活动手指，观察扳机指现象是否消失。⑧术后早期，手指做屈伸活动。

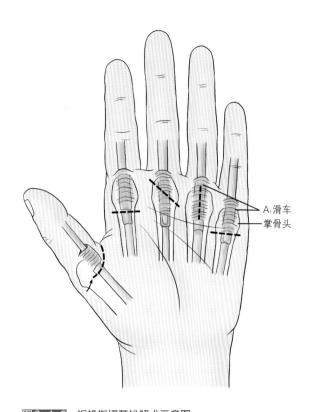

图6-4-3 扳机指切开松解术示意图

拇、示、小指用横行切口，中、环指用斜切口或纵行切口

（王立）

三、桡骨茎突狭窄性腱鞘炎

桡骨茎突狭窄性腱鞘炎，又称德凯尔万综合征（de Quervain syndrome），是常见的手腕部疾病，目前确切的发病机制尚未确定。目前普遍认为，桡骨茎突狭窄性腱鞘炎的病因是由于包含拇短伸肌和拇长展肌肌腱的滑膜鞘增厚，导致肌肉收缩时患者的腕部桡侧疼痛和肿胀，夹持物体的难度增加。研究表明，桡骨茎突狭窄性腱鞘炎主要发生的病理变化为腱鞘增厚、纤维化及结节形成，没有明显的无菌性炎症表现，但有退行性改变的迹象，如黏液样变性、纤维软骨化、黏多糖沉积和新生血管形成。在围绝经期女性和孕妇中，桡骨茎突狭窄性腱鞘炎往往与过度劳动和重复动作有关，但目前仍没有明确的证据支持这一概念。腕部桡侧疼痛不是桡骨茎突狭窄性腱鞘炎的特殊症状，需和交叉综合征、第1腕掌关节骨关节炎、瓦滕贝格征（Wartenberg sign）等鉴别。详细的病史采集和体格检查，包括握拳尺偏试验（又称芬克尔斯试验，Finkelstein test），可以帮助鉴别（图6-4-4）。

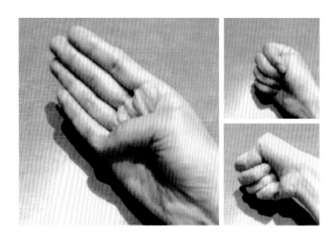

图6-4-4 握拳尺偏试验

（一）保守治疗

保守治疗可用于大多数桡骨茎突狭窄性腱鞘炎患者，包括非甾体抗炎药（NSAID）、夹板外固定和糖皮质激素局部封闭治疗。

1. 非甾体抗炎药 目前仍没有明确证据支持单独使用非甾体抗炎药治疗桡骨茎突狭窄性腱鞘炎能取得满意效果。

2. 夹板外固定 使用拇指人字形绷带夹板固定拇指和腕关节，防止拇指掌指关节屈曲和腕部尺偏，可缓解急性期疼痛。注射糖皮质激素后，夹板外固定可减轻炎症，缓解疼痛。然而，有研究显示夹板外固定对长期缓解没有明显的帮助；也有研究显示注射糖皮质激素后，夹板固定不是必要的。相反，鼓励患者活动对80%的病例能起到延长疼痛缓解时间的效果，仅建议在疼痛加重的患者中使用夹板固定。使用夹板固定时，建议使用包绕前臂的拇指夹板（图6-4-5），将腕关节固定在中立位，腕掌关节屈曲30°、拇指外展30°，拇指指间关节可自由活动。

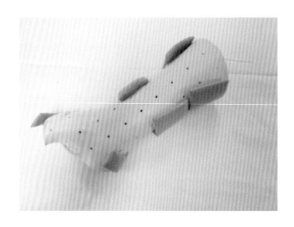

图6-4-5 热敷夹板

3. 糖皮质激素局部封闭治疗 这是最常用的保守治疗方法。使用各种糖皮质激素制剂局部封闭的成功率为62%～93%。正确的注射技术包括糖皮质激素渗入腱鞘和拇短伸肌腱亚鞘（图6-4-6）。第二次注射可在第一次注射后4～6周进行，但是不建议一次注射后进行重复注射。与注射糖皮质激素相关的风险包括皮下脂肪组织坏死导致的皮肤变薄，注射部位周围皮肤脱色，以及反复注射引起的肌腱断裂。

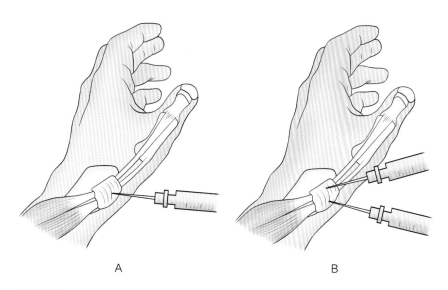

图6-4-6 糖皮质激素局部封闭治疗注射方法示意图

A. 将药液注入第1指伸肌间隙腱鞘正上方的一个点 B. 将药液量减半，分别注射到拇短伸肌腱和拇长展肌腱的腱鞘内

（二）手术松解

手术松解适合保守治疗失败的患者，可使用局部麻醉或臂丛神经阻滞麻醉，在桡骨茎突的第1指伸肌间隙做斜切口或S形切口，钝性分离，保护桡神经感觉分支。在第1指伸肌间隙的远端暴露并识别拇短伸肌腱。抬起拇短伸肌腱后，于背侧纵向切开覆盖拇短伸肌腱小室的伸肌支持带（图6-4-7）。如果拇短伸肌腱和拇长展肌腱之间有隔膜，则纵向切开隔膜。通过向远端拉动和抬起肌腱对任何粘连进行双重检查（图6-4-8）。彻底止血后，关闭切口并加压敷料包扎。

手术要点：①确保切开任何存在的亚鞘以完全松解。②于腱鞘尺侧切开，以提供桡侧足够的剩余腱鞘作为挡壁，防止掌侧半脱位。③避免在桡侧切开或完全切除腱鞘而导致肌腱掌侧半脱位引起疼痛。

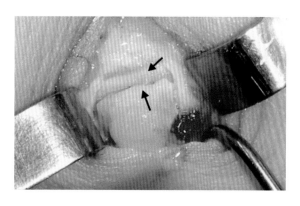

图6-4-7 尺背侧纵向切开伸肌支持带

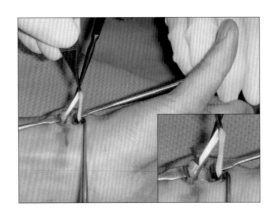

图6-4-8 通过向远端拉动和抬起肌腱进行双重检查

（熊洪涛）

四、交叉综合征

交叉综合征又称桡侧伸肌腱周围炎、摩擦音滑膜炎等。

（一）病因

大多是由于腕及手指长时间重复活动所致。划船和举重运动员常发生这种情况，长时间从事写字、打字或敲击键盘等工作，也容易引起交叉综合征。由于反复多次的活动摩擦，肌腱周围出现炎性反应，病变的部位在腱系膜周围的结缔组织中。病理变化包括水肿、充血、白细胞和浆细胞浸润。

（二）临床表现

在拇长展肌和拇短伸肌肌腹周围疼痛、肿胀是交叉综合征的特点。病痛位置大约在腕关节近侧4cm左右，当手指和腕关节活动时，出现握雪感、捻发感，局部有明显压痛。

（三）治疗

一般均考虑保守治疗。采用支具固定腕关节在背伸15°～20°位2～3周，同时可口服非甾体抗炎药治疗，症状会明显缓解；并嘱患者近期避免剧烈活动，避免腕和手指做重复性动作，多数患者可治愈。对遗留部分症状者，可采用局部外敷药物或物理治疗，逐步缓解症状。治疗过程中的关键是早期制动和随后的减少活动。

国外有学者认为，该病的基本病理改变符合第2筋膜室的肌腱嵌顿，而非以前人们认为的交叉综合征是拇长展肌和拇短伸肌肌腹与桡侧腕伸肌腱摩擦的结果，故对疼痛顽固不愈者采取手术治疗，松解腕背第2筋膜室。采用纵行切口切开深筋膜，探查腕伸肌腱。术后用掌侧托固定腕关节于中立位10天，然后鼓励患者活动腕关节。从理论上讲，术后可能出现腕伸肌腱弓弦样绷起。但是在他们报告的13例患者中，术后并没有发生这种情况。国内鲜有这方面的报告。

五、拇长伸肌腱和腕背第4、5伸肌间隔嵌压

拇长伸肌腱和腕背第4、5伸肌间隔嵌压很少见，文献中的相关报告较少。拇长伸肌腱有独立

的滑膜鞘，在腕背走行于第3肌间隔，并在Lister结节处成角度经过，向桡侧走行至拇指，止于拇指末节基底。腕背第4伸肌间隔内有指总伸肌腱和示指固有伸肌腱走行，腕背第5伸肌间隔内为小指固有伸肌腱。肌腱经过腕背间隔后，在手背部呈放射状，经各指的掌骨头至中节指骨基底。

拇长伸肌腱和腕背第4、5伸肌间隔嵌压多由某种原因引起，常见的为类风湿性滑膜病变，局部肿胀、疼痛，手指活动不便。患者有类风湿性关节炎的病史，体征及相关的实验室检查和影像学检查为阳性结果，B超检查有助于了解滑膜病变程度和肌腱受累的情况。此类病变一般主张适时行外科手术，清除滑膜，解决肌腱嵌压，并达到保护肌腱的目的。详见本章第二节"类风湿性关节炎中的肌腱病"。

此类病变还可见于创伤以后，如桡骨远端骨折、背侧骨折位置不光滑或钢板螺丝钉干扰等。因此在治疗骨折时，应特别注意保护桡骨背侧骨皮质光滑，减少钢板螺丝钉及植骨材料的干扰。一旦发生肌腱嵌压，应立即去除病因。创伤后反应性肿胀、指伸肌腱的活动增加，也会产生肌腱嵌压症状。临床表现为在受累的间隔室上方疼痛和压痛，腕关节保持屈曲，抗阻力伸直掌指关节会引起疼痛。B超检查会发现鞘管增厚、狭窄，有少量液体。经制动、休息后，症状多可缓解。

桡骨远端骨折后发生拇长伸肌腱断裂，常见于没有移位的骨折。这可能与骨折后相对密闭的纤维骨管内压力持续增加而引起局部缺血有关。有研究表明，在Lister结节附近区域，肌腱的营养完全来自滑液，因此局部创伤后容易引起肌腱缺血、断裂。对于拇长伸肌腱嵌顿，建议手术治疗，以预防肌腱断裂。以Lister结节为中心做长2cm的切口，注意保护桡神经浅支，确认腕背第3肌间隔，切开肌间隔，将拇长伸肌腱从间隔室牵出，置于桡侧皮下，缝合间隔室壁，防止肌腱滑回原位。术后鼓励患者早期活动腕部和手指。

六、尺侧腕伸肌腱鞘炎

（一）病因

尺侧腕伸肌在腕部走行于第6肌间隔，间隔室的底部较厚，参与构成三角纤维软骨复合体，协助稳定桡尺远侧关节。尺侧腕伸肌腱鞘炎相对较多见，多由于腕部用力，长期单一操作，扭转活动腕关节所致，如从事揉面、洗衣、纺织等职业者易患此病。尺侧腕伸肌腱鞘炎是尺侧腕疼痛的原因之一，需要加以鉴别。

（二）临床表现

患者就诊时，常诉说有腕部扭伤史，腕部尺侧肿胀，主诉疼痛部位在关节内。检查发现，患者活动腕关节时疼痛加重，第6肌间隔处有压痛，可触及捻发感，抗阻力伸腕尺偏引起疼痛是尺侧腕伸肌腱鞘炎激惹性试验。对症状复杂的病例应行MRI检查，排除是否存在三角纤维软骨复合体（triangular fibrocartilage complex, TFCC）撕裂、月三角韧带损伤、桡尺远侧关节损伤及骨关节病变等，尺侧腕伸肌腱鞘炎在MRI上显示肌腱周围滑膜明显增厚，并有明显水肿。

（三）治疗

多采用伸直腕关节支具制动2～3周，配合非甾体抗炎药，能够缓解症状；也可采取局部封闭治疗。对少数顽固病例，可采取手术松解尺侧腕伸肌。

七、桡侧腕屈肌腱鞘炎

（一）病因

桡侧腕屈肌在腕部跨越大多角骨嵴形成锐角，穿过致密的纤维管，止于第2掌骨基底。即从大多角骨嵴至止点，肌腱有真正的滑膜鞘，容易发生狭窄性腱鞘炎。由于该部位深在，易与腱鞘囊肿、掌骨基底关节的骨关节炎、舟骨骨折不愈合等相混淆，应注意加以鉴别。

（二）临床表现

桡侧腕屈肌腱鞘炎以40～50岁女性常见，发病与腕关节反复屈伸活动关系不明显，而与邻近部位腕骨退行性改变有一定的关系。多数病例发病隐匿，表现为腕掌横纹舟骨结节处疼痛明显，抗阻力屈曲桡偏腕关节疼痛加重可考虑桡侧腕屈肌腱鞘炎的存在。注射利多卡因至鞘管内疼痛消失可证实诊断。B超检查有助于诊断，MRI检查可发现是否有骨性结构对肌腱的嵌压。

（三）治疗

1. 保守治疗　采用支具制动腕关节于中立位2～3周，口服非甾体抗炎药一般能够缓解症状，局部封闭对有些患者效果明显。对存在骨性改变的继发性病例，不宜长期采用保守治疗，以免出现肌腱断裂。

2. 手术治疗　以舟骨结节为中心，做L形切口，长3～4cm，注意保护正中神经掌皮支及桡神经浅支的鱼际分支。彻底切开鞘管，拉起桡侧腕屈肌腱，清除变性的纤维，清理大多角骨不光滑的骨面，切开的鞘管不需缝合，只需缝合伤口。术后7～10天开始功能练习。

（阚世廉）

自发性肌腱断裂

　　肌腱本身组织结构紧密坚韧，有较强的抗张能力，在生理状况下不易发生自发性断裂。但当各种降低肌腱强度的因素结合作用时间长，以至肌腱出现不能耐受的张力需求时，即可出现外观可见的功能障碍。

一、致病因素

常见的影响肌腱自身强度的因素可概括为如下几类：

（一）物理因素

1. **移位骨折片的锐性切割作用**　复位不良的骨折片突出于肌腱滑行的轨道上，每次肌腱滑移均可造成一定程度的肌腱刮擦磨损。

2. **骨折愈合过程的骨赘增生或退行性改变骨赘形成对肌腱的长期慢性磨损**　发生于Lister结节处的拇长伸肌腱损伤和腕舟骨处的拇长屈肌腱自发断裂（Mannerfelt损伤）均属于后者，也有报告桡尺远侧关节退变或慢性损伤所致的肌腱磨损断裂。

3. **医源性植入体影响**　如掌背侧桡骨远端钢板，均可不同程度地影响肌腱滑移，尤以背侧钢板影响更为明显。如果严格划分此类损伤，也可归于治疗并发症的范畴。

（二）生物学因素

1. **类风湿性关节炎**　其特征性的滑膜病变常常侵及腱鞘及肌腱，最常累积的部位是腕关节背侧、腕关节掌侧及手指掌侧，这也是该病导致肌腱自发性断裂的最主要部位（图6-5-1）。炎症侵及的腱鞘滑膜变得肥厚，大量淋巴细胞浸润及血管翳形成。当病变向肌腱蔓延时，上述病理同样出现于肌腱组织内，使肌腱组织出现间质结构玻璃样变性及肌腱本身纤维素样坏死，大大降低了肌腱的组织强度，以致轻度受力时断裂。

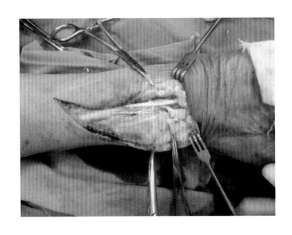

图6-5-1　类风湿性关节炎导致的肌腱断裂

2. **结晶性肌腱病**　异常结晶的物质聚集于肌腱内伴随相继发生的炎性反应，可大大降低肌腱自身的强度。关于痛风继发肌腱断裂的报告已经广泛见诸并普遍认同是淀粉样变导致的肌腱断裂。Rintala团队的观点认为，本病和肾功能衰竭后长期腹膜透析或血液透析导致的β2微球蛋白沉积引起的炎症反应有关。Rysavy等认为，除上述原因外，慢性酸中毒引起肌腱内弹性蛋白沉积，导致肌腱退化，继发性甲状腺功能亢进引起骨腱结合处骨破坏及骨吸收增加，进而导致机械强度降低，共同构成肾衰竭患者肌腱断裂的三大病原学理论。

3. **急性感染和慢性感染**　两者均可波及腱鞘及肌腱。急性感染以金黄色葡萄球菌和溶血性链球菌感染最为多见，特殊途径的细菌来源也涉及一些罕见菌种，如人畜咬伤或免疫抑制患者的感染。除炎性细胞浸润和脓液侵蚀外，Schnall认为急性感染引起肌腱断裂的主要原因是腱鞘管腔内压力增高导致的血运障碍。慢性感染引起肌腱自发性断裂的菌种以分枝杆菌为多，包括结核性分枝杆菌和非结核性分枝杆菌，如海分枝杆菌、堪萨斯分枝杆菌、鸟-胞内分枝杆菌复合群。

4. **药物因素**　短期多次封闭治疗被认为是肌腱断裂的相关因素。发生无菌性炎症时，规范性运用皮质类固醇药物能快速抑制病灶炎性介质产生，促进炎性介质的吸收，起到消炎和镇痛的目的；而较大剂量或短期频繁用药，则会抑制细胞增殖，减少胶原蛋白合成，使肌腱结构混乱，胶原束分裂，肌腱强度降低，进而出现肌腱自发断裂的隐患。

二、临床表现和诊断

自发性肌腱断裂的诊断通常并不困难，明确发生断裂的原因有时则需要花费一些精力。除了明显的局部畸形和功能障碍，医生还需要主动询问进一步的病史资料，包括外伤史、治疗经过，尤其是一些隐匿的内科症状，可能不会被患者察觉，通过这些必要的辅助检查往往可以起到拨云见日的效果。对肌腱断端位置的确定有时也比较棘手，超声探查和三维CT对确诊和定位有很好的作用。

（一）指屈肌腱自发性断裂

屈肌腱断裂的发生率低于伸肌腱断裂，但治疗较困难。屈肌腱断裂的发生部位常位于手部滑囊内，以环、小指多见，拇长屈肌腱次之。在类风湿性关节炎患者中，最常见的是拇长屈肌腱断裂，发病以中老年人居多。指屈肌腱自发性断裂的临床表现为手指主动屈曲功能渐进性丧失，或者突发主动屈指不能。除了基础疾病，肌腱断裂本身常不伴有明显疼痛。如果是由于舟骨骨赘穿透腕关节掌侧关节囊导致拇长屈肌腱发生磨损而断裂，称为Mannerfelt损伤。合并屈肌腱滑膜炎的患者最常见的临床表现是腕管综合征，也可能出现肌力弱、手指不灵活、局部疼痛或放射性疼痛以及不适感。类风湿性屈肌腱滑膜炎的特征则是肌腱滑动受限，进行性手指主动屈曲受限及手指屈曲的主、被动活动不一致。此外，手掌滑膜炎及骨纤维通道中发生的滑膜炎还表现为扳机指、手指绞锁、手指正常活动顺序丧失，以及主动屈曲功能丧失。如果指深屈肌腱与指浅屈肌腱同时断裂，则会导致更为严重的功能丧失，患者仅能屈曲掌指关节，不能主动屈曲近侧及远侧的指间关节，手指被动屈曲则不受影响。

指屈肌腱自发性断裂后行体格检查有时可触及较粗的肌腱断端，这对于指屈肌腱断裂后确定肌腱断裂位置非常有益。另外，可通过触诊肌腱走行路线的饱满程度来判断肌腱断裂的位置，超声检查有助于诊断，但最终确诊仍需要凭借手术探查。

（二）指伸肌腱自发性断裂

指伸肌腱自发性断裂好发于指伸肌腱Ⅰ区。临床表现为手指远指间关节逐渐发生的或者突然发生的主动伸直不能。远指间关节背侧组织可伴有轻微增厚的锤状指表现。在通常情况下，肌腱断裂不伴有疼痛。

单根肌腱断裂可以发生于任何手指，尤以小指发病最为多见。小指掌指关节无法充分伸直，但是伸指动作受影响的程度还取决于小指固有伸肌腱及小指伸肌腱是否均发生断裂。如果仅有小指固有伸肌腱断裂，掌指关节伸直程度将减小30°～40°。此时，将示、中、环指的掌指关节保持屈曲位，如果小指掌指关节伸直角度继续减小，说明小指伸肌腱也发生了断裂。如果单根肌腱发生断裂后潜在的病因未被去除，其他肌腱将会被累及而继发断裂。一般情况下，小指伸肌腱断裂后，会序贯性地发生环、中指伸肌腱断裂，甚至示指伸肌腱断裂。这是由于残留的连续肌腱向尺侧滑移后接触到尺骨远端的粗糙面而导致磨损，这也是伸肌腱断裂顺序通常由尺侧发展至桡侧的原因。

多发性伸肌腱断裂，尤其是病情进展快的多发性伸肌腱断裂，其病因通常是肌腱在腕关节尺侧骨赘处受到磨损所致。所以单根肌腱断裂的患者最好能早期进行手术治疗，以降低其他肌腱断裂的风险，防止治疗变复杂。临床上单根肌腱断裂的治疗相对简单，术后患者满意度较高。

多发性伸肌腱断裂的鉴别诊断主要有以下三种情况：

1. **掌指关节脱位**　临床表现主要为手指屈曲及尺偏畸形，掌指关节被动伸直功能丧失，背侧伸肌腱可触及或者可见。多发性伸肌腱断裂和掌指关节脱位主要以临床表现作为鉴别要点。

2. **伸肌腱滑脱**　多见于指伸肌腱Ⅴ区矢状束损伤，多由于掌指关节受外力被动屈曲或关节部位直接受猛力撞击所致。此类损伤的特点是：①桡侧多于尺侧，多数病例患指有尺偏畸形。②中指伸肌腱帽损伤的发生率高于其他手指。矢状束不能维持伸肌腱于背侧中央位置，随着屈伸活动，伸肌腱滑脱后移位到掌指关节活动轴的掌侧，导致伸指功能丧失，产生类似伸肌腱断裂的手指位置。

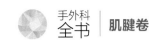

该病与多发性伸肌腱断裂的鉴别要点为患者是否有掌指关节外伤史，是否可以在掌指关节被动伸直后伸直手指。

3. 骨间后神经损伤　这种情况在临床上较难与伸肌腱断裂鉴别，两者的症状也很接近：①骨间后神经损伤的患者尺侧腕伸肌瘫痪，因此临床表现为伸指功能丧失，合并腕关节桡偏。②骨间后神经受压，导致中、环指伸指力量比示、小指更弱，故中、环指伸指有迟滞表现；而肌腱断裂的患者，环、小指是最先被累及的。③屈腕关节时，掌指关节是否伸直是鉴别两者最好的测试方法。腕关节屈曲时，由于伸肌腱的悬吊作用而表现为手指伸直，这是肌腱连续性完整的表现；如果手指并未伸直，说明肌腱断裂。④多发性伸肌腱断裂的患者常常合并腕背滑膜炎或尺骨远端后突的表现，而骨间后神经受压的患者则表现为阴性。较为客观的依据可借助肌电图检查。

三、手术方法

治疗原则为去除诱因，同时对肌腱进行修复。去除诱因，一方面强调基础疾病的治疗，另一方面则是将炎性滑膜病灶清除，修整异常骨赘，矫正骨折畸形等。修复肌腱主要是进行肌腱移植或肌腱移位等。

（一）针对原发病因的治疗

物理性磨损所致肌腱断裂一般需要外科治疗，可以和功能重建手术同时进行。

特殊情况时，如植入的内固定磨损所致，在尚未达到内固定取出条件时，也可先进行功能重建，后期再取出内固定，但要防止发生肌腱二次断裂。内科疾病所致肌腱断裂，应在手术治疗前达到有效的控制，在手术的同时要清除病灶内病变的滑膜。对于急、慢性感染，则先要控制细菌，防止功能重建后感染复发。

（二）功能重建

由于磨损与炎症反应的长期作用，自发性断裂的肌腱断端常常有粗糙不齐的表现，不适宜做直接缝合。修复方式的拟定需要根据肌腱断裂的部位、对功能产生的影响、患者年龄及职业要求等综合评估考量。肌腱移位功能重建方案的制定还需要符合三项基本原则：足够的动力、充足的滑程和直线牵拉方向。另外需要强调的是，对于类风湿性关节炎，术者应该全面了解病变规律及病情发展阶段，不应单纯地局限于肌腱问题，应该全面分析手部功能的全部障碍和畸形，使手术获益最大化。

1. 拇指功能重建

（1）屈拇功能重建：类风湿性关节炎患者最常发生的屈肌腱断裂是拇长屈肌腱断裂，手术采用大鱼际皮纹弧形切口，Z形向近端延伸切口，暴露手掌及腕关节，去除腕管底部舟骨尺侧骨赘，用邻近软组织覆盖暴露的骨面（图6-5-2），之后行肌腱移植或肌腱移位术等重建屈拇功能。在确保缝合强度的前提下，原则上首选肌腱端端缝合，然而术中大多难以达到。在切取病变肌腱后，可用掌长肌腱、桡侧腕短肌腱的一束或拇长展肌腱的一束来移植桥接远、近断端，避免肌腱缝合口位于腕管内或拇指屈伸运动时进入腕管，这就需要调节好肌腱缝接的部位，同时对远、近端长度和移植肌腱的长度有一定的要求。必要时选择指浅屈肌腱移位重建屈拇功能。在手指的选择上，优选中指浅屈肌腱，因其长度合适，且对环、小指抓握功能不会造成影响。腕管松解减压及屈肌腱滑膜切除术通常同时进行，以降低术后断裂复发的风险。术后将拇指与腕关节于轻度屈曲位制动3周后再开始主动功能锻炼。如果术中腕管被切开，为了避免屈肌腱呈弓弦样绷起，需将腕关节固定于中立位。

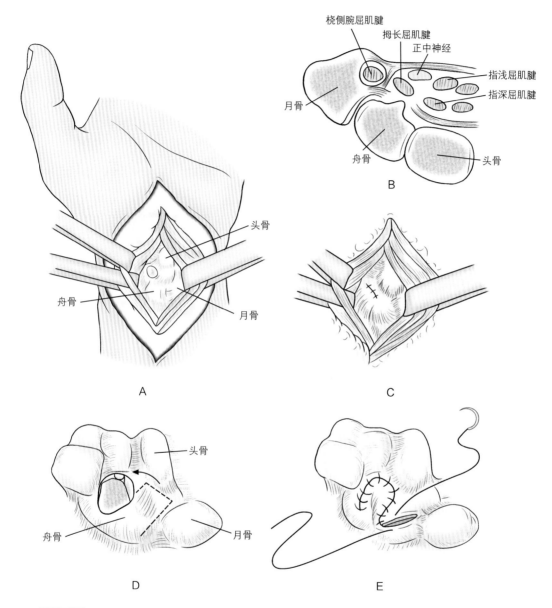

图6-5-2 Mannerfelt介绍的切除舟骨骨赘、关闭关节囊破损的手术方案示意图

A. 舟骨骨赘侵蚀腕关节掌侧关节囊　B. 拇长屈肌腱、桡侧腕屈肌腱、指深屈肌腱、指浅屈肌腱磨损断裂　C. 方法一：掌侧腱周滑膜切除术时切除骨赘，直接关闭关节囊　D、E. 方法二：关节囊局部转移，然后关闭关节囊

（2）伸拇功能重建：拇长伸肌腱自发性断裂的治疗对策依肌腱缺损的程度而有所不同。当肌腱缺损不多时，可将肌腱从Lister结节处的鞘管内游离出来，在伸肌支持带的浅层进行直接缝合。当肌腱缺损过多时，需通过肌腱移植或肌腱移位来重建功能，后者优选示指固有伸肌腱和桡侧腕长伸肌腱。示指固有伸肌腱作为首选，主要是因其可从掌指关节水平切取且不影响示指功能。

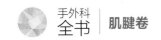

虽然移植拇指肌腱需要通过类风湿性关节炎的炎性滑膜区，但术后效果一般较好，主要应归功于以下两点：①术中对炎性滑膜采取了清理手术。②拇长屈肌腱有较好的对抗力量及拇长伸肌腱有较长的滑动距离，均可在一定程度上克服肌腱粘连，最终使患者获得较高的满意度。

2. 其余四指功能重建

（1）指屈肌腱功能重建：单纯的指深屈肌腱断裂大多不需要进行手术治疗。这是由于指浅屈肌腱的功能在近指间关节活动正常，而远指间关节由于指深屈肌腱远断端的粘连固定，伤指功能障碍往往并不严重。在个别情况下，远指间关节不能良好固定时会影响手指的捏持功能，可以考虑稳定远指间关节的手术。如腕掌部断裂，可以将远断端缝合固定于邻近完好的屈肌腱上，有时甚至行远指间关节融合。不建议将伤指功能健全的指浅屈肌腱转位重建指深屈肌腱功能，否则伤指的屈指功能会进一步减退。

单纯指浅屈肌腱断裂并不影响功能，可以在手掌或腕关节水平将其缝合于邻近肌腱，同时行炎性滑膜切除手术，以保护指深屈肌腱功能。

如果指浅屈肌腱、指深屈肌腱均完全断裂，手指功能将出现严重障碍。鉴于较差的肌腱床条件，同时修复两条肌腱被认为是不明智的，优选方案是先修复指深屈肌腱。可以将其远断端缝合固定于腕、掌部邻近的完好的指屈肌腱上，必要时可将断裂的指浅屈肌腱作为移植桥接肌腱的来源。最坏的情况是上述两种肌腱都在鞘管区发生断裂，而邻近手指由于类风湿性关节炎而功能障碍，缝合后伤指深屈肌腱不能获得足够的滑程，势必发生严重的肌腱粘连。因此对于年龄较大、指间关节病变严重的患者，建议进行远指间关节、近指间关节的融合性手术，近断端有功能的肌腱可以固定于近节指骨基底，以加强掌指关节的屈曲力量。对于年龄较轻、手部关节病变较轻的患者，则可以施行分期手术，以最大限度地保留指间关节的屈曲功能。

（2）指伸肌腱功能重建：

1）单根肌腱发生断裂时，在条件允许直接修复的情况下，可以采用端端吻合的方式来修复。术中使掌指关节保持伸直位以方便端端吻合，吻合后使修复肌腱短于邻指肌腱，即达到手术期待的效果。术后腕关节伸直位固定，目的是允许掌指关节轻度屈曲。当单根肌腱发生断裂但条件不允许直接修复时（譬如存在肌腱缺损），将肌腱远残端与相邻两侧的任何一侧肌腱进行缝合，同时矫正潜在的病因，譬如将腕背滑膜切除、尺骨远端骨赘切除或者将尺骨头切除。另外，如果腕背侧肌腱下有骨质外露，在肌腱修复手术之前还应将伸肌支持带转位至伸肌腱之下，为肌腱滑动提供平顺的基底条件。这些举措都为减少术后肌腱再断裂的发生提供了保证。

2）两根肌腱同时断裂。临床上最多见的是环、小指伸肌腱同时断裂，可以将两个肌腱残端与中指编织缝合在一起。如果小指肌腱远残端太短，缝合后将使小指呈过度外展的状态。为避免发生这种情况，可以采用将示指固有伸肌腱移位至小指，将环指远残端编织于中指的方法来修复。相比移位其他肌腱，这样更符合利弊取舍的原则。

3）如果有三根及以上的指伸肌腱断裂，可供选择的残留动力肌腱太少而难以按照前述方案继续进行。由于移位的肌腱需要良好的动力，移位后不影响供区正常功能的发挥，长度还需要达到断裂肌腱的远断端位置。类似的功能重建方案与桡神经损伤晚期重建伸指功能的方案非常相似，而难度要低得多，这给我们提供了丰富的选择空间。在经典的Boyes手术中，中、环指浅屈肌腱（滑程

70mm）移位不仅可以代替指总伸肌腱，更能兼顾拇长伸肌腱、拇长展肌腱和拇短伸肌腱的断裂重建；对于腕关节严重病变融合后的患者，则不用考虑移位后腕关节畸形，有尺侧腕屈肌腱移位重建指总伸肌腱方案和桡侧腕屈肌腱移位重建指总伸肌腱方案可选。虽然腕关节动力肌的滑程不够长（通常认为桡侧腕屈肌腱和尺侧腕屈肌腱的滑程只有33mm，而正常指伸肌腱需要达到50mm滑程），但对于严重类风湿性关节炎患者来说，临床经验证明33mm已经足够，只是尺侧腕屈肌腱的长度距伸肌腱断端尚有不足，需要借助肌腱移植来弥补。Boyes提出，将移位的指浅屈肌腱从骨间膜穿出以得到最佳的走行路线，并协助患者在术后进行功能锻炼，完成肌腱功能的角色转换。

（梁炳生　李刚）

参考文献

［1］ WOLFE S W，HOTCHKISS R N，PEDERSON W C，et al. Green's operative hand surgery［M］. 6th ed. Philadelphia：Elsevier，2010.

［2］ 沃尔夫，霍奇基斯，佩德森，等. 格林手外科手术学［M］. 田光磊，蒋协远，陈山林，主译. 6版. 北京：人民军医出版社，2012.

［3］ 顾玉东，王澍寰，侍德. 顾玉东、王澍寰手外科学［M］. 上海：上海科学技术出版社，2002.

［4］ 陈灏珠，林果为. 实用内科学［M］. 13版. 北京：人民卫生出版社，2009.

［5］ 詹海华，阚世廉，宫可同，等. 手部痛风石的手术治疗体会［J］. 中国矫形外科杂志，2014，22（15）：1433-1436.

［6］ 叶任高，陆再英. 内科学［M］. 6版. 北京：人民卫生出版社，2004：885-891.

［7］ MOORE J R，WEILAND A J. Gouty tenosynovitis in the hand［J］. J Hand Surg Am，1985，10（2）：291-295.

［8］ RINTALA A E，ALANKO A，MÄKINEN J，et al. Primary hereditary systemic amyloidosis（Meretoja's syndrome）: clinical features and treatment by plastic surgery［J］. Scand J Plast Reconstr Surg Hand Surg，1988，22（2）：141-145.

［9］ RYSAVY M，WOZNIAK A，ARUN K P. Spontaneous and simultaneous quadriceps and patella tendon rupture in a patient on chronic hemodialysis［J］. Orthopedics，2005，28（6）：603-605.

［10］ SCHNALL S B，VU-ROSE T，HOLTOM P D，et al. Tissue pressures in pyogenic flexor tenosynovitis of the finger. Compartment syndrome and its management［J］. J Bone Joint Surg Br，1996，78（5）：793-795.

［11］ OXLUND H. Long term local cortisol treatment of tendons and the indirect effect on skin. An experimental study in rats［J］. Scand J Plast Reconstr Surg，1982，16（1）：61-66.

［12］ WONG M W，TANG Y Y，LEE S K，et al. Effect of dexamethasone on cultured human tenocytes and its reversibility by platelet-derived growth factor［J］. J Bone Joint Surg Am，2003，85（10）：1914-1920.

［13］ TILLANDER B，FRANZÉN L E，KARLSSON M H，et al. Effect of steroid injections on the rotator cuff: an experimental study in rats［J］. J Shoulder Elbow Surg，1999，8（3）：271-274.

［14］ KENNEDY J C，WILLIS R B. The effects of local steroid injections on tendons: a biomechanical and microscopic correlative study［J］. Am J Sports Med，1976，4（1）：11-21.

［15］ BRUYN G A，MÖLLER I，GARRIDO J，et al. Reliability testing of tendon disease using two different scanning methods in patients with rheumatoid arthritis［J］. Rheumatology（Oxford），2012，51（9）：1655-1661.

［16］ SUNAGAWA T，ISHIDA O，ISHIBURO M，et al. Three-dimensional computed tomography imaging: its applicability in the evaluation of extensor tendons in the hand and wrist［J］. J Comput Assist Tomogr，2005，29（1）：94-98.

［17］ CONVERSE J M. Reconstructive plastic surgery［M］. 2nd ed. Philadelphia：W.B. Saunders，1977：3266-3280.

［18］ FLYNN J E. Hand surgery［M］. 2nd ed. Baltimore：Williams & Wilkins，1975：189-200.

［19］ ERTEL A N. Flexor tendon ruptures in rheumatoid arthritis［J］. Hand Clin，1989，5（2）：177-190.

［20］ SAMPSON S P，BADALAMENTE M A，HURST L C，et al. Pathobiology of the human A1 pulley in trigger finger［J］. J Hand Surg，1991，16（4）：714-721.

［21］ LUNDIN A C，ELIASSON P，ASPENBERG P. Trigger finger and tendinosis［J］. J Hand Surg Eur Vol，2012，37（3）：233-236.

［22］ PALMER K T，HARRIS E C，COGGON D. Compensating occupationally related tenosynovitis and epicondylitis: a literature review［J］. Occup Med（Lond），2007，57：67-74.

［23］ WERNER R A，FRANZBLAU A，GELL N，et al. A longitudinal study of industrial and clerical workers: predictors of upper extremity tendonitis［J］. J Occup Rehabil，2005，15：37-46.

［24］ WESSEL L E，FUFA D T，BOYER M I，et al. Epidemiology of carpal tunnel syndrome in patients with single versus multiple trigger digits［J］. J Hand Surg，2013，38（1）：49-55.

［25］ GANCARCZYK S M，STRAUCH R J. Carpal tunnel syndrome and trigger digit: common diagnoses that occur "hand in hand"

［J］. J Hand Surg, 2013, 38（8）: 1635-1637.

［26］PATEL M R, BASSINI L. Trigger fingers and thumb: when to splint, inject, or operate［J］. J Hand Surg, 1992, 17（1）: 110-113.

［27］SBERNARDORI M C, BANDIERA P. Histopathology of the A1 pulley in adult trigger fingers［J］. J Hand Surg Eur Vol, 2007, 32（5）: 556-559.

［28］DROSSOS K, REMMELINK M, NAGY N, et al. Correlations between clinical presentations of adult trigger digits and histologic aspects of the A1 pulley［J］. J Hand Surg, 2009, 34（8）: 1429-1435.

［29］XU Y, MURRELL G A C. The basic science of tendinopathy［J］. Clin Orthop Relat Res, 2008, 466（7）: 1528-1538.

［30］SHARMA P, MAFFULLI N. Tendon injury and tendinopathy: healing and repair［J］. J Bone Joint Surg Am Vol, 2005, 87（1）: 187-202.

［31］KOH S, NAKAMURA S, HATTORI T, et al. Trigger digits in diabetes: their incidence and characteristics［J］. J Hand Surg Eur Vol, 2010, 35（4）: 302-305.

［32］CHAMMAS M, BOUSQUET P, RENARD E, et al. Dupuytren's disease, carpal tunnel syndrome, trigger finger, and diabetes mellitus［J］. J Hand Surg, 1995, 20（1）: 109-114.

［33］FITZGIBBONS P G, WEISS A P C. Hand manifestations of diabetes mellitus［J］. J Hand Surg, 2008, 33（5）: 771-775.

［34］QUINNELL R C. Conservative management of trigger finger［J］. Practitioner, 1980, 224（1340）: 187-190.

［35］EASTWOOD D M, GUPTA K J, JOHNSON D P. Percutaneous release of the trigger finger: an office procedure［J］. J Hand Surg, 1992, 17（1）: 114-117.

［36］HA K I, PARK M J, HA C W. Percutaneous release of trigger digits［J］. J Bone Joint Surg Br, 2001, 83（1）: 75-77.

［37］VALDES K. A retrospective review to determine the long-term efficacy of orthotic devices for trigger finger［J］. J Hand Ther, 2012, 25（1）: 89-95; quiz 96.

［38］COLBOURN J, HEATH N, MANARY S, et al. Effectiveness of splinting for the treatment of trigger finger［J］. J Hand Ther, 2008, 21（4）: 336-343.

［39］RODGERS J A, MC CARTHY J A, TIEDEMAN J J. Functional distal interphalangeal joint splinting for trigger finger in laborers: A review and cadaver investigation［J］. Orthopedics, 1998, 21（3）: 305-309; discussion 309-310.

［40］FREIBERG A, MULHOLLAND R S, LEVINE R. Nonoperative treatment of trigger fingers and thumbs［J］. J Hand Surg, 1989, 14（3）: 553-558.

［41］ANDERSON B, KAYE S. Treatment of flexor tenosynovitis of the hand（"trigger finger"）with corticosteroids. A prospective study of the response to local injection［J］. Arch Intern Med, 1991, 151（1）: 153-156.

［42］NEWPORT M L, LANE L B, STUCHIN S A. Treatment of trigger finger by steroid injection［J］. J Hand Surg, 1990, 15（5）: 748-750.

［43］TARAS J S, RAPHAEL J S, PAN W T, et al. Corticosteroid injections for trigger digits: is intrasheath injection necessary?［J］. J Hand Surg, 1998, 23（4）: 717-722.

［44］FITZGERALD B T, HOFMEISTER E P, FAN R A, et al. Delayed flexor digitorum superficialis and profundus ruptures in a trigger finger after a steroid injection: a case report［J］. J Hand Surg, 2005, 30（3）: 479-482.

［45］WANG A A, HUTCHINSON D T. The effect of corticosteroid injection for trigger finger on blood glucose level in diabetic patients［J］. J Hand Surg Am Vol, 2006, 31（6）: 979-981.

［46］CATALANO L W, GLICKEL S Z, BARRON O A, et al. Effect of local corticosteroid injection of the hand and wrist on blood glucose in patients with diabetes mellitus［J］. Orthopedics, 2012, 35（12）: e1754-e1758.

［47］LEE H J, KIM P T, AMINATA I W, et al. Surgical release of the first extensor compartment for refractory de Quervain's tenosynovitis: surgical findings and functional evaluation using DASH scores［J］. Clin Orthop Surg, 2014, 6（4）: 405-409.

［48］HAZANI R, ENGINEER N J, COONEY D S, et al. Anatomic landmarks for the first dorsal compartment［J］. Eplasty, 2008, 8: e53.

［49］CLARKE M T, LYALL H A, GRANT J W, et al. The histopathology of de Quervain's disease［J］. J Hand Surg, 1998, 23（6）: 732-734.

［50］LALONDE D H, KOZIN S. Tendon disorders of the hand［J］. Plast Reconstr Surg, 2011, 128（1）: 1e-14e.

［51］KAY N R. De Quervain's disease. Changing pathology or changing perception?［J］. J Hand Surg, 2000, 25（1）: 65-69.

［52］ILYAS A M. Nonsurgical treatment for de Quervain's tenosynovitis［J］. J Hand Surg, 2009, 34（5）: 928-929.

［53］FEDORCZYK J M. Tendinopathies of the elbow, wrist, and hand: histopathology and clinical considerations［J］. J Hand Ther, 2012, 25（2）: 191-200; quiz 201.

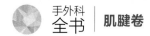

［54］ILYAS A M，AST M，SCHAFFER A A，et al. De quervain tenosynovitis of the wrist ［J］. J Am Acad Orthop Surg，2007，15（12）：757-764.

［55］HARVEY F J，HARVEY P M，HORSLEY M W. De Quervain's disease: surgical or nonsurgical treatment ［J］. J Hand Surg，1990，15（1）：83-87.

［56］GONZALEZ M H，SOHLBERG R，BROWN A，et al. The first dorsal extensor compartment: an anatomic study ［J］. J Hand Surg，1995，20（4）：657-660.

第 七 章

—

儿童的肌腱问题及处理方法

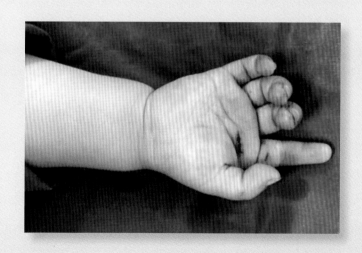

第一节
儿童肌腱的解剖学和生物力学特点

相对于成人，儿童手指的肌腱损伤不常见，多由锐器切割伤所致，治疗不当可导致手部功能丧失。儿童肌腱损伤的修复对手外科医生来说依然是个复杂的问题，术前仔细检查和精细的手术技巧是取得良好效果的前提。在过去50年里，约90%的儿童肌腱断裂在受伤后被漏诊，不得不接受二期肌腱移植手术。在较年幼的儿童中，由于无法配合医生进行临床查体，肌腱断裂很容易被忽视，延误诊断的情况比成人更常见。部分儿童的肌腱直径小于4mm，使用多股中心缝合法极为困难，尤其是使用较粗的缝线时更困难。尽管没有实验证据支持，但我们依然认为儿童肌腱具有较大的愈合潜力。胎羊的动物模型表明，年龄越小，损伤的肌腱愈合得越快，形成的粘连越少。研究表明，由于儿童的黏蛋白之间的距离更短，每平方厘米屈肌腱获得的血液供应比成人好得多，这一特点显著提高了儿童肌腱的愈合能力。因此，儿童的肌腱修复效果比成人更好。

儿童的肌腱有其独特之处：较成人肌腱而言，其损伤后发生粘连的机会较少，腱周组织弹性较大，肌腱再塑形能力较强，修复后肌腱的滑动功能较好，肌腱愈合也相对较快；但其肌腱直径较小，手术操作相对较困难。

一、儿童肌腱的解剖学特点

儿童屈肌腱损伤愈合迅速，只要没有骨与关节受伤，就很少出现挛缩。与成人相比，儿童屈肌腱较细嫩，但两者在解剖学上没有区别，即指屈肌腱共有9条，包括1条拇长屈肌腱、4条指浅屈肌腱和4条指深屈肌腱。9条肌腱以相对固定的位置进入腕管，浅层为中、环指浅屈肌腱，其下方为示、小指浅屈肌腱，最深层为拇长屈肌腱及4根指深屈肌腱。从解剖上也将儿童的屈肌腱分为5个区，即Verdan分区。儿童的伸肌腱在解剖学上与成人的伸肌腱没有区别，从背侧指尖到前臂，手的伸肌腱由12根肌腱和腕伸肌支持带组成。从桡侧至尺侧依次为：拇长展肌腱、拇短伸肌腱、桡侧腕长伸肌腱、桡侧腕短伸肌腱、拇长伸肌腱、4根指总伸肌腱、示指伸肌腱、小指伸肌腱、尺侧腕伸肌腱。

Flake等研究了从新生儿到15岁不等的儿童尸体，观察其手部屈肌腱滑车的数量、类型、位置和大小，发生在儿童整个出生发育过程中，滑车的位置是相对恒定的，其大体解剖特征与成人手的解剖特征密切相关。虽然相同的分区系统也适用于儿童，但儿童的年龄似乎比受伤区域更重要。因此，许多手外科医生倾向于将屈肌腱损伤的儿童按年龄分为三组：学龄前儿童（小于5岁）、儿童（5～10岁）和青少年（11～15岁）。年龄对肌腱的大小、缝合技术、修复时使用的缝线粗细以及术后康复都有很大的影响。

二、儿童肌腱的生物力学特点

手作为人体灵活的器官，其功能的发挥除需要骨骼支架及韧带连接外，还需要肌腱利用肌肉产生的收缩力带动关节的活动。肌腱是由致密的胶原纤维和少量肌腱细胞组成的一种结缔组织结构。肌腱的胶原蛋白95%以上是Ⅰ型胶原蛋白，还有少量其他类型的胶原蛋白，如Ⅲ、Ⅴ、Ⅵ型胶原蛋白等。

1. **肌腱的生物力学概述** 肌腱是黏弹性组织，具有独特的生物力学特性。它具有足够的强度来承受肌肉牵拉时产生的张力，在成角的部位还可以承受应力和剪切应力。肌腱具有黏弹性，根据受力大小和受力速度不同，其伸长程度也不同。肌腱在受力后会表现为去除负荷后的回弹或超过最大承受力的负荷回落和滞后现象。在疲劳实验中，应力-应变曲线会渐渐向右移动。这一生理现象十分重要，因为在日常生活中肌腱的活动往往是重复性的，和疲劳实验一样。肌腱的生物力学特性受到很多因素影响，同一组织结构的不同部位的生物力学特征也是不一样的。

2. **肌腱的生物力学作用** 肌肉的横截面积决定了肌肉收缩力量的大小，同样，肌腱收缩所产生功的大小取决于肌腱的力臂。肌腱作为肌肉力量传递的载体，其近端与肌肉组织相连，远端与骨组织相连，肌肉收缩产生的肌力通过肌腱传到骨骼，肌腱受力后产生的生物力学变化是组织受牵拉后发生的形变，肌腱在正常肌力范围内形成形变在5%之内。由于人体手部的肌腱横截面积比较均匀，一般不会出现由于力量在传递过程中某一节段压强变大而断裂的现象，而是在肌肉和肌腱连接处断裂或肌腱止点处断裂；同时，在临床中还可因手部骨变形或骨折，使肌腱在通过途中被摩擦切割而引起断裂。肌腱在传递力的过程中，在经过关节处可以通过滑车来改变力的传递方向，从而保证力能够通过途中关节面传递到远侧关节。与手的功能相关的滑车主要有手指的滑车、腕横韧带和腕背侧伸肌支持带。

肌腱不仅是肌肉力量传递的载体，还是肌肉收缩力发挥有效作用的调节物。力臂是肌腱和关节旋转点之间的距离，决定了肌腱发挥作用的大小。肌腱作用于关节而产生关节运动，即产生了旋转力矩。力矩（kg·cm）＝肌肉的张力（kg）×力臂（cm）。力的大小和力臂的大小决定了其引起关

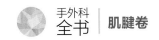

节运动的能力。肌腱的张力在整个运动中是保持不变的，虽然在跨越关节时肌腱张力会由于关节的形状变化而对肌腱产生附加的张力，但由于肌腱在平滑的关节外表面呈弧形绕过，故肌腱上传递的平行于体表面的力量不会发生改变。不同的肌腱在腕关节、掌指关节、拇指基底关节处的力臂不同。由于肌腱和关节轴心的距离由远而近逐渐增大，故肌腱离近端越近则产生的力矩越大。

（许玉本　夏雷）

第二节
儿童屈肌腱损伤

儿童屈肌腱损伤最常发生在3岁左右，最常见的发病原因是玻璃划伤，特别是Ⅱ区损伤的发病率高达36%～60%。Sahin等研究了儿童屈肌腱损伤的流行病学发现：肌腱损伤在男性患儿中更为常见，通常发生在家中，多因摔倒后手触碰碎玻璃导致；Ⅱ区和Ⅴ区是最常见的两个损伤部位。2岁以下儿童屈肌腱损伤是罕见的，新生儿屈肌腱损伤更是极为罕见。也有报告年龄最小的肌腱损伤病例发生在紧急剖宫产分娩时。

一、儿童屈肌腱损伤的临床检查

儿童屈肌腱断裂的诊断非常困难。有文献报告，大约30.2%的患儿被延误治疗，平均延误3周到1年才被诊断为手部屈肌腱断裂。日本学者的研究表明，6岁以上儿童从肌腱断裂到治疗的时间平均为32天；而来自北美的研究则报告了41例屈肌腱损伤的患儿中有6例延误治疗，且分别延误2～9周。

儿童屈肌腱断裂的检查应该从观察手的静止姿势（手休息位）开始，手指处于伸直位或非休息位，则表明可能有屈肌腱损伤（图7-2-1）。可以在患儿允许的范围内，轻柔地屈曲和背伸其腕关节，利用肌腱固定效应观察其手指的屈曲活动。另一种方法是挤压患儿前臂，可引起屈肌被动收缩，对桡侧腕屈肌腱的压迫可引起拇指被动屈曲，而在桡侧腕屈肌腱的尺侧压迫，可使其他手指被动屈曲。肢体的X线片可能有助于显示存留的异物或相关骨折，超声检查缺乏灵活性，磁共振成像价格昂贵，而且往往需要在麻醉下进行，因此不太适用于门诊儿童屈肌腱损伤的诊断。对低龄儿童来说，靠触诊和问诊来检查受伤手指的感觉是非常不准确的。临床检查儿童肌腱损伤，尤其是屈肌

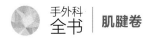

腱损伤时，应注意检查与神经、血管结构相关的损伤。由于指神经的解剖位置比指动脉更靠近掌侧皮肤，因此指掌侧破裂伤引起的动脉性出血往往是指神经损伤的前兆。

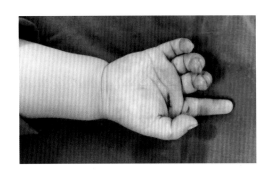

图7-2-1 患儿因玻璃划伤致右手休息位时示指不能主动屈曲，处于伸直位

二、儿童屈肌腱解剖

儿童屈肌腱的解剖与成人基本相同（图7-2-2）。这种相同的解剖结构在儿童出生前就已经出现了，并不会随着儿童骨骼和肌肉系统的发育有很大的变化。需要特别指出的是，在儿童出生之前，手指屈肌腱鞘的 A_2 滑车和 A_4 滑车的厚度就已经比其他滑车更厚，这并非与儿童的发育及手部的使用相关。但是腱鞘的长度和容积则和骨骼、肌腱的发育成比例地生长。其中屈肌腱 I 区分别有三个亚区：I a 区，为指浅屈肌腱在远节指骨的止点区域；I b 区，在 I a 区和 A_4 滑车远侧缘之间；I c 区，位于 A_4 滑车区域内（图7-2-3）。屈肌腱 II 区则分为四个亚区：II a 区，在指浅屈肌腱止点终末端到止点最近缘；II b 区，在指浅屈肌腱止点近侧缘到 A_2 滑车远侧缘；II c 区，在 A_2 滑车覆盖的区域内；II d 区，在 A_2 滑车近侧缘到掌腱膜滑车（PA滑车）近侧缘（图7-2-4）。这些区域在儿童屈肌腱损伤的修复中十分特殊，需要特别注意。

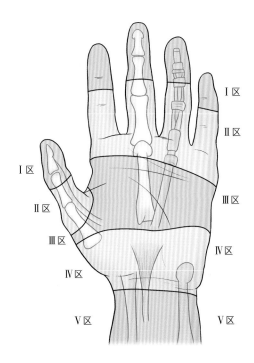

图7-2-2 儿童屈肌腱解剖分区示意图

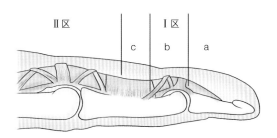

图 7-2-3 屈肌腱Ⅰ区的三个亚区示意图

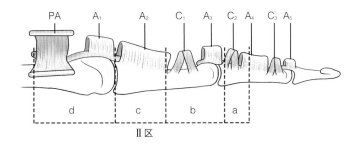

图 7-2-4 屈肌腱Ⅱ区的四个亚区示意图

三、儿童屈肌腱损伤的治疗

（一）儿童屈肌腱损伤的缝合方法

儿童屈肌腱的宽度和厚度均明显小于成人，在2岁以下的儿童中，指浅屈肌腱宽2~3mm，厚0.5~1mm，这对屈肌腱修复有重要意义。首先，很难对薄肌腱进行中心缝合。因此，大多数学者推荐使用双股缝合技术（通常是改良的Kessler技术中心缝合）进行修复。对于5岁以上的儿童，采用四股缝合技术也是可行的。与预期一样，采用四股缝合技术修复儿童屈肌腱后的断裂率低于双股缝合技术。

也有学者在所有年龄段的儿童屈肌腱修复中使用了三组8字（六股）缝合技术（图7-2-5）。该技术具有操作简单、缝合精细、适用于厚度较小的肌腱等优点。该方法的6条缝线，每一条都能抓住肌腱的全层，而不是仅仅通过肌腱的中心区域。该方法的另一个优点是比改良的Kessler技术具有更高的抗拉强度，研究者已经通过生物力学研究证实了这一点。然而，三组8字（六股）缝合技术的一个主要缺点是修复部位外的缝线结较大，影响了缝合后的肌腱滑动。

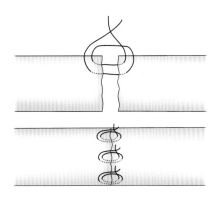

图 7-2-5 三组8字缝合术示意图

众所周知，周边缝合技术可以减少修复部位的间隙，增加修复的抗拉强度。需要注意的是，周边缝合技术与中心缝合技术之间存在机械性相互作用，因此同一种周边缝合技术对间隙和强度的影响将根据中心缝合技术的类型而不同。这种相互作用也可随肌腱的大小而变化，但这需要进一步研究。在成人中，许多周边缝合技术已被描述，如连续缝合法、锁边缝合法等。在儿童中，简单的周边缝合技术是首选，因为它更适用于较小的肌腱。对成人来说，强调中心缝合肌腱断端的边距为0.7～1cm，大概是肌腱直径的1.5倍；对儿童来说，由于肌腱直径小，不能保持边距为0.7～1cm，尤其是2岁以下的儿童，屈肌腱宽度平均为2.5mm，能进行中心缝合的肌腱长度仅为3.5～4.5mm，因此强调中心缝合的边距为屈肌腱直径的1.5倍左右，但不应超过5mm。缝线的选择也建议依据患儿年龄大小来选择，总的来说，年龄越小，肌腱越细，选择的缝线应越细，但修复的强度则随之降低。表7-2-1列举了大部分文献报告中所使用的缝线。

表7-2-1　儿童屈肌腱损伤建议使用的缝线型号

年龄		缝线型号	
		中心缝合	周边缝合
0～5岁	2岁以下	5-0/6-0	7-0
	2～5岁	5-0	6-0
6～10岁	—	4-0	6-0
11～15岁	青春期前	4-0	6-0
	青春期后	3-0/4-0	5-0/6-0

（二）儿童屈肌腱损伤的修复

1. 屈肌腱Ⅰ区损伤　儿童屈肌腱Ⅰb区和Ⅰc区损伤，可以采用端端缝合的肌腱修复方法。需要注意的是，Ⅰa区往往由于远端没有足够的肌腱残端可供直接缝合，所以该部位的屈肌腱损伤通常只能进行指深屈肌腱止点重建：带纽扣式拉出缝合、指骨远端钻孔后将肌腱埋入骨内、锚钉修复等。

Al-Qattan报告了一种将近端肌腱缝入远指间关节的肌腱残端和掌板上的方法，可以显著地增加修复的抗拉强度，使手术过程更简单。为了避免损伤骨骺，缝合掌板时应小心，不要将缝线缝入骨骺。Al-Qattan用这种方法治疗了10名屈肌腱Ⅰa区损伤的儿童，按照Strickland和Glogovac的标准，所有患儿均获得了优良的结果，没有发生再次断裂或骨骺损伤等并发症。然而，根据Moiemen的标准，5例患儿术后疗效为优，1例为良，4例为可。这从另一个角度证明这种方法会降低远侧指间关节屈曲活动度，可能的原因是该缝合方法限制了掌板的活动，所以我们建议在掌板以远的部位作为进针点以减少缝合对掌板的限制。

2. 屈肌腱Ⅱ区损伤　儿童屈肌腱Ⅱ区损伤，肌腱缝合方法与成人相同。对于成人，一般建议修复该区指浅屈肌腱和指深屈肌腱。然而，对于儿童，这个问题多年来一直是讨论的主题。在20世纪70—80年代，有学者建议在儿童该区指深屈肌腱早期修复时切除指浅屈肌腱。但在最近几年的文章中，儿童指浅屈肌腱切除术没有被推荐，但我们仍建议同时修复指浅屈肌腱和指深屈肌腱（图7-2-6）。

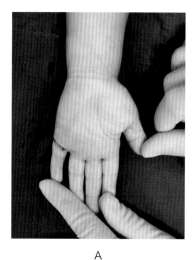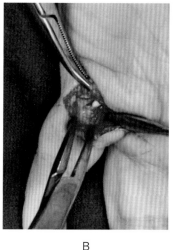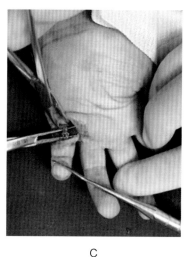

A B C

图 7-2-6 患儿因水果刀划伤致左小指屈肌腱断裂

A. 伤口在Ⅱ区 B. 探查见指浅屈肌腱、指深屈肌腱均断裂 C. 肌腱缝合后

在成人屈肌腱Ⅱ区损伤的修复手术中，将肌腱缝合部位附近的滑车（包括整个 A_4 滑车和 A_2 滑车的一部分）切开的理念，已经深入手外科医生手术临床，并在成人屈肌腱修复中被广泛应用。同样，在儿童屈肌腱缝合手术中，由于儿童屈肌腱鞘管狭小，同样可以切开部分滑车以利于缝合后的肌腱在鞘管内滑动。

3. **屈肌腱Ⅲ～Ⅴ区损伤** 成人屈肌腱修复的原则大多可以用于儿童屈肌腱Ⅲ～Ⅴ区损伤。虽然儿童很少发生屈肌腱Ⅲ～Ⅴ区损伤，但神经、血管受累很常见，而且受伤的程度通常是广泛而未知的，因此往往在手术时需要进行广泛而细致的伤口探查。仔细检查受伤区域周围以及手部远端的周围神经和血管至关重要。一项关于屈肌腱Ⅴ区损伤术前检查准确性的前瞻性研究发现，约50%的术前常规检查中有3种以上误诊，约20%的术前检查中有5种以上误诊。最容易误诊的是尺动脉损伤，而Ⅴ区范围内最常见的肌腱损伤是桡侧腕屈肌腱损伤和指浅屈肌腱损伤，但其误诊率达15%左右。

4. **拇长屈肌腱损伤** 只有少数几篇报告专门研究儿童拇长屈肌腱修复的结果。多数学者推荐儿童指深屈肌腱修复的原则同样适用于拇长屈肌腱的修复。许多学者认为，成人拇长屈肌腱修复的结果比其他手指屈肌腱修复的结果更差，但较成人来说，儿童拇长屈肌腱修复的效果优于其他手指屈肌腱损伤的修复。其原因可能有两个方面：一是拇长屈肌腱的解剖和其他手指屈肌腱不同，拇长屈肌腱单独存在于前臂桡侧，且没有蚓状肌附着；二是拇长屈肌腱的血供优于其他肌腱，且儿童优于成人，故在愈合过程中产生的粘连更轻。对于儿童拇长屈肌腱损伤，建议使用改良的 Kessler 技术进行修复（图7-2-7）。4-0或5-0缝线用于中心缝合，6-0或7-0缝线用于周边缝合。术后采用长臂支具固定，腕关节、掌指关节和指间关节屈曲，拇指外展位，固定4周。

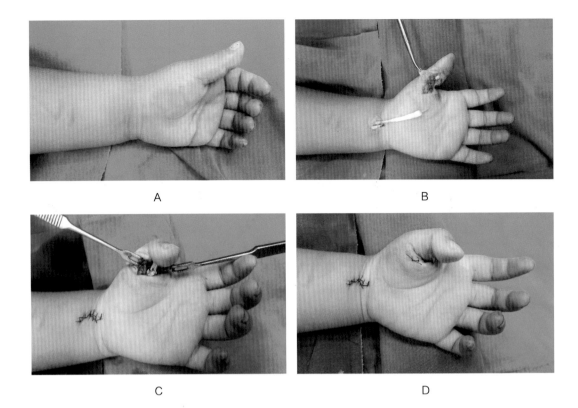

A.   B.

C.   D.

图7-2-7 患儿左手拇长屈肌腱损伤，用改良的Kessler技术进行修复

A. 外伤后左拇指主动屈曲受限，检查示左拇长屈肌腱断裂，近断端回缩　B. 术中探查，显露远、近断端。远断端残留约1cm，近断端回缩明显，于腕部切开，找到近断端，肌腱游离备用　C. 将近断端通过拇长屈肌腱鞘管引导至原伤口，与远断端直接缝合　D. 关闭伤口

（三）儿童屈肌腱损伤的术后康复

在成人中，早期在保护下运动是屈肌腱损伤后康复的首要原则，但儿童往往不能很好地配合康复锻炼。目前很多学者认为，在儿童屈肌腱损伤后的康复中，早期活动益处不大。Fitoussi 等报告的一组病例中，早期锻炼组平均总活动度为88%，而限制活动组的总活动度为86%。Berndtsson 报告了按照Kleinert法则的早期锻炼组的平均总活动度为79%，而限制活动组的总活动度为74%。这两组报告中，早期锻炼组和限制活动组之间无明显统计学意义。

对于儿童屈肌腱损伤的术后康复制动也存在争议。许多术者倾向于在术后用支具固定，也有一部分学者采用弹性绷带制动，但是这项技术对儿童来说还是存在困难的。虽然人们一致认为青少年应该在术后立即进行运动，但针对年龄较小的儿童提出了各种不同的治疗方案。许多学者提倡用支具固定，也有学者甚至在受伤肌腱的肌腹注射肉毒杆菌毒素，导致暂时性肌无力。在持续时间方面，超过4周的制动时间已被证明会严重影响肢体功能。经过严格的术后固定，患儿一般都有良好的远期疗效（图7-2-8）。

有研究表明，儿童屈肌腱损伤修复后的康复方案应依据患儿的年龄来制定。然而，主动康复和被动康复的比较结果表明，儿童不需要早期活动。儿童屈肌腱损伤修复术的预后较成人效果好，主要归因于儿童屈肌腱有更快的愈合能力。

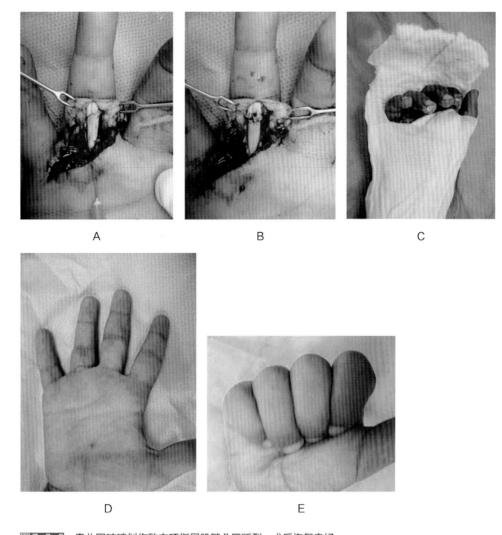

图7-2-8　患儿因玻璃划伤致右环指屈肌腱Ⅱ区断裂，术后恢复良好

A. 右环指屈肌腱Ⅱ区断裂　B. 缝合屈肌腱　C. 术后背侧石膏固定　D、E. 术后功能恢复良好

对于年龄较大且配合度较好的患儿，我们建议的固定方法包括短臂支具固定和普通支具固定。对于年龄较小且不配合的患儿，则需要长臂支具固定，肘部屈曲90°，腕部屈曲30°～40°，掌指关节屈曲60°～70°，固定4周，4周后去除支具，开始功能锻炼。对于3岁以下的患儿，除非伴有神经、血管损伤，否则无须进一步固定。对于3岁以上的患儿，如果伴随血管、神经损伤，可再使用日间背侧阻挡支具额外固定2～3周，以防止发生意外的被动伸指。在支具保护下，可采用游戏疗法鼓励患儿主动屈伸手指。术后5～6周可开始被动伸展和抗阻力屈曲练习。如果患儿的手指不能在6周内完全伸展，建议使用夜间伸直位支具。

对于12岁以下的患儿，我们不主张进行术后早期功能锻炼。对于12岁以上的患儿，可采用和成人相似的术后康复方法。早期锻炼时依旧强调不宜对抗阻力活动。儿童屈肌腱损伤后恢复且达到接近完全优良者并不困难，因此对于屈肌腱损伤的患儿，即使已经延误了1～1.5个月，也要积极地开展早期修复。

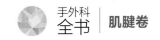

（四）儿童屈肌腱损伤的并发症

儿童屈肌腱修复后有两种特殊的并发症都和儿童的生长发育有关。有日本学者报告，将指深屈肌腱重新埋入指骨末节后，指骨的生长停止。还有学者报告，对指深屈肌腱I区断裂处进行修复后出现受伤手指萎缩和骨生长延迟，均由于术中机械性刺激导致的骺板软骨细胞的去分化引起。但需要更多的研究来充分解释其发病机制。

儿童屈肌腱损伤，一期屈肌腱修复效果优于肌腱移植和分期重建，因此肌腱移植仅在一期不能直接缝合时才考虑进行。二期屈肌腱移植在患儿出现腱鞘内广泛瘢痕形成、滑车严重损伤，伴远指间关节、近指间关节挛缩时进行。Valenti 报告了27例患儿行屈肌腱移植修复，取得了73%的满意度。年龄较大的患儿肌腱移植效果较好，10～15岁儿童平均手指总主动活动度为移植前的81.5%，而1～3岁儿童平均手指总主动活动度为移植前的53%。大多数学者不主张对年幼的儿童进行复杂的手术，如肌腱移植或分期重建手术。一般来说，10岁以后做手术较好，到初成年（15岁）以后手术更好。

（许玉本　夏雷）

第三节
儿童伸肌腱损伤

儿童伸肌腱损伤以手背部伸肌腱损伤多见。正常情况下，伸肌腱的滑动范围小于屈肌腱，而大部分伸肌腱位于皮下组织内，损伤修复后即使有粘连，对手指的屈伸活动影响也较少，因此伸肌腱断裂后缝合效果多较理想。

一、儿童伸肌腱损伤的临床检查

儿童伸肌腱损伤的检查及诊断，同样按问诊、望诊、触诊及活动检查的程序进行。

1. 问诊　询问患儿受伤的经过、致伤物及伤后手指活动的情况。

2. 望诊　观察手部受伤部位、伤口形态或伤口瘢痕、瘢痕类型等。

3. 触诊　利用手指的触觉检查肌腱的功能，判断肌腱滑动或张力变化、是否有连续性及断端的位置。

4. 手指的活动与测量　根据手指屈伸活动的特点，分别检查各手指的活动，记录其活动范围、活动方式及力量。

二、儿童伸肌腱解剖

儿童伸肌腱的解剖与成人类似，同样都是根据解剖位置分为八个区（图7-3-1）。

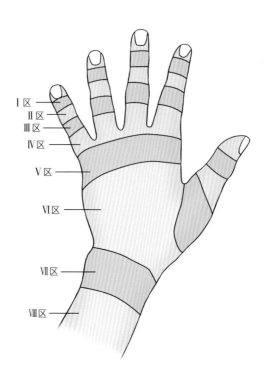

图7-3-1 儿童伸肌腱八个区示意图

三、儿童伸肌腱损伤的治疗

儿童指伸肌腱位置表浅，手术操作方便，术后效果较好。对于部分损伤的伸肌腱，可以在细致的伤口处理后，直接采用支具固定。若伸肌腱完全损伤，无论是何区肌腱受损，在条件允许的情况下，均应在24～72小时进行一期缝合（图7-3-2）。

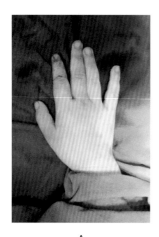
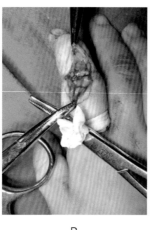
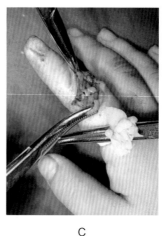

A B C

图7-3-2 患儿因玻璃划伤致右示指伸肌腱断裂，一期手术缝合
A. 伤口近节背侧　B. 手术探查见伸肌腱断裂　C. 肌腱一期缝合

1. 伸肌腱Ⅰ区损伤　表现为锤状指。指伸肌腱在远节指骨止点附近断裂后，手指末节屈曲畸

形，呈锤状指，有时远节指骨基底一小块骨片发生撕脱，同样造成手指末节不能主动伸直。临床上依据伸肌腱损伤的程度分为四型：①Ⅰ型。闭合型或钝性损伤，肌腱连续性丧失，伴有或不伴有撕脱性骨折。②Ⅱ型。伸肌腱断裂处位于远指间关节水平以近，肌腱连续性丧失。③Ⅲ型。挫压伤造成皮肤、皮下组织和肌腱缺损。④Ⅳ型。伸肌腱断裂，伴有止点撕脱性骨折。Ⅳ型又分为三个亚型：Ⅳa型，骨骼未发育成熟的骨骺分离；Ⅳb型，骨折累及20%～50%的关节面；Ⅳc型，骨折累及50%以上的关节面。

（1）指伸肌腱止点切割伤：由锐器造成的指伸肌腱止点附近整齐的切割伤，断裂的肌腱应行一期修复。伤口清创后，采用褥式缝合，缝合断裂的肌腱。术后采用支具加细克氏针固定，自远节指骨基底侧方斜行穿过远指间关节至中节指骨头颈部，将远节指骨制动于过伸位6周，支具固定6周后拔除克氏针，继续佩戴夜间手指支具固定2周。

（2）指伸肌腱止点撕脱伤（闭合性损伤）：儿童指伸肌腱在远节指骨止点附近闭合性损伤，应争取于伤后早期行手指支具固定6周，然后继续佩戴夜间支具2周。伤后数天就医者，支具固定的成功率很低，可待关节被动活动满意后再做晚期手术修复。其方法是在伸肌腱和其腱痂两侧做平行切口并松解伸肌腱，剪断并切除多余的伸肌腱瘢痕部，一般2～3mm即可。缝合肌腱两断端，并用细克氏针固定远指间关节于伸直位6周，6周后拔除克氏针，改用夜间支具固定，继续固定2周。由于儿童伸肌腱在Ⅰ区极其菲薄，单独修复伸肌腱有时十分困难，可以采用经皮肌腱固定术（图7-3-3）。

（3）指伸肌腱止点撕脱性骨折：儿童锤状指止点撕脱性骨折多表现为骨骺部损伤。该损伤多能通过闭合复位，Ⅳa型损伤采用支具固定3～4周可获得骨骺部愈合。Ⅳb型损伤通常采用保守治疗仍能取得满意的疗效，可以采用手指末节支具固定6周后改为夜间支具固定2周。Ⅳc型损伤则行切开复位加克氏针固定，必要时辅助采用钢丝固定，术后仍需支具固定。

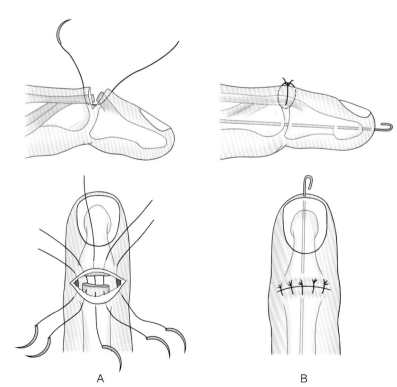

图7-3-3　经皮肌腱固定术修复Ⅰ区伸肌腱损伤示意图

A. 切除远指间关节背侧部分皮肤和指伸肌腱瘢痕，单纯、间断经皮缝合各伸肌腱　B. 经皮肤、指伸肌腱全层缝合，克氏针固定远指间关节于伸直位

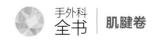

2. 伸肌腱Ⅱ区损伤　伸肌腱Ⅱ区损伤小于50%者，可以常规处理伤口后用支具固定4周。如果损伤大于50%，则支具固定4周改为夜间佩戴支具2周。

3. 伸肌腱Ⅲ区损伤　多为伸肌腱中央束损伤和钮孔状畸形。儿童伸肌腱中央束损伤多见于开放性切割伤，少见于闭合性撕脱伤。儿童手指近指间关节背面皮肤裂伤时，无论伤口大小和深浅如何，均需在清创时探查指伸肌腱中央束及指背腱膜。如有肌腱断裂和破损，应做早期缝合，术后手指伸直位支具固定4周。

闭合性伸肌腱中央束损伤（包括无移位的中节指骨撕脱性骨折），应用支具固定近指间关节于伸直位。如果患儿不能配合，则采用环形夹板固定，6周后开始功能锻炼。对于中节指骨撕脱性骨折伴移位者，应行切开复位，克氏针内固定，用可吸收微型锚钉修复撕裂的伸肌腱中央束。对于陈旧性中央束损伤，出现钮孔状畸形或保守治疗失败的病例，可采用中央束前移术进行修复。沿中央束与两旁的外侧束之间切开支持带，将中央束端的瘢痕连接靠远侧切断，分离中央束，然后向远侧牵拉，将瘢痕连接部位重叠缝合，并用克氏针固定近指间关节于伸直位，4周后去除固定，开始功能锻炼。

4. 伸肌腱Ⅳ区损伤　处理方法与伸肌腱Ⅱ区损伤的处理方法相同。

5. 伸肌腱Ⅴ区损伤（腱帽部伸肌腱滑脱）　外伤可造成儿童指伸肌腱腱帽结构破坏，多发生在桡侧，使伸肌腱在掌指关节屈伸且向尺侧滑脱。一旦发生伸肌腱滑脱，应进行手术治疗，修补撕裂的桡侧腱帽，并用一束指总伸肌腱加强桡侧腱帽。

6. 伸肌腱Ⅵ区损伤　直接修复伸肌腱，术后使用支具固定腕关节及掌指关节于手内在肌阳性征位置4周。

7. 伸肌腱Ⅶ区损伤　如伸肌腱在手背接近伸肌支持带下的鞘管处发生断裂，近端回缩至伸肌支持带下的鞘管内，甚至回缩至前臂远端，不易寻找，可在清创时寻找伸肌腱近端，根据伸肌腱的解剖位置，在相应的鞘管内用血管钳轻轻地将断裂肌腱从近端拉出，并用注射针头暂时固定近端肌腱，以免再度回缩至鞘管内，这样也便于缝合。如果肌腱不能牵出，可于伸肌支持带近端做弧形切口，找到肌腱后经鞘管拉至鞘管远端后缝合。术中尽量不切开伸肌支持带，否则容易发生伸肌腱与伸肌支持带粘连。如需切开伸肌支持带修复断裂的伸肌腱，可于肌腱修复后修复切开的伸肌支持带，以免术后腕关节背伸位时伸肌腱呈弓弦状隆起。伸肌腱Ⅶ区损伤修复后，应使用支具固定患手于腕关节背伸30°，并在康复治疗师的指导下开始早期功能锻炼，以避免肌腱粘连。

8. 伸肌腱Ⅷ区损伤　多为腱腹交接处损伤，修复时应注意调节肌腱张力，术后使用支具固定。需注意将拇指和腕关节分开固定，以利于康复训练。

9. 特殊类型的伸肌腱损伤　儿童前臂及腕部骨折，有时会累及临近的伸肌腱。比如桡骨远端骨折，可以累及拇长伸肌腱断裂、示指伸肌腱断裂；也有报告加莱亚齐骨折（即Galeazzi骨折，又称盖氏骨折）导致伸肌腱在Ⅶ区损伤。除骨折造成的伸肌腱损伤外，儿童也可能出现在骨折治疗中伸肌腱损伤。有文献报告描述了尺、桡骨骨折，闭合复位和经皮克氏针内固定后，拇长伸肌腱迟发性断裂，以及儿童前臂双骨折经髓内钉治疗后发现拇长伸肌腱断裂的情况。这类损伤可以通过去除内固定后行示指固有伸肌腱或掌长肌腱转位进行治疗。

（许玉本　夏雷）

第四节

儿童扳机指（拇）

儿童扳机指（拇）是儿童手部最常见的肌腱问题之一，常见于1～4岁的儿童。有文献报告，儿童扳机指（拇）的发生率在0.5‰～3‰，通常都是家长无意中发现患儿拇指（或其他手指）屈曲，不能伸直或伸指时伴有弹响而来就诊。儿童扳机指（拇）占所有儿童肌腱问题的93%～97%，最典型的症状就是拇指的指间关节嵌顿在屈曲位，并且在拇指掌侧可触及一个硬结（图7-4-1）。

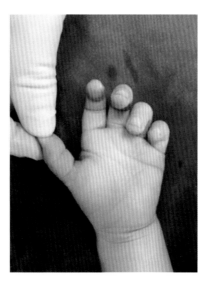

图7-4-1 患儿拇指主动背伸活动受限伴弹响

一、儿童扳机指（拇）的病因病理

（一）病因

目前，儿童扳机指（拇）的病因尚未明确。以往有部分学者认为，本病是一种先天性的拇指畸形，他们观察到这种现象在患儿出生后便可出现，也可发生于同一对双胞胎的拇指上，也有部分病例具有家族史，还有部分病例伴有13三体综合征（trisomy 13 syndrome），又称帕托综合征（Patau综合征）。Thomas 和 Dodds 报告了同一对双胞胎可以同时出现双侧扳机拇，而 Vyas 和 Sarwahi 则认为儿童扳机拇是一种常染色体遗传性疾病。近年来，越来越多的学者对儿童扳机拇是一种先天性畸形的观点提出了质疑。Kikucki 和 Rodgers 等分别检查了1116例和1046例新生儿，没有发现扳机拇的现象。Moon 等对7700例新生儿的检查，同样没有发现扳机拇的存在。Slakey 和 Hennrikus 等连续观察了4719例新生儿的手指，没有发现扳机拇的现象，因此他们将儿童扳机拇定义为获得性拇指屈曲挛缩。

（二）病理

儿童扳机指（拇）的病理解剖主要表现为掌侧屈肌腱鞘与其内的屈肌腱在直径上不匹配，腱鞘的直径小于屈肌腱直径，从而影响屈肌腱在鞘管内的滑动。既往有学者认为，儿童扳机指（拇）是由于屈肌腱鞘胶原纤维排列紊乱、局部变性增厚、屈肌腱退变、滑膜增生所致。Sbernardori 等对扳机指的 A_1 滑车进行电镜扫描，发现 A_1 滑车的纤维组织内有软骨样组织增生，推测这是由于屈肌腱和滑车之间的反复摩擦造成的。Buchmann 等在电镜下研究了患儿拇指的 A_1 滑车和屈肌腱 Notta 结节的切片，发现都是正常的成纤维细胞和对称排列的胶原纤维，没有任何炎症或变性过程。Khoshhal 等通过免疫组化和电镜对扳机拇患儿的 A_1 滑车进行研究发现，其滑车组织内的波形蛋白和 α-平滑肌肌动蛋白均为阳性表达。电镜下观察到致密梭形的成纤维细胞皱缩排列，在细胞外基质中可见活跃的粗面内质网。细胞收缩蛋白和成纤维细胞的存在，提示 A_1 滑车在发育阶段出现了纤维组织增生。

二、儿童扳机指（拇）的临床表现

儿童扳机拇和扳机指具有不同的临床表现，进行临床诊断时应特别注意。

1. **扳机拇**　常表现为拇指指间关节屈曲绞锁，好发于2岁左右，多为一侧，约25%的患儿累及双侧拇指，掌指关节掌横纹处可触及一无痛性结节（Notta 结节），一般不伴有疼痛等不适症状。部分家长可能会描述患儿拇指逐渐屈曲，初期被动伸直时有弹响，后期则完全不能伸直。超声检查有时不能发现拇长屈肌腱及腱鞘异常，但在横截面上可以测出屈肌腱和鞘管直径不匹配。对于尚未表现出扳机拇的患儿，有研究表明，超声检查如拇长屈肌腱有增粗的表现，则提示有发展为扳机拇的可能。

根据临床表现，Sugimoto 将儿童扳机拇分为四度：Ⅰ度（肿块型），掌指关节掌侧可触及 Notta 结节，拇指指间关节屈伸时无明显嵌顿或弹响；Ⅱ度（主动型），拇指指间关节主动伸直时出现弹响；Ⅲ度（被动型），拇指指间关节无法主动伸直，被动伸直时出现弹响，伴有疼痛；Ⅳ度（绞锁型），拇指指间关节主、被动均不能伸直，存在固定的屈曲畸形。Watanabe 也将儿童扳机拇分为四期：0 期，在 A_1 滑车处可触及屈肌腱结节；1 期，拇指指间关节绞锁于屈曲位或伸直位，可主动屈伸拇指，屈伸时伴有弹响；2 期，拇指指间关节绞锁于屈曲位或伸直位，不可主动屈伸拇指，被动屈伸时伴有弹响；3 期，拇指指间关节绞锁于屈曲位或伸直位，主、被动活动均不能。

儿童扳机拇在临床上需注意与先天性扣拇畸形（钩状拇指）、脑瘫后继发拇指屈曲内收挛缩畸形、先天性关节挛缩症等相鉴别。先天性扣拇畸形除了拇指之间有关节屈曲外，还伴有拇指内收及掌指关节屈曲畸形；而脑瘫后继发拇指屈曲内收挛缩畸形、先天性关节挛缩症的患儿在查体时常伴有其他部位的异常表现，患儿的拇指则表现为拇指向手掌内收、掌指关节屈曲、指间关节屈曲或过伸。

2. 扳机指　在临床上，儿童扳机指的发病率仅为扳机拇的 1/10，大多发生在新生儿到 4 岁期间，但也有文献报告在 10～12 岁时出现扳机指的表现。与扳机拇不同，扳机指患儿常伴有其他基础性疾病，如幼年型类风湿性关节炎、埃勒斯-当洛斯综合征（即 Ehlers-Danlos 综合征）、唐氏综合征（即 Down 综合征）以及运动发育迟缓等中枢神经系统疾病、黏多糖病（Hurler 综合征和 Hunter 综合征）等。除系统性疾病之外，一些解剖学上的变异也常常导致扳机指的出现，如指屈肌腱异常增厚、指浅屈肌腱分叉（Camper 交叉）过低，出现在 A_1 滑车的近端，以及蚓状肌的止点异常等。临床诊断儿童扳机指时，应注意区分屈肌腱绞锁是位于 A_1 滑车还是 A_3 滑车。对于伴有黏多糖病的患儿，需要留心其正中神经的症状，必要时行电生理检查。儿童扳机指最常累及中指，占所有手指的一半以上。儿童扳机指的病理改变与成人扳机指不同的是，除了 A_1 滑车狭窄之外，指屈肌腱常常出现结节样增厚或梭形肿胀。

三、儿童扳机指（拇）的治疗

（一）扳机拇的治疗

对于儿童扳机拇的治疗一直存在广泛的争议，主要集中在儿童扳机拇是否可以自愈、是否需要手术松解两个方面。

Michifuri 等曾报告一系列经过平均 5 年随访的病例中，超过一半的患儿获得了自发性缓解，患儿的年龄从 1 岁到 11 岁。该研究还发现，绞锁型扳机拇的自愈率只有 43%，相比之下，主动型扳机拇和被动型扳机拇的自愈率达到了 78%。Dinham 和 Meggitt 回顾性分析了 105 位患儿的 131 例扳机拇，其中 105 例扳机拇接受了手术松解，26 例扳机拇进行了保守观察。在保守观察的 26 例扳机拇中，有 19 例（占 73%）在出现症状后 1 年内自行缓解。Baek 等也回顾性分析了 53 位患儿的 71 例扳机拇，平均初次就诊年龄为 23 个月，就诊时拇指平均屈曲角度为 26°。经过 2 年随访，71 例扳机拇中有 45 例在平均年龄 5 岁时获得了自发性缓解，而没有自发性缓解的病例，拇指的屈曲角度也得到了明显改善，由最初的屈曲 26°缓解为屈曲 15°。

尽管有些患儿拇指指间关节弹响和绞锁症状可随着时间的推移而有所改善，但是对于儿童扳机拇的自然病史，尤其是自愈的可能，尚无明确的结论。

1. 非手术治疗　儿童扳机拇非手术治疗的效果存在很大的差异，文献报告其有效率为0～66%。主要的治疗方法是在夜间及白天睡眠时佩戴支具，将拇指指间关节固定于过伸位，辅助拇指的被动伸直训练，通常至少需要佩戴6个月。Koh等对比研究了一系列 Watanabe 3期扳机拇患儿，分别采用两种保守治疗方法：支具组使用带铰链的支具固定拇指关节及掌指关节，并给予拇指指间关节持续的被动伸直牵引；观察组则不做任何固定。两组患儿家长均在医生的指导下对患儿拇指进行被动屈伸训练。结果显示：支具组26例患儿，平均随访时间26个月，24例（占92%）患儿得到了完全恢复，平均恢复时间为22个月；观察组38例患儿，平均随访时间66个月，23例（占60%）患儿得到了完全恢复，平均恢复时间为59个月。

2. 手术治疗　大部分文献报告都表明，患儿接受手术的时间一般不超过4岁。

经典的手术方式为开放式手术。一般均采用和皮纹平行的横切口，术中切开狭窄的腱鞘，松解拇长屈肌腱。注意保护好双侧血管神经束，避免损伤，这是最重要的注意事项。术后患儿拇长屈肌腱功能恢复良好，疗效比较确切。

通常采用全身麻醉，术中使用止血带，于患儿拇指掌指关节掌横纹处做横切口，长1～1.5cm（图7-4-2）。切开皮肤后钝性分离，找到拇长屈肌腱和狭窄的腱鞘，需特别小心地保护位于切口内的拇指桡侧指固有神经。在松解腱鞘之前，应仔细辨认 A_1 滑车及斜行滑车的近端，纵行切开并切除部分狭窄的 A_1 滑车。注意切勿过多地切除近端腱鞘，以防屈肌腱弓弦现象的发生。术中被动地过伸拇指指间关节，观察Notta结节能否自由滑动。此时被动伸拇指已无阻力，弹响消失，表明狭窄已解除（图7-4-3）。Notta结节无须特殊处理，充分止血后缝合创口。术后48小时进行早期功能练习，以免拇长屈肌腱粘连，影响拇指功能。术后14天拆线。

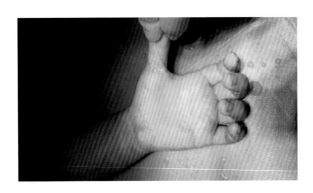

图7-4-2　拇指掌指关节掌横纹处做横切口

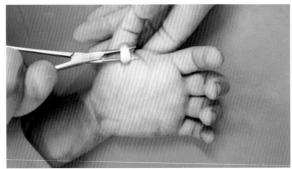

图7-4-3　切除部分狭窄的腱鞘，此时被动伸拇指无阻力，弹响消失，表明狭窄已解除

（二）扳机指的治疗

1. 非手术治疗　扳机指的非手术治疗包括支具固定、被动功能训练等。文献回顾显示，约50%的病例可自行缓解，66%的病例采用支具固定治疗有效。

2. 手术治疗　通常采用全身麻醉，术中使用止血带，于患指掌指关节掌横纹处做Burner切口（即手指掌侧连续锯齿状切口）。切开皮肤后钝性分离，找到屈肌腱和腱鞘，小心地保护指固有神经、血管，仔细辨认 A_1 滑车，纵行切开 A_1 滑车，探查指深、浅屈肌腱有无特殊病理改变（如有无结节、肌腱肿胀、指浅屈肌腱分叉是否过低），术中牵拉屈肌腱近端，探查有无弹响。若弹响消失，表明狭窄已解除，则闭合切口。若弹响仍存在，则向远端延长切口，切开 C_1 滑车，探查指深、浅屈肌腱之间有无异常连接，然后根据术中情况决定是否继续切开 A_3 滑车、部分切开 A_2 滑车或者切除一侧指浅屈肌腱。再次探查，弹响消失后闭合切口。术后进行早期功能锻炼。

儿童扳机指常伴有不同类型的解剖异常，术中应考虑从 A_1 滑车的近侧缘到 A_3 滑车指间所有可能引起症状的解剖部位。术中可采用逐步探查的方法来检查可能引起症状的所有结构，避免术中进行不必要的操作。

如扳机指术后复发，则提示第一次手术探查不彻底、松解不充分或存在持续的病理性炎症。对复发患儿的处理包括重新探查、滑膜活检以及进行青少年类风湿性关节炎和其他系统性疾病的相关检查。

（许玉本　夏雷　王立）

参考文献

[1] AL-QATTAN M M. Flexor tendon injuries in the child [J]. J Hand Surg Eur Vol, 2014, 39 (1): 46-53.

[2] FLAKE J, LIGHT T R, OGDEN J A. Postnatal growth and development of the flexor tendon pulley system [J]. J Pediatr Orthop, 1990, 10 (5): 612-617.

[3] AL-QATTAN M M. Finger zone II flexor tendon repair in children (5-10 years of age) using three 'figure of eight' sutures followed by immediate active mobilization [J]. J Hand Surg Eur Vol, 2011, 36 (4): 291-296.

[4] SAHIN F, DALGIÇ YÜCEL S, YILMAZ F, et al. Characteristics of pediatric hand injuries followed up in a hand rehabilitation unit [J]. Ulus Travma Acil Cerrahi Derg, 2008, 14 (2): 139-144.

[5] KAVOUKSORIAN C A, NOONE R B. Flexor tendon repair in the neonate [J]. Ann Plast Surg, 1982, 9 (5): 415-418.

[6] BERNDTSSON L, EJESKÄR A. Zone II flexor tendon repair in children. A retrospective long term study [J]. Scand J Plast Reconstr Hand Surg, 1995, 29 (1): 59-64.

[7] KATO H, MINAMI A, SUENAGA N, et al. Long-term results after primary repairs of zone 2 flexor tendon lacerations in children younger than age 6 years [J]. J Pediatr Orthop, 2002, 22 (6): 732-735.

[8] ELHASSAN B, MORAN S L, BRAVO C, et al. Factors that influence the outcome of zone I and zone II flexor tendon repairs in children [J]. J Hand Surg Am, 2006, 31 (10): 1661-1666.

[9] FITOUSSI F, MAZDA K, FRAJMAN J M, et al. Repair of the flexor pollicis longus tendon in children [J]. J Bone Joint Surg Br, 2000, 82 (8): 1177-1180.

[10] AL-QATTAN M M, AL-TURAIKI T M. Flexor tendon repair in zone 2 using a six-strand 'figure of eight' suture [J]. J Hand Surg Eur Vol, 2009, 34 (3): 322-328.

[11] DE WIT T, WALBEEHM E T, HOVIUS S E, et al. The mechanical interaction between three geometric types of nylon core suture and a running epitenon suture in repair of porcine flexor tendons [J]. J Hand Surg Eur Vol, 2013, 38 (7): 788-794.

[12] AL-QATTAN M M. Zone I flexor profundus tendon repair in children 5-10 years of age using 3 "figure of eight" sutures followed by immediate active mobilization [J]. Ann Plast Surg, 2012, 68 (1): 29-32.

[13] ZOLOTOV A S. Repair of the flexor pollicis longus tendon in an infant [J]. Hand Surg, 2008, 13 (1): 31-35.

[14] FITOUSSI F, LEBELLEC Y, FRAJMAN J M, et al. Flexor tendor injuries in childen: factors influencing prognosis [J]. J Pediatr Orthop, 1999, 19 (6): 818-821.

[15] YAMAZAKI H, KATO H, UCHIYAMA S, et al. Long term results of early active extension and passive flexion mobilization following one-stage tendon grafting for neglected injuries of the flexor digitorum profundus in children [J]. J Hand Surg Eur Vol, 2011, 36 (4): 303-307.

[16] CUNNINGHAM M W, YOUSIF N J, MATLOUB H S, et al. Retardation of finger growth after injury to the flexor tendons [J]. J Hand Surg Am, 1985, 10 (1): 115-117.

[17] VALENTI P, GILBERT A. Two-stage flexor tendon grafting in children [J]. Hand Clin, 2000, 16 (4): 573-578.

[18] SHIN E K, BAE D S. Tenodermodesis for chronic mallet finger deformities in children [J]. Tech Hand Up Extrem Surg, 2007, 11 (4): 262-265.

[19] EL-KAZZI W, SCHUIND F. Extensor pollicis longus entrapment in a paediatric distal radius fracture [J]. J Hand Surg Br, 2005, 30 (6): 648-649.

[20] WALKER J M C, PINO A M, FITO G A. Entrapment of the extensor pollicis longus tendon after a radial fracture in a child [J]. J Hand Surg Eur Vol, 2012, 37 (2): 182-183.

[21] GHIJSELINGS S, DEMUYNCK M. Delayed rupture of the extensor digitorum tendon of the index finger after a distal radial fracture in a child [J]. J Hand Surg Eur Vol, 2013, 38 (1): 85-86.

[22] GOULD F J, BROOME G H. Extensor tendon entrapment after a Galeazzi-type paediatric fracture [J]. J Hand Surg Eur Vol, 2015, 40 (3): 323-324.

［23］KAY R M, KHOUNGANIAN G S, STEVANOVIC M. Late extensor pollicis longus rupture following displaced distal radius and ulna fractures in a child［J］. J Orthop Trauma, 2004, 18（1）: 53-56.

［24］STAHL S, CALIF E, EIDELMAN M. Delayed rupture of the extensor pollicis longus tendon following intramedullary nailing of a radial fracture in a child［J］. J Hand Surg Eur Vol, 2007, 32（1）: 67-68.

［25］SPROULE J A, ROCHE S J, MURTHY E G. Attritional rupture of extensor pollicis longus: a rare complication following elastic stable intramedullary nailing of a paediatric radial fracture［J］. Hand Surg, 2011, 16（1）: 69-72.

［26］GER E, KUPCHA P, GER D. The management of trigger thumb in children［J］. J Hand Surg Am, 1991, 16（5）: 944-947.

［27］KIKUCHI N, OGINO T. Incidence and development of trigger thumb in children［J］. J Hand Surg Am, 2006, 31（4）: 541-543.

［28］THOMAS S R, DODDS R D. Bilateral trigger thumbs in identical twins［J］. J Pediatr Orthop B, 1999, 8（1）: 59-60.

［29］VYAS B K, SARWAHI V. Bilateral congenital trigger thumb: role of heredity［J］. Indian J Pediatr, 1999, 66（6）: 949-951.

［30］RODGERS W B, WATERS P M. Incidence of trigger digits in newborns［J］. J Hand Surg Am, 1994, 19（3）: 364-368.

［31］MOON W N, SUH S W, KIM I C. Trigger digits in children［J］. J Hand Surg Br, 2001, 26（1）: 11-12.

［32］SLAKEY J B, HENNRIKUS W L. Acquired thumb flexion contracture in children: congenital trigger thumb［J］. J Bone Joint Surg Br, 1996, 78（3）: 481-483.

［33］SBERNARDORI M C, MAZZARELLO V, TRANQUILLI-LEALI P. Scanning electron microscopic findings of the gliding surface of the A1 pulley in trigger fingers and thumbs［J］. J Hand Surg Eur Vol, 2007, 32（4）: 384-387.

［34］BUCHMAN M T, GIBSON W T, MCCALLUM D, et al. Transmission electron microscopic pathoanatomy of congenital trigger thumb［J］. J Pediatr Orthop, 1999, 19（3）: 411-412.

［35］KHOSHHAL K I, JARVIS J G, UHTHOFF H K. Congenital trigger thumb in children: electron microscopy and immunohisto-chemical analysis of the first annular pulley［J］. J Pediatr Orthop B, 2012, 21（4）: 295-299.

［36］VERMA M, CRAIG C L, DIPIETRO M A, et al. Serial ultrasound evaluation of pediatric trigger thumb［J］. J Pediatr Orthop, 2013, 33（3）: 309-313.

［37］BAE D S, SODHA S, WATERS P M. Surgical treatment of the pediatric trigger finger［J］. J Hand Surg Am, 2007, 32（7）: 1043-1047.

［38］TORDAI P, ENGKVIST O. Trigger fingers in children［J］. J Hand Surg Am, 1999, 24（6）: 1162-1165.

［39］CHEUNG J P, FUNG B K, MAK K C, et al. Multiple triggering in a girl with Ehlers-Danlos syndrome: case report［J］. J Hand Surg Am, 2010, 35（10）: 1675-1677.

［40］VAN HEEST A E, HOUSE J, KRIVIT W, et al. Surgical treatment of carpal tunnel syndrome and trigger digits in children with mucopolysaccharide storage disorders［J］. J Hand Surg Am, 1998, 23（2）: 236-243.

［41］BAUER A S, BAE D S. Pediatric trigger digits［J］. J Hand Surg Am, 2015, 40（11）: 2304-2309; quiz 2309.

［42］MICHIFURI Y, MURAKAMI T, KUMAGAI S, et al. Natural history of the trigger finger in children（in Japanese）［J］. Seikeigeka（Orthop Surg）, 1978, 29: 1648-1650.

［43］BAEK G H, KIM J H, CHUNG M S, et al. The natural history of pediatric trigger thumb［J］. J Bone Joint Surg Am, 2008, 90（5）: 980-985.

［44］TAN A H, LAM K S, LEE E H. The treatment outcome of trigger thumb in children［J］. J Pediatr Orthop B, 2002, 11（3）: 256-259.

［45］WATANABE H, HAMADA Y, TOSHIMA T, et al. Conservative treatment for trigger thumb in children［J］. Arch Orthop Trauma Surg, 2001, 121（7）: 388-390.

［46］LEE Z L, CHANG C H, YANG W Y, et al. Extension splint for trigger thumb in children［J］. J Pediatr Orthop, 2006, 26（6）: 785-787.

［47］NEMOTO T, TERADA N, AMAKO M, et al. Splint therapy for trigger thumb and figer in children［J］. J Hand Surg, 1996, 21B: 416-418.

［48］WATANABE H, HAMADA Y, TOSHIMA T, et al. Conservative treatment for trigger thumb in children［J］. Arch Orthop Trauma Surg, 2001, 121（7）: 388-390.

［49］KOH S, HORII E, HATTORI T, et al. Pediatric trigger thumb with locked interphalangeal joint: can observation or splinting be a treatment option?［J］. J Pediatr Orthop, 2012, 32（7）: 724-726.

［50］WOMACK M E, RYAN J C, SHILLINGFORD-COLE V, et al. Treatment of paediatric trigger finger: a systematic review and treatment algorithm［J］. J Child Orthop, 2018, 12（3）: 209-217.

［51］SCHAVERIEN M V, GODWIN Y. Paediatric trigger finger: Literature review and management algorithm［J］. J Plast Reconstr

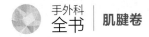
Aesthet Surg，2011，64（5）：623-631.

［52］FLAKE J，LIGHT T R，OGDEN J A. Postnatal growth and development of the flexor tendon pulley system ［J］. J Pediatr Orthop，1990，10（5）：612-617.

［53］GIBSON T W，SCHNALL S B，ASHLEY E M，et al. Accuracy of the preoperative examination in Zone 5 wrist lacerations ［J］. Clin Orthop Relat Res，1999，（365）：104-110.

［54］LUNDBORG G. The vascularization of the human flexor pollicis longus tendon ［J］. Hand，1979，11（1）：28-33.

第 八 章

肌腱修复疗效评价及康复的方法

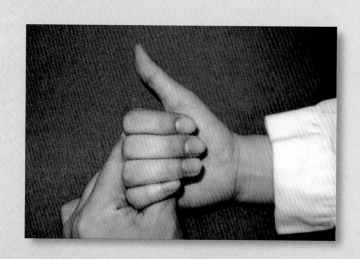

第一节
肌腱修复疗效评价

肌腱修复后正确的功能评定，对了解手的功能恢复状况具有重要的临床价值。

由于肌腱在修复前的条件各异，例如肌腱的损伤类型、部位，以及有无合并皮肤、骨与关节、神经、血管等组织的损伤，因此评价肌腱修复结果是较为困难的，有时即使在同样条件下实施手术，其结果也不尽相同。对肌腱损伤进行评定，一定要关注关节主动活动及被动活动的限制情况。如关节主动活动受限制，可能意味着关节僵硬、肌力减弱或瘢痕粘连；如被动活动大于主动活动，应考虑肌腱可能与瘢痕组织粘连。常用的肌腱功能评定方法有数种，但一直缺乏统一、精确、可靠的方法。目前常用的肌腱功能评定方法，如测量关节活动度的方法、测量指尖至掌横纹距离的方法、Kleinert 法以及美国手外科学会（American Society of Surgery of the Hand，ASSH）评价法等。

测量关节活动度的方法是通过分别测量手指的掌指关节、近指间关节和远指间关节的主、被动活动角度来了解肌腱的功能情况，但这种方法评估起来比较复杂，并且缺乏一个动态评估的过程。测量指尖至掌横纹距离的方法是 1950 年由 Boyes 提出来的，即用屈指时指尖距远侧掌横纹的距离来评价肌腱的功能，这种方法简便、直观，但不够全面，对于手指伸展受限的情况不能做到全面的评估。Kleinert 法是对测量指尖至掌横纹距离的方法的一种改进，不但评估了屈曲的角度，而且综合对伸展角度的评估，但该评价方法比较笼统，不能对单个手指的具体关节进行评估。ASSH 评价法，即测量手指总主动活动度（total action motion，TAM）的方法，由 Eaton 于 1975 年首次提出。上述各方法综合比较起来，ASSH 评价法相对全面，能够比较全面地反映手指屈伸功能，实用价值较大，因而目前被普遍采用。

一、手指总主动活动度评价法

根据美国手外科学会（ASSH）手指总主动活动度（TAM）百分比评定手指功能。测量掌指关节（MCP）、近指间关节（PIP）、远指间关节（DIP）的主动屈曲角度，减去上述关节伸直受限的角度之和，即手指总主动活动度（TAM）。可以用如下公式表示：

总主动屈曲角度之和－总主动伸直受限角度之和＝总主动活动度

（MCP＋PIP＋DIP主动屈曲角度）－（MCP＋PIP＋DIP伸直受限角度）＝TAM

例如：

1. 术前测量　　（80°＋80°＋0°）－（0°＋20°＋0°）＝140°（TAM）。

2. 术后测量　　（90°＋90°＋60°）－（0°＋20°＋0°）＝220°（TAM）。

3. 健侧手指测量　　（90°＋110°＋70°）－（0°＋0°＋0°）＝270°（TAM）。

修复前TAM为140°，是健侧手指的52%；修复后TAM为220°，是健侧手指的81%；术后较术前改善了（220°－140°）＝80°。

4. 评价标准　　TAM＝[（MCP＋PIP＋DIP屈曲角度）－（MCP＋PIP＋DIP背伸缺失角度）]÷270×100%

优：屈伸活动正常，TAM＞220°。

良：患指TAM为健侧的75%以上，TAM为200°～220°。

中：患指TAM为健侧的50%以上，TAM为180°～200°。

差：患指TAM为健侧的50%以下，TAM＜180°。

TAM评定法能比较全面地反映手指肌腱的功能，参照对比手术前、手术后及主动、被动活动则更有意义。

二、手指总被动活动度测量

测量掌指关节（MCP）、近指间关节（PIP）、远指间关节（DIP）的被动屈曲的角度，减去上述关节被动伸直受限的角度之和，即手指总被动活动度（total passive motion, TPM）。例如：

肌腱修复前总被动活动度（TPM）＝180°。

肌腱修复后总主动活动度（TAM）＝160°。

TAM÷TPM＝160÷180×100%＝89%，即手术修复后肌腱功能改善了89%。

三、评定时的注意事项

测量手指关节角度时，腕关节应处于功能位，否则腕关节屈曲时可加大指伸肌腱的张力，引起屈指受限。应正确使用角度测量器，通常是测量手指关节背侧缘的角度。如手指肿胀，关节畸形，则可做指关节轴线测量。

（路来金）

肌腱康复的目的

康复与康复医学是相对年轻的学科，其形成与发展经历了漫长的历史。现代康复医学是一门快速成长、充满挑战、具有巨大发展潜力、多学科交叉的临床专业学科。20世纪20年代以前为初期，20～40年代末是建立期，50～80年代是成熟期，80年代以后是发展壮大期。

中国传统康复治疗技术历史悠久，远在2000多年前，《黄帝内经》中已有关于瘫痪、麻木、肌肉关节挛缩等的康复治疗的记载，古代已有使用针灸、导引、热疗、磁疗等的历史。现代康复医学引进我国是在20世纪80年代初期，是在政府和社会的重视下迅速发展起来的。

随着医学的发展，越来越多的先进的新型技术被应用到康复医学中，比如生物反馈技术、全新数字摄影技术、生物芯片技术、生物传感技术、微电子脉冲技术。目前，康复工程的专家已经纷纷将重点转移到利用机器人帮助康复治疗师进行康复训练，以促进患者的功能恢复。康复机器人、脑电信号的提取和应用，以及矫形器和辅助支具，是当前研究的热点。矫形器的材料和设计得到了广泛的关注，高分子材料的发展给矫形器材料提供了很大的发展空间。

肌腱损伤后功能障碍主要是瘢痕挛缩、肌腱粘连、关节僵硬、肌肉萎缩等因素造成的。因此，国外从20世纪60年代后期开始强调肌腱损伤修复后康复治疗的重要性，并开始培养和设立专门从事手部治疗的康复理疗师和作业治疗师。他们参与手外科的临床工作，并在手术前后为患者提供专业的康复治疗。从此，手康复有了很大的进展，在实践中逐渐形成了手康复医学专业。在我国，近年来由于康复医学的发展和对康复治疗重视程度的提高，肌腱损伤患者的手术效果和功能恢复有了明显的提高。

我们认为，肌腱修复后康复训练计划的目标是：促进肌腱滑动及减少瘢痕粘连形成，改善手的整体功能并加强不同受损软组织之间的协作。一般来说，康复训练方法的选择在很大程度上受到患者的依从性、损伤的性质和修复的方法这几个方面的影响。尽管我们使用不同的治疗方法都会依据相关的指南，但通常也根据患者对治疗的反应来加快或减缓康复治疗的进度。在这种情况下，经验丰富、精力充沛、认真细致的手外科康复治疗师是不可缺少的。为了使损伤肌腱得到有效的康复治疗，要求治疗师具备肌腱系统动力学和解剖学知识，了解肌腱移动距离与关节运动之间的关系，以及每个肌腱单位活动的能力。肌腱损伤后，炎性肿胀的控制及支具制动的准确位置，是影响修复结果及康复时间长短的重要因素。肌腱修复术后，康复治疗的关键是在整个愈合阶段中按照肌腱所需的移动距离来确定康复治疗时所应用的张力，以重建肌腱的滑动性。

（路来金）

第三节
肌腱康复的原理

　　肌腱断裂一期缝合后局部需固定3～4周。在肌腱缝合及愈合的过程中必然有肌腱粘连形成，导致远端手指功能障碍。对这种肌腱粘连的防治，迄今尚无理想方法。早期进行康复治疗有一定的效果，牢固的粘连形成后通常需要行肌腱松解术，随后再进一步康复治疗。

　　手部正常的握拳、伸指运动，要求肌腱有相应的上下滑移范围，称为肌腱活动度。肌腱滑动距离，单位为毫米（mm），其定义为在手指完全活动的过程中肌腱上某一点移动所经过的距离总和。腕部各肌腱的正常活动度大致为：指深屈肌70mm，指浅屈肌64mm，指总伸肌50mm，拇长屈肌52mm，拇长伸肌58mm，拇短伸肌28mm，拇长展肌28mm，腕屈肌、腕伸肌各33mm。肌腱活动度受限，使远端的关节主动活动度受限。最早Duran和Houser认为，肌腱滑行3～5mm，有助于预防肌腱术后粘连。在过去30年内，这一理念已被广泛接受并应用于肌腱修复术后的康复训练中。最近一些学者认为，在术后康复训练中，肌腱滑动距离应控制在6～9mm，超过此范围则对康复无益。小的外力和中等程度的肌腱滑行在以往的康复治疗经验中是有效的，应一直沿用下去。

　　康复治疗师在制定术后康复计划时既要考虑控制损伤肌腱修复部位的承受张力，又要促进肌腱滑行。肌腱滑行状况的改善与活动度的增加和功能的改善息息相关。有文献报告，在术后康复过程中对修复的肌腱施加合适的外力，有助于少量增加肌腱向近端滑动的距离，但不能促进肌腱的愈合，而过大的外力作用会使肌腱端产生缝隙或造成肌腱断裂。术后可以通过维持腕关节、掌指关节和指间关节的位置来控制修复部位受力的大小。

　　术后4周之内的治疗对患者的康复是相当重要的。很多因素都会影响术后康复计划的制定，包括患者的依从性、水肿情况、缝线粗细及缝合方式、伤口是否有并发症、包扎的松紧、是否有系统性疾病或合并伤等。治疗计划是由手术医生和康复治疗师共同决定的。肌腱修复后的康复治疗，按照手外伤康复的分期程序进行。

1. 术后早期　即固定期，需尽量缩小固定范围、缩短固定时间，尽早开始未受损部位的运动，但严格防止易引起修复肌腱紧张的主动活动或被动活动。此期常用理疗消肿、促进渗液吸收、减少粘连等方法。但有报告认为，超声治疗可能延缓肌腱愈合，不宜早期进行。以指屈肌腱修复后为例，将橡皮筋的两端分别固定于腕部及指尖，可以早期练习主动伸指，继而用橡皮筋作动力进行被动屈指，有助于防止粘连形成。

2. 术后中期　即术后4～6周，肌腱初期愈合，去除固定后先恢复关节活动度。用温和的主动运动牵拉修复的肌腱，扩大其活动度，注意避免大力牵拉。在指屈肌腱修复后被动伸腕时，应使掌指关节及指间关节保持屈曲；伸掌指关节时，应使腕关节及指间关节保持屈曲，禁止同时做腕关节及指间关节被动伸直。指伸肌腱则反之。此类关节运动可称为肌腱低张力关节运动。

3. 术后第7周　肌腱愈合较牢固时可进行积极的肌腱活动度练习，即同时被动伸展腕关节、掌指关节、指间关节，以牵拉修复的指屈肌腱向远侧滑移。可同时被动屈曲腕关节、掌指关节、指间关节，牵拉修复的伸肌腱向远侧滑移；还可以用诸关节联合的关节功能牵引及加热牵引来强化这一作用。但由于肌腱的柔软特性，这些被动活动不能推送肌腱向近端滑移，只有肌肉的主动收缩才能促使肌腱向近端滑移，因而作用也较有限。

肌腱活动度练习常与理疗结合进行，各种软化瘢痕组织的疗法，如各种热疗、超声、直流电碘离子透入等都可应用。在利用热疗使组织温度升高的同时进行肌腱或关节活动度练习，效果更好。此时可开始抗阻力训练，进行作业疗法，以改善手部肌力及运动协调性。

4. 术后后期　如果经康复治疗手指功能恢复停止进步，手功能恢复未达生活及工作要求，应考虑做肌腱松解术。

（路来金）

第四节
肌腱康复的方法

一、肌腱修复术后康复治疗的方法

1. 药物治疗　一般在术后1周内使用药物，消炎、消肿，促进伤口愈合。
2. 物理治疗　可消炎、消肿，减轻和缓解瘢痕粘连的形成。
3. 支具应用　可使修复后的肌腱按新的应力塑形排列，保持肌腱滑动，减少粘连的发生。因此，支具应用是手功能恢复的重要治疗方法。
4. 康复训练　促进肌腱移动和手功能恢复。

二、屈肌腱的术后康复

1. 物理疗法　术后第2天至2周，选用无热量超短波，每天1次，每次15～20分钟；或采用紫外线，红斑量照射，隔天1次。主要作用是消炎、消肿及促进伤口早期愈合。术后3～4周，选用超声波和水疗，每天1次，每次15～20分钟，主要作用是减少粘连及增加手部血液循环。

2. 应用动力支具　术后当天佩戴动力支具，使腕关节屈曲30°～45°、掌指关节屈曲45°～65°、指间关节完全伸直位。牵引力的方向与患指关节活动轴成直角。随着肌腱的愈合及抗张强度的提高，逐步减少腕关节或掌指关节屈曲的角度，增加屈肌腱主动滑行距离。

3. 制定康复训练方案　康复治疗之前，康复治疗师必须向手术医生了解患者所接受的修复方式，以及是否合并其他损伤。如果肌腱修复牢固，患者依从性好，则采用较为积极的早期活动计划。

（1）康复治疗通常在术后1～5天开始。患者需要使用背侧动力支具，以被动屈曲、主动伸直练习为主，每小时完成5个屈伸动作。之后，治疗师为患指完成单关节的被动屈伸练习。此阶段禁止主动屈指间关节及被动伸指间关节。为了防止近指间关节屈曲挛缩，应使近指间关节充分伸直，训练方法包括：①患手掌指关节及指间关节屈曲，辅助屈伸腕关节5次，避免腕关节长时间处于屈曲位而发生僵硬畸形。②患手腕关节及指间关节处于屈曲位，充分被动屈曲患指的掌指关节，然后主动伸掌指关节，共5～10次。③患手腕关节和掌指关节处于屈曲位，充分被动屈曲近指间关节和远指间关节，继而主动伸展指间关节，共5～10次。如果是离伤口较近的关节，用力时应适度，以免影响伤口愈合。治疗师在治疗的同时要反复指导患者，让其健手或家属辅助，按要求使患手每个关节完成5～10次屈伸练习。④在康复练习的间歇期，需佩戴支具保护，保持掌指关节屈曲和指间关节轻微屈曲0～10°。治疗师需根据患者对治疗计划的反应以及其他因素来调整康复计划，加速、减缓或停止康复步骤。

（2）术后2～3周训练方法：①水肿需在术后2周内得到处理，伤口可用管状纱布卷松弛地包裹，通过训练时肌肉泵作用以及轻柔挤压敷料来预防水肿的发生；如果需要，可应用弹力绷带控制水肿。②开始后面的练习前，先完成前面的练习，每个关节屈伸5次。③治疗师开始为患者提供充分的被动伸展练习，并逐步增加指屈肌腱的活动范围。

（3）术后4～5周训练方法：①患指主动完成轻微屈指练习。每2小时完成1组，每组完成5次屈伸练习。②在支具的保护下，逐步强化主动屈伸练习。③患者做主动屈指活动时，治疗师用拇指、示指捏住患者的近节手指，保持掌指关节于伸直位，以消除手部蚓状肌屈曲掌指关节的作用，增加指屈肌腱的主动滑动范围。④滑动练习。单独指浅屈肌腱的练习：维持掌指关节于伸直位，固定近指间关节的近端，嘱患者主动屈曲近指间关节，同时保持远指间关节于伸直位（图8-4-1）；单独指深屈肌腱的练习：维持掌指关节、近指间关节于伸直位，固定远指间关节的近端，嘱患者主动屈曲远指间关节（图8-4-2）。⑤勾拳练习：近指间关节和远指间关节屈曲，同时掌指关节伸直，保证指浅屈肌腱、指深屈肌腱互相滑动（图8-4-3）。⑥直拳练习：掌指关节和近指间关节屈

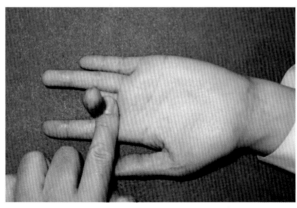
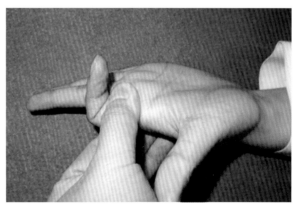

A   B

图8-4-1 单独指浅屈肌腱的练习

A. 维持掌指关节于伸直位，固定近指间关节   B. 主动屈曲近指间关节，保持远指间关节于伸直位

曲，同时远指间关节伸直，可使指浅屈肌腱获得最大的滑动范围（图8-4-4）。⑦复合拳练习：屈曲掌指关节、近指间关节和远指间关节，使指深屈肌腱获得最大的滑动（图8-4-5）。

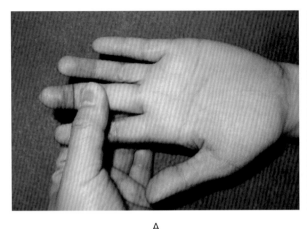 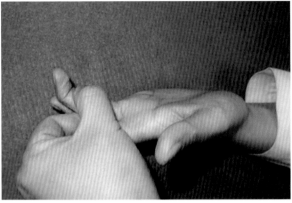

A   B

图8-4-2 单独指深屈肌腱的练习

A. 维持掌指关节、近指间关节于伸直位　B. 主动屈曲远指间关节

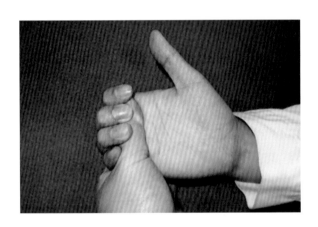 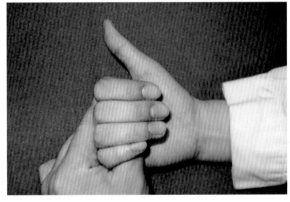

图8-4-3 勾拳练习　　　　　　　　　　**图8-4-4** 直拳练习

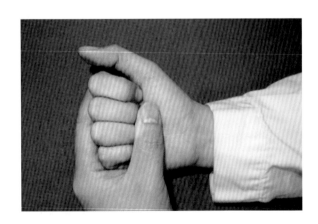

图8-4-5 复合拳练习

（4）术后6～8周训练方法：①术后第6周，进行轻度功能活动练习。如近指间关节屈曲挛缩，可使用手指静态支具牵拉或功能性牵引。②术后第7周，进行抗阻力练习，以维持手的抓握能力。

③术后第8周，进行渐进性的力量练习和患指灵活性的练习，如对指、对掌训练和健身球运动。

（5）术后9～12周训练方法：运用橡皮筋手指练习器，让患指进行主动活动练习，强化患指抗阻力屈指练习。

（6）对于较复杂的病例以及对治疗理解有限或对治疗依从性不佳的患者，我们采用被动活动方案。仍然采用背侧保护支具将腕关节固定于中立位，掌指关节屈曲70°。训练患者单独被动活动指间关节和掌指关节，此被动活动方案为Duran方案。这一方案需要在维持患指指间关节和掌指关节屈曲的同时，被动屈伸近指间关节。注意，所有手指活动都必须在支具保护下进行。伤口和肿胀处理方法如前所述。可在被动活动4周后逐步增加应力，但需推迟2～3周。

（7）如果儿童或青少年发生肌腱断裂并接受了修复手术，则需在家长和康复治疗师的帮助下决定患儿是否可以进行早期康复锻炼。屈肌腱修复术后进行早期康复的最根本的一点是患者能够积极参与。因此，术者、家长及患儿必须一致认同患儿的心智足够成熟，可以安全地实施术后康复计划中的各项内容。如果患儿无法进行早期活动，则需采用管型石膏将其腕关节和手制动4～6周，这一期间维持腕关节中立位、掌指关节屈曲70°、指间关节伸直位。在之后的6周内，可逐步增加肌腱修复部位的张力，减少肌腱周围的粘连，可获得更好的功能恢复。在儿童屈肌腱修复术后，患肢持续制动的影响远较对成人的影响小。

4. 制约患指早期活动的因素　肌腱修复术后进行早期活动受到两种因素的制约。其一是修复部位的最大抗张强度。尤其是术后第5天至2周，此阶段肌腱处于软化状态，抗张能力显著下降，并且水肿导致的黏弹性对屈指也产生了限制性影响。这对主动活动和支具动力提出了更高的要求，因为支具动力不足则患指关节不能充分屈曲，术后肌腱长期处于紧张状态；动力太大则不利于患指充分伸展，易发生指间关节挛缩，这些都不利于手指功能恢复。其二是预防肌腱断端间隙形成的修复技能，即精湛的手外科技术是获得满意结果的必要条件。

5. 影响早期活动疗效的因素　患指在支具作用下开展早期主动伸展和被动屈曲活动，尽管有较高的优良率，但仍不十分满意。这主要是由于临床上指屈肌腱修复常由缺乏经验或正规训练的医生完成，患指功能恢复期间，患者未能密切配合或支具未能定期调节。除医患因素外，还有些是由于修复肌腱移行较差所致。

三、屈肌腱粘连松解术后的康复训练方案

肌腱修复后，往往因制动或早期活动延迟而使修复的肌腱与周围组织发生粘连，影响手功能的恢复，此时需进行肌腱粘连松解术。为了使肌腱松解达到预期的目标，首先术前应使关节被动活动尽可能达到最大范围，其次术中应彻底松解肌腱。疼痛和水肿是妨碍练习的主要原因，必须予以对症处理。肌腱松解术后的康复计划包括以下几个阶段：

1. 术后12～24小时　①静态支具：除运动治疗和伤口处理外，应连续使用前臂静态伸展支具，共2周。②动态支具：如肌腱松解术后近指间关节挛缩已经矫正，术后可使用动态伸展支具，以维持手术中获得的伸直位（图8-4-6）。③主动运动：用健手使患指尽量被动屈曲，然后主动收缩，保持指屈位；移去健手，依靠患侧自身的屈肌腱力量维持屈指，然后主动伸直。如此每小时重

复5～10次。也可被动地使掌指关节和近指间关节保持伸直位，单纯主动地屈曲远指间关节；或固定掌指关节于伸直位，单独屈曲近指间关节。如在腕屈位完成上述动作，则使屈肌腱的活动减少。④被动运动：关节活动范围受限时，各关节均行全范围的被动运动。

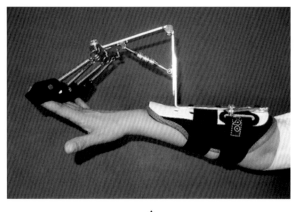
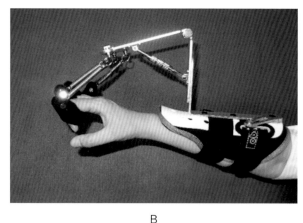

| A | B |

图8-4-6 术后使用动态伸展支具

A. 被动伸指练习　B. 主动屈指练习

2. **术后第2周**　①拆线，对瘢痕组织进行软化松解。②支具：白天逐渐减少使用静态支具或渐进性支具，晚上仍保留。③握勾拳：开始全伸手指，然后主动屈曲近指间关节与远指间关节，此时指深屈肌腱、指浅屈肌腱互相滑动。④全握拳：指尖达掌横纹后伸展，指深屈肌腱相对于骨的滑动达最大。⑤握直拳：开始全伸手，然后主动屈曲掌指关节和近指间关节，伸展远指间关节，指浅屈肌腱相对于骨的滑动达最大。⑥日常活动：参加轻微的日常活动，进行无阻力的握拳与放松运动。

3. **术后4～7周**　①支具：静态支具在白天必要时使用，晚上持续使用至术后6个月。②动力伸展支具在白天可持续使用，并可在支具上进行抗阻力屈曲。③运动：继续前述运动，并在密切监视下逐渐增加等长抗阻力运动。

四、伸肌腱的术后康复

伸肌腱与屈肌腱相比较弱，开始主动活动时容易过分牵伸，因此在活动第1周必须注意保护。由于伸肌腱结构扁、薄、阔，更容易断裂，其滑动范围也小于屈肌腱，因而在长度方面的代偿能力小。伸肌腱长度的改变或粘连会影响力的传递，从而改变关节活动范围。研究表明，伸肌腱延长2mm，就可能在肌腱损伤的远端产生40°的伸直受限。另外，每个关节部位的伸肌腱都有骨性连接，所以伸肌腱几乎没有自身调节能力，一旦伸肌腱的骨性连接发生改变，便会产生严重的问题。

传统上，伸肌腱术后采用固定治疗。近来的研究证明，伸肌腱修复术后（Ⅳ～Ⅶ区）早期在控制范围内进行屈曲活动，有助于瘢痕组织重新塑形。被动伸指可使肌腱有较大的活动度，也可以防止粘连。伸肌腱损伤后的康复方法与屈肌腱类似，若处理不当会损害手的功能。不同区域伸肌腱具有不同特征，因而治疗也不尽相同。修复后的伸肌腱在愈合过程中固定、康复训练的力度大小和作用时间受各区肌腱营养和移动距离的影响。在康复治疗前，康复治疗师应向手外科医生了解肌腱修复质量、肌腱长度变化、组织完整性、邻近组织状况及可能改变治疗方案的其他病理情况。伸肌腱修复术后采用掌侧支具，使腕掌关节于背伸30°～40°、掌指关节0°位，同时用橡皮筋牵拉伸直所有指间关节。掌侧支具可以防止掌指关节过度屈曲。

1. 单纯指伸肌腱损伤后的康复

（1）示指、小指固有伸肌腱简单损伤只需使修复部位制动，但指总伸肌腱损伤则一定要考虑腱间结合的作用。以中指伸肌腱损伤为例，若修复部位在指总伸肌腱的腱间结合的近端，支具应使所有手指均处于伸展位；若修复部位在腱间结合的远端，支具应使邻近手指（示指和环指）处于25°～30°屈曲位，患指掌指关节处于0°位。这样有助于减少吻合处张力，同时维持掌指关节侧副韧带的正常位置。

（2）如果示指固有伸肌腱和指总伸肌腱同时受损，修复后，使示指伸直，在活动阶段通过主动运动或被动运动使中、环、小指完全屈曲，以实现两肌腱差异性滑动。当手处于休息位，所有手指伸展时，示指伸肌腱平行位于示指固有伸肌腱侧（桡侧），示、中指的伸肌腱的腱间结合位于示指固有伸肌表面。随着中指掌指关节屈曲，示、中指的腱间结合将示指固有伸肌腱牵向内侧（尺侧），因而使两根伸肌腱产生差异性滑动。

2. 复杂指伸肌腱损伤后的康复

（1）复杂指伸肌腱损伤通常是指肌腱损伤累及骨膜、伸肌支持带或相邻软组织。这种损伤导致成纤维细胞增生、粘连和瘢痕形成，妨碍肌腱滑动，限制手功能恢复，是康复治疗的一个难题。复杂指伸肌腱损伤多发生在指伸肌腱Ⅴ、Ⅵ、Ⅶ区，伸肌腱损伤修复后的制动容易引起肌腱粘连、伸肌运动障碍及关节挛缩。为了预防制动后并发症，需制定示、中、环、小指伸肌腱Ⅴ、Ⅵ、Ⅶ区和拇伸肌腱Ⅳ、Ⅴ区损伤修复后控制范围的活动方案。传统上，指伸肌腱修复术后通常采用使患手固定的方法。近年来研究证明，伸肌腱修复术后（Ⅳ～Ⅶ区）早期在控制范围内进行屈曲活动，有助于瘢痕组织重新塑形，可使肌腱有较大的滑行范围，也可防止肌腱粘连。

（2）示、中、环、小指伸肌腱Ⅴ、Ⅵ、Ⅶ区和拇伸肌腱Ⅳ、Ⅴ区损伤修复术后即可使用支具。为使修复部位放松，预防伸肌腱延迟愈合，在应用支具牵引时通常腕关节背伸40°～45°、掌指关节和指间关节0°位。掌侧固定支具仅允许掌指关节在预先确定的角度范围内运动。患者主动屈掌指关节，直至手指触及掌侧挡板，然后放松手指，在动力支具的弹力作用下，手指返回0°伸展位。白天每小时重复练习10次。为了减少手指肿胀和预防关节粘连，在更换敷料时，应对近指间关节实施被动活动练习。

（3）早期治疗应使腕关节于最大伸展、掌指关节0°位，可以被动活动每个指间关节。当指伸肌腱在不同区域损伤时，指间关节相应的活动范围为Ⅴ区45°、Ⅵ区60°、Ⅶ区80°。拇长伸肌腱动力牵引支具使腕关节处于伸展位、腕掌关节中立位、掌指关节0°位，指间关节处于0°休息位，但允许60°主动屈曲。指间关节0°休息位能预防伸肌腱延迟愈合。控制力能影响肌腱内在愈合、代谢活动、张力及移动。掌指关节运动能预防挛缩，有助于维持侧副韧带完整。这种控制关节固有屈曲的方式能促进手背侧皮肤紧张，有益于静脉和淋巴回流，从而减轻水肿，增加局部营养。

3. 指伸肌腱修复术后的康复计划

（1）指伸肌腱Ⅰ和Ⅱ区损伤：①术后1～5周，用支具固定远指间关节于伸展位，活动近侧指间关节，防止关节僵硬。②术后6～8周，取下支具，开始远指间关节轻柔无阻力的屈曲练习，之后用支具固定。③术后9～12周，间断卸去支具，开始轻柔握拳等功能练习，并进行感觉训练。

（2）指伸肌腱Ⅲ和Ⅳ区损伤：①术后1～5周，用支具固定近指间关节于伸展位，活动远指间关节。②术后6～8周，取下支具，使掌指关节处于伸展位，无阻力屈伸近指间关节，不练习时用支具固定。③术后9～10周，增加主动屈伸练习，开始使用柔和动力支具以被动屈曲近侧指间关节。④术后11～12周，用主动运动和被动运动及支具等方法，恢复关节活动范围。

（3）指伸肌腱Ⅴ、Ⅵ和Ⅶ区损伤：①术后1～2周，用支具将手制动于腕背伸30°、掌指关节0°、指间关节自由活动的位置。在支具控制范围内完成主动屈指和被动伸指练习，禁止被动屈指和主动伸指。②术后3～5周，卸去掌侧支具，嘱患者完成主动屈指练习。③术后6周，去除支具，进行屈腕、屈指练习和主动伸指练习，从事手指绕橡皮圈外展及橡胶泥作业。④术后7周，逐渐开始抗阻力练习，为恢复工作做准备。

五、与康复相关的物理治疗和药物治疗

在肌腱康复治疗过程中，除了规范的功能锻炼，物理治疗和相关的药物治疗也是康复治疗中的重要手段。

1. 电疗法　应用电治疗疾病的方法称为电疗法。电流频率的基本计量单位是赫兹（Hz）。根据所采用电流频率的不同，电疗法通常分为低频电疗法（采用0～1000Hz的低频电流）、中频电疗法（采用1～100kHz的中频电流）、高频电疗法（采用100～300kHz的高频电流）三大类，此外还有直流电疗法、静电疗法等。通过不同的电疗法可以改善组织微循环，促进水肿吸收和炎症消散，防止术后粘连，预防瘢痕增生。

2. 光疗法　光具有电磁波和粒子流的特点，应用人工光源或日光辐射治疗疾病的方法称为光疗法。按照光的波长长短，可以将光疗法分为红外线疗法、蓝紫光疗法、紫外线疗法和激光疗法。通过不同的光疗法可以改善组织血液循环，加快代谢产物和抗炎物质的排出，抑制疼痛，增强组织代谢与生物合成，加速组织修复。

3. 超声波疗法　频率高于20kHz的声波称为超声波，应用超声波治疗疾病的方法称为超声波疗法。超声波是一种机械振动波，在不同介质的分界面上发生反射与折射，在固体介质、液体介质与空气的分界面上会发生全反射。超声波在介质传播的过程中能量被逐渐吸收而衰减。当超声波的机械振动作用于人体时，可引起细微的按摩效应、温热效应、空化效应以及其他多种理化效应。连续式超声波的温热作用较明显，脉冲式超声波的非热效应以及激活作用明显，可以加强组织的血液循环，改善组织营养，促进水肿吸收，提高结缔组织的弹性，使胶原纤维分解，松解粘连和挛缩，松弛瘢痕组织。

4. 磁疗法　磁场作用于人体用以治疗疾病的方法称为磁疗法。根据磁场的性质，可将磁场分为恒定磁场、交变磁场、脉动磁场和脉冲磁场。不同的磁疗法对镇痛、消肿、消炎、软化瘢痕、松

解粘连均能起到积极的促进作用。常用的磁疗法治疗仪有异名极旋磁治疗仪、同名极旋磁治疗仪、脉冲磁治疗仪等。

5. 水疗法 应用水治疗疾病使功能康复的方法称为水疗法。水疗法是一种古老的物理疗法，液态的水可以与身体各部位密切接触，传递理化刺激而产生治疗作用。近年来人们进一步研究发展了水疗法在康复治疗中的作用。水疗法的种类很多，如冲浴、擦浴、浸浴、淋浴、湿包裹、蒸气浴、漩涡浴等，因采用的水温、水的成分以及作用方式、作用压力与作用部位的不同，其治疗作用及适用范围也有所不同。

6. 石蜡疗法 用加热后的石蜡治疗疾病的方法称为石蜡疗法。这是一种良好的传导热疗法，其温热作用、机械作用以及润滑作用可以减轻疼痛，缓解痉挛，加强血液循环，改善组织营养，促进炎症浸润吸收，加速组织修复，降低纤维组织的张力，使其弹性增加。

7. 药物治疗 在肌腱康复治疗的早期，药物治疗应着重于减轻疼痛、缓解肌肉痉挛、加速炎症的吸收，可选用非甾体抗炎药，如短期服用布洛芬0.3g，每天2次，或加用氯唑沙宗2片，每天3次，也可选用阿司匹林、奈普生。此外，中药也有很好的疗效，如姜黄桂枝细辛汤等。随着肌腱康复治疗进程的深入，药物治疗应以促进组织消肿为主，如消脱止-M（草木犀流浸液片），每日3次，每次2~4片，主要成分是香豆素酸，可以降低由各种原因（创伤、骨折、劳损、手术等）引起的血管渗透性增高，增强毛细血管强度，抑制血清蛋白丧失，维持正常胶体渗透压，减少渗出，起到抗水肿的作用；同时能扩张淋巴管，增加淋巴液流量，促进淋巴循环，从而减轻淋巴循环障碍引起的软组织肿胀。

（路来金）

参考文献

[1] 王澍寰.手外科学［M］. 3版. 北京：人民卫生出版社，2011.

[2] 顾玉东，王澍寰，侍德. 手外科手术学［M］. 2版. 上海：复旦大学出版社，2010.

[3] 沃尔夫，霍奇基斯，佩德森，等. 格林手外科手术学［M］. 田光磊，蒋协远，陈山林，主译. 6版. 北京：人民军医出版社，2012.

[4] 李庆泰，田光磊.手外科诊断学［M］. 北京：人民卫生出版社，2009.

[5] 南登崑.康复医学［M］. 3版.北京：人民卫生出版社，2005.